临床内科常见病诊断思路与对策

主 编 ◎王延芝 赵 涛 牟守军
刘 影 陈 洁 辛学胜

天津出版传媒集团

天津科技翻译出版有限公司

图书在版编目(CIP)数据

临床内科常见病诊断思路与对策 / 王延芝等主编.
— 天津：天津科技翻译出版有限公司，2024.1
ISBN 978-7-5433-4358-0

Ⅰ.①临…　Ⅱ.①王…　Ⅲ.①内科-常见病-诊疗

Ⅳ.①R5

中国国家版本馆CIP数据核字(2023)第093363号

临床内科常见病诊断思路与对策

LINCHUANG NEIKE CHANGJIANBING ZHENDUAN SILU YU DUICE

出　　版：天津科技翻译出版有限公司
出 版 人：刘子媛
地　　址：天津市南开区白堤路244号
邮政编码：300192
电　　话：(022)87894896
传　　真：(022)87893237
网　　址：www.tsttpc.com
印　　刷：北京虎彩文化传播有限公司
发　　行：全国新华书店
版本记录：787mm×1092mm　16开本　15.5印张　450千字
　　　　　2024年1月第1版　2024年1月第1次印刷
　　　　　定价：98.00元

编 者 名 单

主　编

王延芝　　邹平市人民医院
赵　涛　　枣庄市山亭区人民医院
牟守军　　昌乐县人民医院
刘　影　　曹县磐石医院
陈　洁　　青岛市黄岛区中心医院
辛学胜　　临朐县柳山中心卫生院

副主编

刘晓雨　　山东省立第三医院
孙美玲　　山东省立第三医院
孙国栋　　莱州市第四人民医院
赵　玲　　明集中心卫生院
王　萍　　桓台县人民医院
高文才　　巨野县万丰镇卫生院
梁秀云　　东营区垦利区中医院
黄荣荣　　莱阳市古柳街道社区卫生服务中心
李凤珍　　菏泽市立医院
敖利娜　　宜宾市第二人民医院
王延华　　山东省滨州市滨城区
　　　　　滨北街道社区卫生服务中心
朱洪波　　山东省滨州市滨城区
　　　　　滨北街道社区卫生服务中心
梁克美　　枣庄市中区孟庄镇卫生院

编　者

李　钰	牡丹江医学院附属红旗医院
郭　军	济南市第四人民医院
王延芝	邹平市人民医院
赵　涛	枣庄市山亭区人民医院
牟守军	昌乐县人民医院
刘　影	曹县磐石医院
陈　洁	青岛市黄岛区中心医院
辛学胜	临朐县柳山中心卫生院
刘晓雨	山东省立第三医院
孙美玲	山东省立第三医院
孙国栋	莱州市第四人民医院
赵　玲	明集中心卫生院
王　萍	桓台县人民医院
高文才	巨野县万丰镇卫生院
梁秀云	东营区垦利区中医院
黄荣荣	莱阳市古柳街道社区卫生服务中心
李凤珍	菏泽市立医院
敖利娜	宜宾市第二人民医院
王延华	山东省滨州市滨城区 滨北街道社区卫生服务中心
朱洪波	山东省滨州市滨城区 滨北街道社区卫生服务中心
梁克美	枣庄市中区孟庄镇卫生院

前　言

　　内科学是临床医学的基础,主要研究人体各系统器官疾病的病因、诊断治疗和预后,内容广泛,整体性强,是其他临床学科的基础,并与各临床学科之间有密切联系。为了反映当前临床内科常见病的最新研究成果,更好地为临床工作服务,我们在广泛参阅国内外权威文献资料的基础上,结合编者的经验,编写了本书。

　　本书重点介绍了临床内科常见病的病因、临床表现、诊断、治疗等内容,详细讲述了包括呼吸系统疾病、消化系统疾病、循环系统疾病、内分泌系统疾病、神经系统疾病、血液系统疾病等内容。本书涵盖内容广泛,条理清晰,具有科学性、实用性等特点。本书的编者均从事内科临床多年,具有丰富的诊疗经验和深厚的理论功底,希望本书能为各级医院的内科医生及相关科室的医护同仁提供指导。

　　在编写过程中,由于编者较多、时间有限,书中难免存在疏漏和不足,望广大读者提出宝贵的意见和建议,谢谢。

编　者

目　　录

第一章 呼吸系统疾病

第一节 流行性感冒

一、概述

流行性感冒(简称流感)是由流行性感冒病毒引起的急性呼吸道传染病,是人类面临的主要公共健康问题之一。1918年,20世纪第一次世界流感大流行的死亡人数达2000万,比第一次世界大战的死亡人数还多,以后陆续在1957年(H_2N_2)、1968年(H_1N_1)、1977年(H_1N_1)均有大流行。而近年来禽流感病毒H_5N_1连续在亚洲多个国家造成人类感染,形成了对公共卫生的严重威胁,同时也一再提醒人们,一次新的流感大流行随时可能发生。

二、病原学与致病性

流感病毒呈多形性,其中球形病毒的直径为$80\sim120nm$,有囊膜。流感病毒属正黏病毒科,流感病毒属,基因组为分节段、单股、负链RNA。根据病毒颗粒核蛋白(NP)和基质蛋白(M)抗原及其基因特性的不同,流感病毒分为甲、乙、丙3型。

甲型流感病毒基因组由8个节段的单链RNA组成,负责编码病毒所有结构蛋白和非结构蛋白。甲型流感病毒囊膜上有3种突起:H、N和M_2蛋白,血凝素(H)和神经氨酸酶(N)为2种穿膜糖蛋白,它们突出于脂质包膜表面,分别与病毒吸附于敏感细胞和从受染细胞中释放有关。第3种穿膜蛋白是M_2蛋白,这是一种离子通道蛋白,为病毒进入细胞后脱衣壳所必需。根据其表面H和N抗原的不同,甲型流感病毒又分成许多亚型。甲型流感病毒的血凝素共有16个亚型($H_{1\sim16}$)。神经氨酸酶则有9个亚型($N_{1\sim9}$)。所有16个亚型的血凝素和9个亚型的神经氨酸酶都在禽类中检测出,但只有H_1、H_2、H_3、H_5、H_7、H_9、N_1、N_2、N_3、N_7可能还有N_8亚型引起人类流感流行。流感病毒表面抗原特别是H抗原具有高度易变性,以此逃脱机体免疫系统对它的记忆、识别和清除。流感病毒抗原性变异形式有两种:抗原性飘移和抗原性转变。抗原性飘移主要是由于编码H或N蛋白基因点突变导致H或N蛋白分子上抗原位点氨基酸的替换,并由于人群选择压力,使得小变异逐步积累。抗原性转变只发生于甲型流感病毒,当2种不同的甲型流感病毒同时感染同一宿主细胞时,其基因组的各节段可能会重新分配或组合,导致新的血凝素和(或)神经氨酸酶的出现,或者是H、N之间新的组合,从而产生一种新的甲型流感的亚型。

流感病毒在进入宿主细胞之后,其血凝素蛋白需先经宿主细胞的蛋白酶消化,成为2个由二硫键相连的多肽,这一过程病毒的致病性密切相关。在人类呼吸道和禽类胃肠道中有一种胰酶样的蛋白酶能够酶切流感病毒的血凝素,因此,流感病毒往往引起人类呼吸道感染和禽类胃肠道感染。宿主细胞表面对病毒血凝素的受体在人和禽类之间是不同的,因此,通常多数禽流感病毒不感染人类,但是已经有越来越多的证据表明,某些禽流感病毒可越过种属界限而感染人类。当两种分别来源于人和禽的流感同时感染同一例患者时,或另一种可能的中间宿主猪(因为猪对禽流感和人流感都敏感,而且与禽类和人都可能有密切接触),2 种病毒就有可能在复制自身的过程中发生基因成分的交换,产生新的"杂交"病毒。由于人类对其缺乏免疫力,因此患者往往病情严重,病死率极高。

三、流行病学

流感传染源主要为流感患者和隐性感染者。人禽流感主要是患禽流感或携带禽流感病毒的鸡、鸭、鹅等家禽及其排泄物,特别是鸡传播。流感病毒主要是通过空气飞沫和直接接触传播。人禽流感是否还可通过消化道或伤口传播,至今尚缺乏证据。人对流感病毒普遍易感,新生儿对流感及其病毒的敏感性与成年人相同。青少年发病率高,儿童病情较重。流感流行具有一定的季节性。我国北方常发生于冬季,而南方多发生在冬夏两季,然而流感大流行可发生在任何季节。

根据发生特点不同,流感发生可分为散发、暴发、流行和大流行。散发一般在非流行期间,病例在人群中呈散在零星分布,各病例在发病时间及地点上没有明显的联系。暴发是指一个集体或小地区在相当短时间内突然发生很多流感病例。流行是指在较大地区内流感发病率明显超出当地同期发病率水平,流感流行时发病率一般为 5%~20%。大流行的发生是由于新亚型毒株出现,由于人群普遍缺乏免疫力,疾病传播迅速,流行范围超出国界和洲界,发病率可超过 50%。世界性流感大流行间隔 10 年左右,常有 2~3 个波,通常第一波持续时间短,发病率高,第二波持续时间长,发病率低,有时还有第三波,第一波主要发生在城市和交通便利的地方,第二波主要发生在农村及交通闭塞地区。

四、临床表现

流感的潜伏期一般为 1~3d。起病多急骤,症状变化较多,主要以全身中毒症状为主,呼吸道症状轻微或不明显。季节性流感多发于青少年,临床表现和轻重程度差异颇大,病死率通常不高,一般恢复快,不留后遗症,死者多为年迈体衰、年幼体弱或合并有慢性疾病的患者。近年来在亚洲国家发生的人感染 H_1N_1 禽流感病毒有别于常见的季节性流感。感染后的临床症状往往比较严重,病死率高达 50%,并且常常累及多种器官。流感根据临床表现可分为单纯型、肺炎型、中毒型、胃肠型。

(一)单纯型

最为常见,先有畏寒或寒战、发热,继之全身不适,腰背发酸、四肢疼痛,头昏、头痛。大部分患者有轻重不同的打喷嚏、鼻塞、流涕、咽痛、干咳或伴有少量黏液痰,有时有胸骨后烧灼感、紧压感或疼痛。发热可高达 39~40℃,一般持续 2~3d 渐降。部分患者可出现食欲缺乏、恶心、便秘等消化道症状。年老体弱的患者,症状消失后体力恢复慢,常感软弱无力、多汗,咳嗽可持续 1~2 周或更长。体格检查:患者可呈重病容,衰弱无力,面部潮红,皮肤上偶有类似麻疹、猩红热、荨麻疹样皮疹,软腭上有时有点状红斑,鼻咽部充血水肿。本型中较轻者病情似一般感冒,全身和呼吸道症状均不显著,病程仅 1~2d,单从临床表现难以确诊。

(二)肺炎型

本型常发生在 2 岁以下的小儿,或原有慢性基础疾病,如二尖瓣狭窄、肺源性心脏病、免疫力低下,以及孕妇、年老体弱者。其特点是在发病后 24h 内可出现高热、烦躁、呼吸困难、咳血痰和明显发绀。全肺可有呼吸音降低、湿啰音或哮鸣音,但无肺实变体征。胸部 X 线可见双肺广泛小结节性浸润,近肺门较多,肺周围较少。上述症状可进行性加重,抗生素无效。病程1 周至 2 月余,大部分患者可逐渐恢复,也可因呼吸循环衰竭在 5～10d 内死亡。

(三)中毒型

较少见。肺部体征不明显,具有全身血管系统和神经系统损害,有时可有脑炎或脑膜炎表现。临床表现为高热不退,神志昏迷,成人常有谵妄,儿童可发生抽搐。少数患者由于血管神经系统紊乱或肾上腺出血,导致血压下降或休克。

(四)胃肠型

主要表现为恶心、呕吐和严重腹泻,病程 2～3d,恢复迅速。

五、诊断

流感的诊断主要依据流行病学资料,并结合典型临床表现确定,但在流行初期,散发或轻型的病例诊断比较困难,确诊往往需要实验室检查。流感常用辅助检查。

(一)一般辅助检查

1.外周血常规

白细胞总数不高或偏低,淋巴细胞相对增加,重症患者多有白细胞总数及淋巴细胞下降。

2.胸部影像学检查

单纯型患者胸部 X 线检查可正常,但重症尤其肺炎型患者的胸部 X 线片可显示单侧或双侧肺炎,少数可伴有胸腔积液。

(二)流感病毒病原学检测及分型

流感病毒病原学检测及分型对确诊流感及与其他疾病如严重急性呼吸综合征(SARS)等鉴别十分重要,常用病毒学检测方法主要有以下几种。

1.病毒培养分离

病毒培养分离是诊断流感最常用和最可靠的方法之一。目前分离流感病毒主要应用马达犬肾细胞(MDCK)为宿主系统。培养过程中观察细胞病变效应,并可应用血清学实验来进行鉴定和分型。传统的培养方法对于流感病毒的检测因需要时间较长(一般需要 4～5d),不利于早期诊断和治疗。近年来,新出现了一种快速流感病毒实验室培养技术——离心培养技术(SVC),在流感病毒的快速培养分离上发挥了很大作用。离心培养法是在标本接种后进行长时间的低速离心,使标本中含病毒的颗粒在外力作用下被挤压,吸附于培养细胞上,从而大大缩短了培养时间。

2.血清学诊断

血清学诊断主要是检测患者血清中的抗体水平,即用已知的流感病毒抗原来检测血清中的抗体,此法简便易行、结果可信。血清标本应包括急性期和恢复期双份血清。急性期血样应在发病后 7d 内采集,恢复期血样应在发病后 2～4 周采集。双份血清进行抗体测定,恢复期抗体滴度较急性期有 4 倍或以上升高,有助于确诊和回顾性诊断,单份血清一般不能用作诊断。

3.病毒抗原检测

对于病毒抗原的检测的方法主要有两类:直接荧光抗体检测(DFA)和快速酶(光)免法。DFA 用抗流感病毒的单克隆抗体直接检测临床标本中的病毒抗原,应用亚型特异性的单抗能够快速和直接地检测标本中的病毒抗原,并且可以进一步进行病毒的分型,不仅可用于诊断,还可以用于流行病学的调查。目前快速酶免、光免法主要有 Directigen FluA、Directigen Flu A plus B、Binax Now Flu A and B、Biostar FLU OIA、Quidel Quick vue 和 Zstat Flu test 等。值得注意的是,上述几种检测方法对于乙型流感病毒的检测效果不如甲型。

4.病毒核酸检测

以聚合酶链反应(PCR)技术为基础发展出了各种各样的病毒核酸检测方法,在流感病毒鉴定和分型方面发挥着越来越大的作用,不仅可以快速诊断流感,并且可以根据所分离病毒核酸序列的不同对病毒进行准确分型。常用的方法有核酸杂交、反转录-聚合酶链反应、多重反转录-聚合酶链反应、酶联免疫 PCR、实时定量 PCR、依赖性核酸序列扩增、荧光 PCR 等方法。以上述各种检测方法为基础,很多生物制品公司开发出多种试剂盒供临床快速检测应用。近年来,应用基因芯片对流感病毒进行检测和分型是研究的一大热点,基因芯片敏感性极高,并且可以同时检测多种病毒,尤其适用于流感多亚型、易变异的特点。目前多种基因芯片技术已应用到流感病毒的检测和分型中。

六、鉴别诊断

主要与除流感病毒外的多种病毒、细菌等病原体引起的流感样疾病(ILI)相鉴别。确诊需依据实验室检查,如病原体分离、血清学检查和核酸检测。

(一)普通感冒

普通感冒可由多种呼吸道病毒感染引起。除注意收集流行病学资料以外,通常流感全身症状比普通感冒重,而普通感冒呼吸道局部症状更突出。

(二)严重急性呼吸综合征(SARS)

SARS 是由 SARS 冠状病毒引起的一种具有明显传染性,可累及多个脏器系统的特殊肺炎,临床上以发热、乏力、头痛、肌肉关节疼痛等全身症状和干咳、胸闷、呼吸困难等呼吸道症状为主要表现。临床表现类似于肺炎型流感。根据流行病学史,临床症状和体征,一般实验室检查,胸部 X 线影像学变化,配合 SARS 病原学检测阳性,排除其他疾病,可做出 SARS 的诊断。

(三)肺炎支原体感染

发热、头痛、肌肉疼痛等全身症状较流感轻,呛咳症状较明显,或伴少量黏痰。胸部 X 线检查可见两肺纹理增深,并发肺炎时可见肺部斑片状阴影等间质性肺炎表现。痰及咽拭子标本分离肺炎支原体可确诊。血清学检查对诊断有一定帮助,核酸探针或 PCR 有助于早期快速诊断。

(四)衣原体感染

发热、头痛、肌肉疼痛等全身症状较流感轻,可引起鼻旁窦炎、咽喉炎、中耳炎、气管-支气管炎和肺炎。实验室检查可帮助鉴别诊断,包括病原体分离、血清学检查和 PCR 检测。

(五)嗜肺军团菌感染

夏秋季发病较多,并常与空调系统及水源污染有关。起病较急,畏寒、发热、头痛等,全身症状较明显,呼吸道症状表现为咳嗽、黏痰、咯血、胸闷、气促,少数可发展为 ARDS;呼吸道以外的症状也常见,如腹泻、精神症状及心功能和肾功能障碍,胸部 X 线检查显示炎症浸润影。呼吸道分泌物、痰、血培养阳性可确定诊断,但检出率低。对呼吸道分泌物用直接荧光抗体法

(DFA)检测抗原或用 PCR 检查核酸,对早期诊断有帮助。血清、尿间接免疫荧光抗体测定,也具诊断意义。

七、治疗

隔离患者,流行期间对公共场所加强通风和空气消毒,避免传染他人。

合理应用对症治疗药物,可对症应用解热药、缓解鼻黏膜充血药物、止咳祛痰药物等。具体内容参考"上呼吸道感染"和"急性支气管炎"。

尽早应用抗流感病毒药物治疗:抗流感病毒药物治疗只有早期(起病 1～2d 内)使用,才能取得最佳疗效。抗流感病毒化学治疗药物现有离子通道 M_2 阻滞剂和神经氨酸酶抑制剂两类,前者包括金刚烷胺和金刚乙胺;后者包括奥司他韦和扎那米韦。

(一)离子通道 M_2 阻滞剂

金刚烷胺和金刚乙胺。对甲型流感病毒有活性,抑制其在细胞内的复制。在发病 24～48h 内使用,可减轻发热和全身症状,减少病毒排出,防止病毒扩散。金刚烷胺在肌酐清除率≤50mL/min 时酌情减少用量,并密切观察其不良反应,必要时停药。血透对金刚烷胺清除的影响不大。肌酐清除率<10mL/min 时金刚乙胺应减为 100mg/d;对老年和肾功能减退患者应监测不良反应。不良反应主要有中枢神经系统有神经质、焦虑、注意力不集中和轻微头痛等,其发生率金刚烷胺高于金刚乙胺;胃肠道反应主要表现为恶心和呕吐。这些不良反应一般较轻,停药后大多可迅速消失。

(二)神经氨酸酶抑制剂

神经氨酸酶抑制剂对甲、乙两型流感病毒都是有效的,目前有 2 个品种,即奥司他韦和扎那米韦,我国临床目前只有奥司他韦。

(1)用法和剂量:奥司他韦为成人 75mg,每天 2 次,连服 5d,应在症状出现 2d 内开始用药。1 岁以内不推荐使用。扎那米韦为 6 岁以上儿童及成人剂量均为每次吸入 10mg,每天 2 次,连用 5 天,应在症状出现 2d 内开始用药。6 岁以下儿童不推荐使用。

(2)不良反应:奥司他韦不良反应少,一般为恶心、呕吐等消化道症状,也有腹痛、头痛、头晕、失眠、咳嗽、乏力等不良反应的报道。扎那米韦吸入后最常见的不良反应有头痛、恶心、咽部不适、眩晕、鼻出血等。个别哮喘和慢性阻塞性肺疾病(COPD)患者使用后可出现支气管痉挛和肺功能恶化。

(3)肾功能不全的患者无须调整扎那米韦的吸入剂量。对肌酐清除率<30mL/min 的患者,奥司他韦减量至 75mg,每天 1 次。

需要注意的是:因神经氨酸酶抑制剂对甲、乙两型流感病毒均有效且耐药发生率低,不会引起支气管痉挛,而 M_2 阻滞剂都只对甲型流感病毒有效,并且在美国耐药率较高,因此美国目前推荐使用抗流感病毒药物仅有奥司他韦和扎那米韦,只有有证据表明流行的流感病毒对金刚烷胺或金刚乙胺敏感才用于治疗和预防流感。对于那些非卧床的流感患者,早期吸入扎那米韦或口服奥司他韦能够降低发生下呼吸道并发症的可能性。另外,自 2004 年以来,绝大多数 H_5N_1 病毒株对神经氨酸酶抑制剂敏感,而对金刚胺类耐药,因此确诊为 H_5N_1 禽流感病毒感染的患者或疑似患者推荐用奥司他韦治疗。

（三）并发症治疗

肺炎型流感常见并且最重要的并发症为细菌的二重感染,尤其是细菌性肺炎,其治疗详见相关章节。

肺炎型流感尤其重症患者往往有严重呼吸窘迫、缺氧,严重者可发生急性呼吸窘迫综合征(ARDS),应给予患者氧疗,必要时行无创或有创机械通气治疗。对于中毒型或胃肠型流感患者,应注意纠正患者水电解质平衡,维持血流动力学稳定。

八、预防

隔离患者,流行期间对公共场所加强通风和空气消毒,切断传染链,终止流感流行。流行期间减少大型集会及集体活动,接触者应戴口罩。

目前,接种流感病毒疫苗是当今预防流感疾病发生、流行的最有效手段。当疫苗和流行病毒抗原匹配良好时,流感疫苗在年龄<65 岁的健康人群中可预防 70％～90％的疾病发生。由于免疫系统需要 6～8 周才对接种疫苗起反应,所以疫苗必须在流感季节到来之前接种,最佳时间为每年的 10 月中旬至 11 月中旬。由于流感病毒抗原性变异较快,所以人类无法获得持久的免疫力,进行流感疫苗接种后人体可产生免疫力,但对新的变异病毒株无保护作用。因此,在每年流感疫苗生产之前,都要根据当时所流行病毒的抗原变化来调整疫苗的组成,以求最大的保护效果。

流感疫苗包括减毒活疫苗和灭活疫苗。至今对于病毒快速有效的减毒方法和准确的减毒标准仍存在许多不确定因素,因此减毒疫苗仍不能广泛应用。现在世界范围内广泛使用的流感病毒疫苗以纯化、多价的灭活疫苗为主。

美国疾病预防控制中心制定的流感疫苗和抗病毒剂使用指南推荐,每年接受一次流感疫苗接种的人员包括:学龄儿童;6 个月至 4 岁的儿童;50 岁以上的成年人;6 个月至 18 岁的高危 Reye 综合征(因长期使用阿司匹林治疗)患者;将在流感季节妊娠的女性;慢性肺炎(包括哮喘)患者;心血管(高血压除外)疾病患者,肾、肝、血液或代谢疾病(包括糖尿病)患者;免疫抑制人员;在某些条件下危及呼吸功能人员;居住在养老院的人员和其他慢性疾病患者的护理人员;卫生保健人员;接触年龄<5 岁和年龄>50 岁的健康人员和爱心志愿者(特别是接触小于6 个月婴儿的人员);感染流感可引发严重并发症的人员。

流感疫苗接种的不良反应主要为注射部位疼痛,偶见发热和全身不适,大多可自行恢复。

应用抗流感病毒药物。明确或怀疑某部门流感暴发时,对所有非流感者和未进行疫苗接种的医务人员可给予金刚烷胺、金刚乙胺或奥司他韦进行预防性治疗,时间持续 2 周或流感暴发结束后 1 周。

第二节　急性上呼吸道感染

急性上呼吸道感染是指鼻腔、咽或喉部急性炎症的概称。患者不分年龄、性别、职业和地区。全年皆可发病,冬春季节多发,可通过含有病毒的飞沫或被污染的用具传播,多数为散发性,但常在气候突变时流行。由于病毒的类型较多,人体对各种病毒感染后产生的免疫力较弱且短暂,并且无交叉免疫,同时在健康人群中有病毒携带者,故一个人一年内可有多次发病。

急性上呼吸道感染 70%～80% 由病毒引起。主要有流感病毒(甲、乙、丙型)、副流感病毒、呼吸道合胞病毒、腺病毒、鼻病毒、埃可病毒、柯萨奇病毒、麻疹病毒、风疹病毒等。细菌感染可直接或继病毒感染之后发生,以溶血性链球菌为多见,其次为流感嗜血杆菌、肺炎链球菌和葡萄球菌等。偶见革兰阴性杆菌。其感染的主要表现为鼻炎、咽喉炎或扁桃体炎。

当有受凉、淋雨、过度疲劳等诱发因素,使全身或呼吸道局部防御功能降低时,原已存在于上呼吸道或从外界侵入的病毒或细菌可迅速繁殖,引起本病,尤其是老幼体弱或有慢性呼吸道疾病如鼻旁窦炎、扁桃体炎、慢性阻塞性肺疾病者更易罹患。

本病不仅具有较强的传染性,而且可引起严重的并发症,应积极防治。

一、诊断标准

根据病史、流行情况、鼻咽部发生的症状和体征,结合周围血常规和胸部 X 线检查可做出临床诊断。进行细菌培养和病毒分离,或病毒血清学检查、免疫荧光法、酶联免疫吸附法、血凝抑制试验等,可能确定病因诊断。

(一)临床表现

根据病因不同,临床表现可有不同的类型。

1.普通感冒

普通感冒(俗称"伤风"),又称急性鼻炎或上呼吸道卡他,以鼻咽部卡他症状为主要表现。成人多为鼻病毒引起,其次为副流感病毒,呼吸道合胞病毒、埃可病毒、柯萨奇病毒等。起病较急,初期有咽干、咽痒或烧灼感,发病同时或数小时后,可有喷嚏、鼻塞、流清水样鼻涕,2～3d后变稠。可伴咽痛,有时由于耳咽管炎使听力减退,也可出现流泪、味觉迟钝、呼吸不畅、声嘶、轻微咳嗽等。一般无发热及全身症状,或仅有低热、不适、轻度畏寒和头痛。检查可见鼻腔黏膜充血、水肿、有分泌物,咽部轻度充血。如无并发症,一般5～7d后痊愈。

2.流行性感冒

流行性感冒(简称"流感"),是由流行性感冒病毒引起。潜伏期1～2d,最短数小时,最长3d。起病多急骤,症状变化很多,主要以全身中毒症状为主,呼吸道症状轻微或不明显。临床表现和轻重程度差异颇大。

(1)单纯型:最为常见,先有畏寒或寒战、发热,继之全身不适,腰背发酸、四肢疼痛,头昏、头痛。部分患者可出现食欲缺乏、恶心、便秘等消化道症状。发热可高达 $39～40℃$,一般持续2～3d,大部分患者有轻重不同的喷嚏、鼻塞、流涕、咽痛、干咳或伴有少量黏液痰,有时有胸骨后烧灼感、挤压感或疼痛。年老体弱的患者,症状消失后体力恢复慢,常感软弱无力、多汗,咳嗽可持续1～2周或更长。体格检查:患者可呈重病容,衰弱无力,面部潮红,皮肤上偶有类似麻疹、猩红热、荨麻疹样皮疹,软腭上有时有点状红斑,鼻咽部充血水肿。本型中轻者,全身和呼吸道症状均不显著,病程仅1～2d,颇似一般感冒,单从临床表现颇难确诊。

(2)肺炎型:本型常发生在两岁以下的小儿,或原有慢性基础疾病,如二尖瓣狭窄、肺源性心脏病、免疫力低下及孕妇、年老体弱者。其特点是在发病后24h内可出现高热、烦躁、呼吸困难、咳血痰和明显发绀。全肺可有呼吸音减低、湿啰音或哮鸣音,但无肺实变体征。X 线检查可见双肺广泛小结节性浸润,近肺门较多,肺周围较少。上述症状可进行性加重,抗生素无效。病程1周至1个月余,大部分患者可逐渐恢复,也可因呼吸循环衰竭在5~10d内死亡。

(3)中毒型:较少见。肺部体征不明显,具有全身血管系统和神经系统损害,有时可有脑炎或脑膜炎表现。临床表现为高热不退、神志昏迷,成人常有谵妄,儿童可发生抽搐。少数患者由于血管神经系统紊乱或肾上腺出血,导致血压下降或休克。

(4)胃肠型:主要表现为恶心、呕吐和严重腹泻,病程2~3d,恢复迅速。

3.以咽炎为主要表现的感染

(1)病毒性咽炎和喉炎:由鼻病毒、腺病毒、流感病毒、副流感病毒,以及肠病毒、呼吸道合胞病毒等引起。临床特征为咽部发痒和灼热感,疼痛不持久,也不突出。当有吞咽疼痛时,常提示有链球菌感染,咳嗽少见。急性喉炎多为流感病毒、副流感病毒及腺病毒等引起,临床特征为声嘶、讲话困难、咳嗽时疼痛,常有发热、咽炎或咳嗽。体检可见喉部水肿、充血,局部淋巴结轻度肿大和触痛,可闻及喘鸣音。

(2)疱疹性咽峡炎:常由柯萨奇病毒A引起,表现为明显咽痛、发热,病程约为1周。检查可见咽充血,软腭、腭垂、咽及扁桃体表面有灰白色疱疹及浅表溃疡,周围有红晕。多于夏季发病,多见于儿童,偶见于成人。

(3)咽结膜热:主要由腺病毒、柯萨奇病毒等引起。临床表现有发热、咽痛、畏光、流泪、咽及结膜明显充血。病程4~6d,常发生于夏季,游泳中传播。儿童多见。

(4)细菌性咽-扁桃体炎:多由溶血性链球菌引起,次为流感嗜血杆菌、肺炎链球菌、葡萄球菌等引起。起病急,明显咽痛、畏寒、发热,体温可达39℃以上。检查可见咽部明显充血,扁桃体肿大、充血,表面有黄色点状渗出物,颌下淋巴结肿大、压痛,肺部无异常体征。

(二)实验室检查

1.血常规

病毒性感染,白细胞计数多为正常或偏低,淋巴细胞比例升高。细菌感染者白细胞计数和中性粒细胞增多及核左移。

2.病毒和病毒抗原的测定

视需要可用免疫荧光法、酶联免疫吸附法、血清学诊断和病毒分离鉴定,以判断病毒的类型,区别病毒和细菌感染。细菌培养可判断细菌类型和进行药物敏感试验。

3.血清PCT测定

有条件的单位可检测血清PCT,有助于鉴别病毒性和细菌性感染。

二、治疗原则

(一)对症治疗

可选用含有解热镇痛、减少鼻咽充血和分泌物、镇咳的抗感冒复合剂或中成药,如对乙酰氨基酚、双酚伪麻片、美扑伪麻片、银翘解毒片等。儿童忌用阿司匹林或含阿司匹林药物及其他水杨酸制剂,因为,此类药物与流感的肝脏和神经系统并发症(Reye综合征)相关,偶可致死。

(二)支持治疗

休息、多饮水,注意营养,饮食要易于消化,特别在儿童和老年患者更应重视。密切观察和监测并发症,抗生素仅在明确或有充分证据提示继发细菌感染时有应用指征。

（三）抗流感病毒药物治疗

现有抗流感病毒药物有两类，即离子通道 M_1 阻滞剂和神经氨酸酶抑制剂。其中 M_2 阻滞剂只对甲型流感病毒有效，治疗患者中约有 30％ 可分离到耐药毒株，而神经氨酸酶抑制剂对甲、乙型流感病毒均有很好的作用，耐药发生率低。

1.离子通道 M_2 阻滞剂

金刚烷胺和金刚乙胺。

（1）用法和剂量。①金刚烷胺：1～9 岁，5mg/（kg·d）（最高 150mg/d），分 2 次；10～12 岁，100mg，每天 2 次；13～16 岁，100mg，每天 2 次；≥65 岁，≤100mg/d。②金刚乙胺：1～12 岁不推荐使用；13～16 岁，100mg，每天 2 次；≥65 岁，100～200mg/d。

（2）不良反应：金刚烷胺和金刚乙胺可引起中枢神经系统和胃肠不良反应。中枢神经系统的不良反应有神经质焦虑、注意力不集中和轻微头痛等，其中金刚烷胺较金刚乙胺的发生率高。胃肠道反应主要表现为恶心和呕吐，这些不良反应一般较轻，停药后大多可迅速消失。

（3）肾功能不全患者的剂量调整：金刚烷胺的剂量在肌酐清除率，≤50mL/min 时酌情减少，并密切观察其不良反应，必要时可停药，血透对金刚烷胺清除的影响不大。肌酐清除率＜10mL/min 时，金刚乙胺推荐减为 100mg/d。

2.神经氨酸酶抑制剂

目前有 2 个品种，即奥司他韦和扎那米韦。我国目前只有奥司他韦被批准临床使用。

（1）用法和剂量。奥司他韦：成人 75mg，每天 2 次，连服 5d，应在症状出现 2d 内开始用药。1 岁以内不推荐使用。扎那米韦：6 岁以上儿童及成人剂量均为每次吸入 10mg，每天 2 次，连用 5d，应在症状出现 2d 内开始用药。6 岁以下儿童不推荐作用。

（2）不良反应：奥司他韦不良反应少，一般为恶心、呕吐等消化道症状，也有腹痛，头痛、头晕、失眠、咳嗽、乏力等不良反应的报道。扎那米韦吸入后最常见的不良反应有头痛、恶心、咽部不适、眩晕、鼻出血等。个别哮喘和慢性阻塞性肺疾病（COPD）患者使用后可出现支气管痉挛和肺功能恶化。

（3）肾功能不全的患者无须调整扎那米韦的吸入剂量。对肌酐清除率＜30mL/min 的患者，奥司他韦减量至 75mg，每天 1 次。

（四）抗生素治疗

通常不需要抗生素治疗。如有细菌感染，可根据病原菌选用敏感的抗生素。经验用药，常选青霉素、第一代和第二代头孢菌素、大环内酯类或氟喹诺酮类。

第三节　急性气管－支气管炎

急性气管－支气管炎是由生物、物理、化学刺激或过敏等因素引起的急性气管－支气管黏膜的急性炎症。多为散发，年老体弱者易感。临床上主要表现为咳嗽、咳痰，一般为自限性，最终痊愈并恢复功能。

一、病因和发病机制

(一)感染

本病常发生于普通感冒或鼻、咽喉及气管、支气管的其他病毒感染之后,常伴有继发性细菌感染。引起急性支气管炎的病毒主要有腺病毒、冠状病毒、副流感病毒、呼吸道合胞病毒和单纯疱疹病毒,常见的细菌有流感嗜血杆菌、肺炎链球菌。支原体和衣原体也可引起急性感染性支气管炎。

(二)理化因素

各种粉尘、强酸、氨、某些挥发性有机溶剂、氯、硫化氢、二氧化硫及吸烟等均可刺激气管-支气管黏膜,引起急性损伤和炎症反应。

(三)变态反应

常见的变应原包括花粉、有机粉尘、真菌孢子、动物皮毛等;寄生虫卵在肺内移行也可以引起气管-支气管急性炎症。

二、病理

早期气管、支气管黏膜充血,之后出现黏膜水肿,黏膜下层白细胞浸润,伴有上皮细胞损伤、腺体肥大。

三、临床表现

(一)症状

急性起病。开始时表现为干咳,但数小时或数天后出现少量黏痰,随后出现较多的黏液或黏液脓性痰,明显的脓痰则提示合并细菌感染。部分患者有烧灼样胸骨后痛,咳嗽时加重。患者一般全身症状较轻,可有发热。咳嗽、咳痰一般持续2～3周。少数患者病情迁延不愈,可演变成慢性支气管炎。

(二)体征

如无并发症,急性支气管炎几乎无肺部体征,少数患者可能闻及散在干、湿啰音,部位不固定。持续存在的胸部局部体征则提示支气管肺炎的发生。

四、实验室和其他检查

血液白细胞计数多正常。由细菌感染引起者,则白细胞计数及中性粒细胞百分比增高,血沉加快。痰培养可发现致病菌。胸部X线片常有肺纹理增强,也可无异常表现。

五、诊断

通常根据症状和体征,结合血常规和胸部X线片,可做出诊断。痰病毒和细菌检查有助于病因诊断。应注意与流行性感冒、急性上呼吸道感染鉴别。

六、治疗

(一)一般治疗

多休息,发热期间应鼓励患者饮水,一般应达到3～4L/d。

(二)对症治疗

1.祛痰镇咳

咳嗽无痰或少痰的患者,可给予右美沙芬、喷托维林(咳必清)等镇咳药。有痰而不易咳出的患者,可选用盐酸氨溴索、溴己新(必嗽平)化痰,也可进行雾化吸入。棕色合剂兼有镇咳和化痰两种作用,在临床上较为常用。也可选用中成药镇咳祛痰。

2.退热

发热可用解热镇痛药,如阿司匹林每次口服 0.3~0.6g,3 次/天,必要时每 4h 1 次。或对乙酰氨基酚每次口服 0.5~1.0g,3~4 次/天,1d 总量不超过 2g。

3.抗菌药物治疗

抗生素只在有细菌感染时使用,可首选新大环内酯类或青霉素类,也可选用头孢菌素类或喹诺酮类。如症状持续、复发或病情异常严重时,应根据痰培养及药敏试验选择抗生素。

七、健康指导

增强体质,预防上呼吸道感染。治理空气污染,改善生活环境。

八、预后

绝大部分患者预后良好,少数患者可迁延不愈。

第四节　弥散性泛细支气管炎

弥散性泛细支气管炎(DPB)是以两肺弥散性呼吸性细支气管及其周围慢性炎症为特征的独立性疾病。目前认为 DPB 是东亚地区所特有的人种特异性疾病。DPB 的病理学特点为以呼吸性细支气管为中心的细支气管炎及细支气管周围炎,因炎症累及呼吸性细支气管壁的全层,故称之为弥散泛细支气管炎。临床表现主要为慢性咳嗽、咳痰、活动后呼吸困难。胸部听诊可闻及间断性啰音。80%以上的 DPB 患者合并或既往有慢性鼻旁窦炎。胸部 X 线片可见两肺弥散性颗粒样结节状阴影,尤其胸部 CT 显示两肺弥散性小叶中心性颗粒样结节状阴影对协助诊断具有重要意义。肺功能检查主要为阻塞性通气功能障碍,但早期出现低氧血症,而弥散功能通常在正常范围内。实验室检查血清冷凝集试验效价升高,多在 1∶64 以上。本病是一种可治性疾病,治疗首选红霉素等大环内酯类,疗效显著。

一、流行病学

1969 年日本学者山中根据病理学改变首次报道了 DPB。20 世纪 70 年代本间等从临床提出 DPB 为一种独立性疾病。20 世纪 90 年代初欧美教科书对 DPB 加以描述,使其成为世界公认的新疾病。1980 年日本开始 DPB 流行病学调查,80 年代初的调查结果推测,日本 DPB 的发病率为 11.1/10 万,1995 年为 3.4/10 万。目前 DPB 最多见于日本,自 1992 年开始在东亚地区如韩国、中国等也有报道,然而,欧美报道的病例极少,并且其中约 50%是亚洲人种。我国 1996 年首次报道明确诊断的 DPB,以后陆续报道了一些病例,但至今我国仍无流行病学调查资料。最近的研究表明,DPB 是东亚地区所特有的人种特异性疾病。

二、病因

DPB 的病因至今不明,但可能与以下因素有关。

(一)遗传因素

近年的研究表明,DPB发病有明显的人种差别,并且部分患者有家族发病。此外,84.8%的DPB患者合并有慢性鼻旁窦炎或家族内鼻旁窦炎支气管综合征(SBS),因此,有学者推测遗传因素可能是DPB及其与慢性鼻旁窦炎相关性的发病基础。目前认为DPB可能是一种具有多基因遗传倾向的呼吸系统疾病。最近研究结果表明,DPB与人体白细胞抗原(HLA)基因密切相关,日本DPB患者与HLA-B54(尤其是HLA-B54)基因有高度的相关性;而在韩国DPB患者与HLA-A11,有高度的相关性。有报道我国DPB患者可能与HLA-B及HLA-A11有一定的相关性。2000年,Keicho等认为DPB的易感基因存在于第6染色体短臂上的HLA-B位点和A位点之间,距离B位点300kb为中心的范围内。最近研究推测DPB发病可能与TAP基因、白细胞介素-8(IL-8)基因、CETR基因,以及与黏蛋白基因(MUC5B)有关。

(二)慢性气道炎症与免疫系统异常

部分DPB患者支气管肺泡灌洗液(BALF)中中性粒细胞1L-8及白三烯B4等均明显升高提示本病存在慢性气道炎症病变。此外,以下因素提示本病可能与免疫系统功能障碍有关:①血冷凝集试验效价升高以及部分患者IgA增高;②病理检查显示呼吸性细支气管区域主要为淋巴细胞、浆细胞浸润和聚集;③DPB患者BALF中CD8淋巴细胞总数增高;④部分DPB患者与类风湿关节炎、成人T细胞白血病、非霍奇金淋巴瘤等并存。

(三)感染

DPB患者常合并铜绿假单胞菌感染,但铜绿假单胞菌是DPB的病因还是继发感染尚不清楚。有报道应用铜绿假单胞菌接种到动物气道内可成功建立DPB动物模型。也有人认为由于细菌停滞于气道黏膜上,引起由铜绿假单胞菌产生的弹性硬蛋白酶和一些炎症介质的生成,可能是造成DPB气道上皮细胞的损伤和气道炎症的原因。

三、病理

DPB的病理学特征为以两肺呼吸性细支气管为中心的细支气管炎及细支气管周围炎。因炎症病变累及两肺呼吸性细支气管的全层,故称之为弥散性泛细支气管炎。

大体标本肉眼观察肺表面及切面均可见弥散性分布的浅黄色或灰白色2~3mm的小结节,结节大小较均匀,位于呼吸性细支气管区域,以两肺下叶多见。通常显示肺过度充气。镜下可见在呼吸性细支气管区域有淋巴细胞、浆细胞、组织细胞等圆形细胞的浸润,导致管壁增厚,常伴有淋巴滤泡增生。由于息肉样肉芽组织充填于呼吸性细支气管腔内,导致管壁狭窄或闭塞;呼吸性细支气管壁及周围的肺间质、肺泡隔、肺泡腔内可见吞噬脂肪的泡沫细胞聚集。病情进展部分患者可见支气管及细支气管扩张和末梢气腔的过度膨胀。有日本学者提出以下DPB病理诊断标准:①病变为累及两肺的弥散性慢性气道炎症;②慢性炎症以细支气管及肺小叶中心部为主;③呼吸性细支气管壁、肺泡壁及肺泡间质泡沫细胞聚集和淋巴细胞浸润。

四、临床表现

本病常隐匿缓慢发病。发病可见于任何年龄,但多见于40~50岁的成年人。发病无性别差异。临床表现如下。

(一)症状

主要为慢性咳嗽、咳痰、活动后呼吸困难。首发症状常为咳嗽、咳痰,逐渐出现活动后呼吸困难。患者常在疾病早期反复合并有下呼吸道感染,咳大量脓性痰,而且痰量异常增多,每日咳痰量可达数百毫升。如不能及时治疗,病情呈进行性进展,可发展为继发性支气管扩张,呼吸衰竭,肺动脉高压和肺源性心脏病。

(二)体征

胸部听诊可闻及间断性湿啰音或粗糙的捻发音,有时可闻及干啰音或哮鸣音,尤以两下肺明显。啰音的多少主要决定于支气管扩张及气道感染等病变的程度。祛痰药物或抗生素治疗后,啰音均可减少。部分患者因存在支气管扩张可有杵状指。

(三)合并慢性鼻窦炎

80%以上DPB患者都合并有或既往有慢性鼻旁窦炎,部分患者有鼻塞、流脓涕或嗅觉减退等,但有些患者无症状,仅在进行影像学检查时被发现。如疑诊为DPB患者,应常规拍摄鼻窦X线或鼻窦CT。

五、辅助检查

(一)胸部 X 线/肺部 CT 检查

胸部X线可见两肺野弥散性散在分布的边缘不清的颗粒样结节状阴影,直径为2~5mm,多在2mm以下,以两下肺野显著,常伴有肺过度膨胀。随病情进展,常可见肺过度膨胀及支气管扩张的双轨征。肺部CT或胸部高分辨CT(HRCT)特征:①两肺弥散性小叶中心性颗粒状结节影;②结节与近端支气管血管束的细线相连形成"Y"字形树芽征;③病情进展细小支气管扩张呈小环状或管状影,伴有管壁增厚。HRCT的这种特征性改变是诊断DPB非常重要的影像学依据。影像学显示的颗粒样小结节状阴影为呼吸性细支气管区域的炎性病变所致,随着病情加重或经大环内酯类抗生素治疗后,小结节状阴影可扩大或缩小乃至消失。

(二)肺功能检查及血气分析

肺功能主要为阻塞性通气功能障碍,病情进展可伴有肺活量下降,残气量(率)增加,但通常弥散功能在正常范围内。部分患者可伴有轻至中度的限制性通气功能障碍或混合性通气功能障碍。一秒用力呼气容积与用力肺活量比值(FEV_1/FVC)<70%,肺活量占预计值的百分比(VC%)<80%。残气量占预计值的百分比(RV%)>150%或残气量占肺总量的百分比(RV/TLC%)>45%,在日本早期的DPB诊断指标中,曾要求在以上肺功能检查中至少应具备3项,但弥散功能和肺顺应性通常在正常范围内,这对于我国临床诊断DPB患者有一定的参考价值。动脉血氧分压(PaO_2)<10.7kPa(80mmHg),发病初期就可以发生低氧血症,进展期可有高碳酸血症。

(三)实验室检查

日本DPB患者90%血清冷凝集试验效价升高,多在1:64以上,但支原体抗体多为阴性。我国患者冷凝集试验阳性率较低。部分患者可有血清IgA、IgM和血CD4/CD8比值增高,r球蛋白增高,血沉增快,类风湿因子阳性,但非特异性。部分患者可有血清HLA-Be,或HLA-An阳性。痰细菌学检查可发现起病初期痰中多为流感嗜血杆菌及肺炎链球菌,晚期多为铜绿假单胞菌感染。

(四)慢性鼻旁窦炎的检查

可选择鼻窦X线或鼻窦CT检查,以确定有无鼻旁窦炎。受累部位可为单侧或双侧上颌窦、筛窦、额窦等。

(五)病理检查

病理检查是确诊 DPB 的"金标准"。如果肺活检能发现典型的 DPB 病理学改变即可确诊。经支气管镜肺活检(TBLB)方法简便且安全,但常因标本取材少,而且不一定能取到呼吸性细支气管肺组织,有一定的局限性。如欲提高检出率,应在 TBLB 检查时,取 3～5 块肺组织,如仍不能确诊,应行胸腔镜下肺活检或开胸肺活检,可提高本病的确诊率。

六、诊断标准

(一)临床诊断标准

日本于 1980 年首次推出 DPB 诊断标准后,厚生省于 1995 年进行了修改,1998 年其再次对 DPB 临床诊断标准进行了重新修改。目前日本和我国均使用 1998 年修改的临床诊断标准。

DPB 临床诊断标准(1998 年日本厚生省)如下。

1.必要条件

①持续咳嗽、咳痰、活动后呼吸困难;②影像学确定的慢性鼻旁窦炎或有明确的既往史;③胸部 X 线可见弥散性分布的两肺颗粒样结节状阴影或胸部 CT 见两肺弥散性小叶中心性颗粒样结节状阴影。

2.参考条件

①胸部间断性湿啰音;②第 1 秒用力呼气容积与用力肺活量比值($FEV_1/FVC\%$)＜70％,以及动脉血氧分压(PaO_2)＜10.7kPa(80mmHg);③血清冷凝集试验效价＞1∶64。

3.临床诊断

①临床确诊:符合必要条件①+②+③加参考条件中的 2 项以上;②临床拟诊:符合必要条件①+②+③;③临床疑似诊断:符合必要条件①+②。

(二)病理确诊

肺组织病理学检查是诊断 DPB 的"金标准"。肺活检如能发现前述典型的 DPB 病理学改变即可确诊。

(三)鉴别诊断

本病应与慢性支气管炎和慢性阻塞性肺气肿、支气管扩张症、阻塞性细支气管炎(BO)、肺间质纤维化、支气管哮喘、囊性纤维化、尘肺、粟粒肺结核、支气管肺泡癌等相鉴别。

1.慢性阻塞性肺疾病

本病主要临床特点为长期咳嗽、咳痰或伴有喘息,晚期有呼吸困难,在冬季症状加重。患者多有长期较大量吸烟史。多见于老年男性。胸部 X 线可出现肺纹理增多、紊乱,呈条索状、斑点状阴影,以双下肺野明显。晚期肺充气过度,肺容积扩大,肋骨平举,肋间隙增宽,横膈低平下移,心影呈垂滴形,部分患者有肺大疱。胸部 CT 检查可确定小叶中心型或全小叶型肺气肿。肺功能检查为阻塞性通气功能障碍,FEV/FVC％下降和残气量(RV)增加更为显著,弥散功能可有降低。COPD 的病理改变为终末细支气管远端气腔持续性不均、扩大及肺泡壁的破坏,而 DPB 病理为局灶性肺充气过度,极少有肺泡破坏。

DPB 80％以上的患者存在慢性鼻旁窦炎,大部分患者血清冷凝集试验效价增高,而且

DPB 患者的肺弥散功能和顺应性通常在正常范围,此外,DPB 影像学胸部 X 线可见弥散性分布两肺的颗粒样结节状阴影或胸部 CT 可见两肺弥散性小叶中心性颗粒样结节状阴影也与 COPD 不同,可资鉴别。

2.支气管扩张症

本病主要症状为慢性咳嗽、咳痰和反复咯血。肺部可闻及固定性持续不变的湿啰音。本病胸部 HRCT 可见多发囊状阴影及明确均匀的壁,然而支气管扩张的囊状阴影一般按支气管树分布,位于肺周围者较少,囊壁较厚,同时可见呈轨道征或迂曲扩张的支气管阴影。DPB 患者一般无咯血,晚期患者胸部 X 线片可有细支气管扩张改变,但 DPB 影像学主要表现为两肺弥散性分布的颗粒样结节状阴影。对可疑患者应进一步检查有无慢性鼻旁窦炎和血清冷凝集试验效价等,以除外在 DPB 的基础上合并继发性支气管扩张症。

3.阻塞性细支气管炎(BO)

本病是一种小气道疾病。临床表现为急速进行性呼吸困难,肺部可闻及高调的吸气中期干鸣音;X 线提示肺过度通气,但无浸润影,也很少有支气管扩张;肺功能显示阻塞性通气功能障碍,而弥散功能正常;肺组织活检显示直径为 1～6mm 的小支气管和细支气管的瘢痕狭窄和闭塞,管腔内无肉芽组织息肉,而且肺泡管和肺泡正常。DPB 患者起病缓慢,先有慢性咳嗽、咳痰史,活动时呼吸困难逐渐发生。胸部听诊多为间断性湿啰音。胸部 X 线检查可见弥散性分布的两肺颗粒样结节状阴影,HRCT 可见两肺弥散性小叶中心性颗粒样结节阴影,与 BO 不同。此外,病理改变也与阻塞性细支气管炎不同,故可以鉴别。

4.肺间质纤维化

本病最主要的症状是进行性加重的呼吸困难,其次为干咳。体征上本病有半数以上的患者双肺可闻及 Velcro 啰音。胸部 X 线片主要为间质性改变,早期可有磨玻璃样阴影,此后可出现细结节样或网状结节影,易与 DPB 混淆,但肺间质纤维化有肺容积的缩小和网状、蜂窝状阴影。此外,肺间质纤维化有明显的肺弥散功能降低,而且病理可以与 DPB 不同,可资鉴别。

七、治疗

1987 年,日本工藤翔二等发现红霉素等大环内酯类药物治疗 DPB 具有显著疗效。目前红霉素、克拉霉素及罗红霉素等大环内酯类药物已成为 DPB 的基本疗法。大环内酯类药物阿奇霉素可能也有效,但尚需更多病例观察来证实。本病一旦确诊后应尽早开始治疗。

(一)治疗方案

1.一线治疗

日本方案:红霉素 400～600mg/d,分 2 次口服。我国红霉素剂型不同于日本,具体方案为:红霉素 250mg,每日口服 2 次。用药期间应注意复查肝功能等。如果存在以下情况可选用二线治疗药物:①存在红霉素的不良反应;②药物相互拮抗作用;③使用红霉素治疗 1～3 个月无效者。

2.二线治疗

日本方案:克拉霉素 200～400mg/d,或服用罗红霉素 150～300mg/d,每日口服 1～2 次。我国具体方案为:克拉霉素 250～500mg,每日口服 1～2 次;罗红霉素 150～300mg,每日口服 1～2 次。用药期间应监测肝功能等不良反应。

(二)疗效评估及疗程

在用药后 1~3 个月,评估临床症状并行肺功能、动脉血气分析及胸部影像学检查,以确定是否有效。如有效(临床症状、肺功能、血气分析及胸部影像学改善),可继续使用红霉素或克拉霉素或罗红霉素,用药至少需要 6 个月。服药 6 个月后如果仍有临床症状应继续服用以上药物 2 年。如应用以上药物治疗 3 个月以上仍无效者应考虑是否为 DPB 患者,应谨慎排除其他疾病的可能。

(三)停药时间

(1)早期 DPB 患者,经 6 个月治疗后病情恢复正常者可考虑停药。

(2)进展期 DPB 患者,经 2 年治疗后病情稳定者可以停药。停药后复发者再用药仍有效。

(3)DPB 伴有严重肺功能障碍或广泛支气管扩张或伴有呼吸衰竭的患者,需长期给药,疗程不少于 2 年。

(四)DPB 急性发作期治疗

如果 DPB 患者出现发热、咳脓痰、痰量增加等急性加重情况时,多为铜绿假单胞菌等细菌导致支气管扩张合并感染,此时应加用其他抗生素,如 β 内酰胺类/酶抑制药或头孢三代或氟喹诺酮类抗生素等,或根据痰培养结果选择抗生素。

(五)其他辅助治疗

包括使用祛痰药和支气管扩张药,有低氧血症时进行氧疗。

第五节　闭塞性细支气管炎伴机化性肺炎

闭塞性细支气管炎伴机化性肺炎(BOOP)是以小气道内肉芽组织机化闭塞为突出表现,包括结缔组织增生形成腔内息肉,纤维渗出,肺泡内巨噬细胞聚集,肺泡壁炎症,但肺组织结构完整。现认为称之为隐源性机化性肺炎(COP)更合适。多见于 50~60 岁,但也可发生于21~80 岁患者,男女性别无差异,与吸烟关系不大。临床表现差异较大,大多数发病呈亚急性,通常病程在 1~6 个月。对糖皮质激素疗效好,约 2/3 的患者经治疗后临床和病理生理异常可完全恢复正常,因病情进展而死亡者少。

一、病因及分类

(1)特发性 BOOP 最多见。

(2)与已知病因的疾病有关的 BOOP:如感染(细菌、病毒、寄生虫和真菌),药物(金制剂、甲氨蝶呤、头孢菌素、胺碘酮和博来霉素等)及胸部放疗后。

(3)与未知病因的疾病有关的 BOOP:结缔组织疾病(如类风湿关节炎,干燥综合征常见,系统性红斑狼疮和系统性硬化较少),骨髓移植或肺移植(10%的患者可发生)、淋巴瘤、白血病、慢性甲状腺炎、酒精性肝硬化等。

二、诊断

(一)临床表现

1.流感样前驱症状

如发热、咽痛、干咳、浑身不适、呼吸困难(以活动后明显)。

2.体征

约 1/4 的患者查体无阳性发现，多数患者可闻吸气 Velero 啰音(2/3)，发绀及杵状指少见。

(二)实验室检查

1.胸部 X 线及 HRCT

(1)双侧多发性片状实变影最常见，并且最具特征性，阴影可游走，也可见到磨玻璃样改变，但较 NSIP 少。

(2)双侧弥散性不对称网格样间质渗出，伴斑片状肺泡浸润或网格结节样改变，但无蜂窝样改变。很少导致肺结构畸形。

(3)孤立的局灶性肺炎型病灶多位于上肺，阴影内常显示"空气－支气管造影"征，偶有空洞。常需手术探查方可确诊。

2.常规实验室检查

血沉显著增快，可达 100mm/h，其中＞60mm/h 的约占 30％；C 反应蛋白增加；白细胞及中性粒细胞计数轻到中度增加；自身抗体阴性或轻度阳性，与典型自身免疫性疾病不一样。

3.肺功能

轻或中度限制性通气功能障碍和 CO 弥散量降低，偶可正常。虽有"闭塞性"细支气管炎之称，但并无阻塞性通气功能改变。

4.BALF

淋巴细胞(20％～40％)、中性粒细胞(10％)及嗜酸性粒细胞(5％)混合性增加，在多发性肺泡渗出型具有相当的特殊性。巨噬细胞减少且常有"空泡"状改变(泡沫状巨噬细胞)，CD4/CD8 下降。

5.肺活检

病理特点为细支气管、肺泡管、肺泡腔内肉芽组织增生形成肉芽或栓子(Masson 小体)，肉芽可从一个肺泡通过 Kohn 孔扩展到邻近的肺泡，形成"蝴蝶"。肺泡腔内空泡样巨噬细胞聚集、肺泡壁炎症、纤维蛋白渗出、黏液样结缔组织形成圆球。

6.其他

肾上腺皮质激素治疗效果明显。临床上不支持肺结核、支原体和真菌等肺部感染，抗生素治疗无效。

三、鉴别诊断

(一)特发性肺间质纤维化(IPF)

与 BOOP 临床表现极为相似。但 UIP 全身症状相对较重，有较多、较密的细湿啰音，杵状指多见，血沉较低；BALF 中淋巴细胞不多；X 线片及 CT 主要表现为间质性改变，常有肺容积降低及蜂窝肺；对皮质激素治疗反应欠佳。

(二)慢性嗜酸性细胞肺炎(CEP)

两者都有嗜酸粒细胞增加，但 BOOP 很少超过 10％；病理特点：肺泡腔内和基质内有较多的嗜酸性粒细胞浸润。

(三)外源性过敏性肺泡炎

农民,种植蘑菇、养鸟、饲养家禽人员;安装湿化器或空调器的办公人员;吸入诱发试验;抗体补体血清学检查大多可查出抗致病抗原的沉淀抗体。

(四)闭塞性细支气管炎(BO)

BO是一种真正的小气道疾病,与BOOP在临床上和病理学上完全不同,常有因狭窄、瘢痕收缩所致的气道阻塞,但管腔内无息肉。其特点如下:快速进行性呼吸困难,肺部闻及高调吸气中期干鸣音;胸部X线片显示过度充气,无浸润阴影;肺功能显示阻塞性通气功能障碍,CO弥散功能正常;病理:可见直径1~6mm的小支气管和细支气管的瘢痕狭窄及闭塞腔内无肉芽组织,肺泡管及肺泡正常。

四、治疗

(一)糖皮质激素

糖皮质激素为首选药物,疗效甚好,用后临床表现可在48h内好转,大部分在治疗1周后出现明显的临床症状的改善,但影像学完全正常则需数周。其剂量差异较大,泼尼松0.75~1.5mg/(kg·d),因减量可出现复发,疗程因人而异,对反复复发者应相应延长治疗时间,常需6~12个月。

(二)免疫抑制药

常与糖皮质激素联合使用,如环磷酰胺(CTX)或甲氨蝶呤(MTX)。

(三)大环内酯类

如红霉素、罗红霉素及阿奇霉素,报道认为长期小剂量治疗病情可逐渐好转。

第六节 慢性支气管炎

慢性支气管炎是由感染或非感染因素引起气管、支气管黏膜及其周围组织的慢性非特异性炎症。临床上以慢性咳嗽、咳痰或气喘为主要症状。疾病不断进展,可并发阻塞性肺气肿、肺源性心脏病,严重影响劳动和健康。

一、病因和发病机制

病因尚未完全清楚,一般认为是多种因素长期相互作用的结果,这些因素可分为外因和内因两个方面。

(一)吸烟

大量研究证明吸烟与慢性支气管炎的发生有密切关系。吸烟时间越长,量越大,患病率也越高。戒烟可使症状减轻或消失,病情缓解,甚至痊愈。

(二)理化因素

包括刺激性烟雾粉尘、大气污染(如二氧化硫、二氧化氮、氯气、臭氧等)的慢性刺激。这些有害气体的接触者慢性支气管炎患病率远较不接触者为高。

（三）感染因素

感染是慢性支气管炎发生、发展的重要因素，病毒感染以鼻病毒、黏液病毒、腺病毒和呼吸道合胞病毒为多见。细菌感染常继发于病毒感染之后，如肺炎链球菌、流感嗜血杆菌等。这些感染因素造成气管、支气管黏膜的损伤和慢性炎症。感染虽与慢性支气管炎的发病有密切关系，但目前尚无足够的证据说明为首发病因。只认为是慢性支气管炎的继发感染和加剧病变发展的重要因素。

（四）气候

慢性支气管炎发病及急性加重常见于寒冷季节，尤其是在气候突然变化时。寒冷空气可以刺激腺体，增加黏液分泌，使纤毛运动减弱，黏膜血管收缩，有利于继发感染。

（五）过敏因素

主要与喘息性支气管炎的发生有关。在患者痰液中嗜酸性粒细胞数量与组胺含量都有增高倾向，说明部分患者与过敏因素有关。尘埃、尘螨、细菌、真菌、寄生虫、花粉及化学气体等，都可以成为过敏因素而致病。

（六）呼吸道局部免疫功能减低及自主神经功能失调

为慢性支气管炎发病提供内在的条件。老年人常因呼吸道的免疫功能减退、免疫球蛋白的减少，呼吸道防御功能退化等导致患病率较高。副交感神经反应增高时，微弱刺激即可引起支气管收缩痉挛，分泌物增多，而产生咳嗽、咳痰、气喘等症状。

综上所述，当机体抵抗力减弱时，呼吸道在不同程度易感性的基础上，有一种或多种外因的存在，长期反复作用，可发展成为慢性支气管炎。如长期吸烟损害呼吸道黏膜，加上微生物的反复感染，可发生慢性支气管炎。

二、病理

由于炎症反复发作，引起上皮细胞变性、坏死和鳞状上皮化生，纤毛变短，参差不齐或稀疏脱落。黏液腺泡明显增多，腺管扩张，杯状细胞也明显增生。支气管壁有各种炎性细胞浸润、充血、水肿和纤维增生。支气管黏膜发生溃疡，肉芽组织增生，严重者支气管平滑肌和弹性纤维也遭破坏以致机化，引起管腔狭窄。

三、临床表现

（一）症状

起病缓慢，病程长，常反复急性发作而逐渐加重。主要表现为慢性咳嗽、咳痰、喘息。开始症状轻微，气候变冷或感冒时，则引起急性发作，这时患者咳嗽、咳痰、喘息等症状加重。

1.咳嗽

主要由支气管黏膜充血、水肿或分泌物积聚于支气管腔内而引起咳嗽。咳嗽严重程度视病情而定，一般晨间和晚间睡前咳嗽较重，有阵咳或排痰，白天则较轻。

2.咳痰

痰液一般为白色黏液或浆液泡沫性，偶可带血。起床后或体位变动可刺激排痰，因此，常以清晨排痰较多。急性发作伴有细菌感染时，则变为黏液脓性，咳嗽和痰量也随之增加。

3.喘息或气急

喘息性慢性支气管炎可有喘息，常伴有哮鸣音。早期无气急。反复发作数年，并发阻塞性肺气肿时,可伴有轻重程度不等的气急,严重时生活难以自理。

(二)体征

早期可无任何异常体征。急性发作期可有散在的干、湿啰音,多在背部及肺底部,咳嗽后可减少或消失。喘息型可听到哮鸣音及呼气延长,而且不易完全消失。并发肺气肿时有肺气肿体征。

四、实验室和其他检查

(一)X 线检查

早期可无异常。病变反复发作,可见两肺纹理增粗、紊乱,呈网状或条索状、斑点状阴影,以下肺野较明显。

(二)呼吸功能检查

早期常无异常。如有小呼吸道阻塞时,最大呼气流速-容积曲线在 75％和 50％肺容量时,流量明显降低,它比第 1 秒用力呼气容积更为敏感。发展到呼吸道狭窄或有阻塞时,常有阻塞性通气功能障碍的肺功能表现,如第 1 秒用力呼气量占用力肺活量的比值减少(<70％),最大通气量减少(低于预计值的 80％);流速-容量曲线降低更为明显。

(三)血液检查

慢支急性发作期或并发肺部感染时,可见白细胞计数及中性粒细胞增多。喘息型者嗜酸性粒细胞可增多。缓解期多无变化。

(四)痰液检查

涂片或培养可见致病菌。涂片中可见大量中性粒细胞,已破坏的杯状细胞,喘息型者常见较多的嗜酸性粒细胞。

五、诊断和鉴别诊断

(一)诊断标准

根据咳嗽、咳痰或伴喘息,每年发病持续 3 个月,连续 2 年或以上,并排除其他引起慢性咳嗽的心、肺疾患,可做出诊断。如每年发病持续不足 3 个月,而有明确的客观检查依据(如 X 线片、呼吸功能等)也可诊断。

(二)分型、分期

1.分型

可分为单纯型和喘息型两型。单纯型的主要表现为咳嗽、咳痰;喘息型者除有咳嗽、咳痰外尚有喘息,伴有哮鸣音,喘鸣在阵咳时加剧,睡眠时明显。

2.分期

按病情进展可分为 3 期。急性发作期是指"咳""痰""喘"等症状任何一项明显加剧,痰量明显增加并出现脓性或黏液脓性痰,或伴有发热等炎症表现 1 周之内。慢性迁延期是指有不同程度的"咳""痰""喘"症状迁延 1 个月以上者。临床缓解期是指经治疗或临床缓解,症状基本消失或偶有轻微咳嗽少量痰液,保持 2 个月以上者。

(三)鉴别诊断

慢性支气管炎需与下列疾病相鉴别。

1.支气管哮喘

常于幼年或青年突然起病,一般无慢性咳嗽、咳痰史,以发作性、呼气性呼吸困难为特征。发作时两肺布满哮鸣音,缓解后可无症状。常有个人或家族过敏性疾病史。喘息型慢性支气管炎多见于中老年,一般以咳嗽、咳痰伴发喘息及哮鸣音为主要症状,感染控制后症状多可缓解,但肺部可听到哮鸣音。典型病例不难区别,但哮喘并发慢性支气管炎和(或)肺气肿则难以区别。

2.咳嗽变异性哮喘

以刺激性咳嗽为特征,常由受到灰尘、油烟、冷空气等刺激而诱发,多有家族史或过敏史。抗生素治疗无效,支气管激发试验阳性。

3.支气管扩张

具有咳嗽、咳痰反复发作的特点,合并感染时有大量脓痰,或反复咯血。肺部以湿啰音为主,可有杵状指(趾)。X线检查常见下肺纹理粗乱或呈卷发状。支气管造影或 CT 检查可以鉴别。

4.肺结核

多有发热、乏力、盗汗、消瘦等结核中毒症状,咳嗽、咯血等,以及局部症状。经 X 线检查和痰结核菌检查可以明确诊断。

5.肺癌

患者年龄常在 40 岁以上,特别是有多年吸烟史、发生刺激性咳嗽、常有反复发生或持续的血痰,或者慢性咳嗽性质发生改变的患者。X 线检查可发现有块状阴影或结节状影或阻塞性肺炎。用抗生素治疗未能完全消散,应考虑肺癌的可能。痰脱落细胞检查或经纤维支镜活检一般可明确诊断。

6.肺尘埃沉着病(尘肺)

有粉尘等职业接触史。X 线检查肺部可见硅结节,肺门阴影扩大及网状纹理增多,可做出诊断。

六、治疗

在急性发作期和慢性迁延期应以控制感染和祛痰、镇咳为主。伴发喘息时,应予解痉平喘治疗。对临床缓解期宜加强锻炼,增强体质,提高机体抵抗力,预防复发为主。

(一)急性发作期的治疗

1.控制感染

根据致病菌和感染严重程度或药敏试验选择抗生素。轻者可口服,较重患者用肌内注射或静脉滴注抗生素。常用的有喹诺酮类、头孢菌素类、大环内酯类、β 内酰胺类或磺胺类口服,如左氧氟沙星 0.4g,1 次/天;罗红霉素 0.3g,2 次/天;阿莫西林 2～4g/d,分 2～4 次口服;头孢呋辛 1.0g/d,分 2 次口服;复方磺胺甲噁唑 2 片,2 次/天。能单独应用窄谱抗生素应尽量避免使用广谱抗生素,以免二重感染或产生耐药菌株。

2.祛痰、镇咳

可改善患者症状,迁延期仍应坚持用药。可选用氯化铵合剂 10mL,3 次/天;也可加用溴己新 8～16mg,3 次/天;盐酸氨溴索 30mg,3 次/天。干咳则可选用镇咳药,如右美沙芬、那可丁等。中成药镇咳也有一定效果。对年老体弱无力咳痰者或痰量较多者，更应以祛痰为主，协助排痰，畅通呼吸道。应避免应用强的镇咳药，如可卡因，以免抑制中枢，加重呼吸道阻塞和炎症，导致病情恶化。

3.解痉，平喘

主要用于喘息明显的患者，常选用氨茶碱 0.1g，3 次/天，或用茶碱控释药；也可用特布他林、沙丁胺醇等 β_2 受体激动药加糖皮质激素吸入。

4.气雾疗法

对于痰液黏稠不易咳出的患者，雾化吸入可稀释气管内的分泌物，有利排痰。目前主要用超声雾化吸入，吸入液中可加入抗生素及痰液稀释药。

(二)缓解期治疗

(1)加强锻炼，增强体质，提高免疫功能，加强个人卫生，注意预防呼吸道感染，如感冒流行季节避免到拥挤的公共场所，出门戴口罩等。

(2)避免各种诱发因素的接触和吸入，如戒烟、脱离接触有害气体的工作岗位等。

(3)反复呼吸道感染者可试用免疫调节药或中医中药治疗，如卡介苗、多糖核酸、胸腺素等。

第七节　肺炎球菌肺炎

一、定义

肺炎球菌肺炎是由肺炎链球菌感染引起的急性肺部炎症，为社区获得性肺炎中最常见的细菌性肺炎。起病急骤，临床以高热、寒战、咳嗽、血痰及胸痛为特征，病理为肺叶或肺段的急性表现。近来，因抗生素的广泛应用，典型临床和病理表现已不多见。

二、病因

致病菌为肺炎球菌，革兰阳性菌，有荚膜，复合多聚糖荚膜共有 86 个血清型。成人致病菌多为 1 型、5 型。为口咽部定植菌，不产生毒素(除Ⅱ型)，主要靠荚膜对组织的侵袭作用而引起组织的炎性反应，通常在机体免疫功能低下时致病。冬春季因带菌率较高(40%～70%)为本病多发季节。青壮年男性或老幼多见。长期卧床、心力衰竭、昏迷和手术后等易发生肺炎球菌性肺炎。常见诱因有病毒性上呼吸道感染史或受寒、酗酒、疲劳等。

三、诊断

(一)临床表现

因患者年龄、基础疾病及有无并发症，就诊是否使用过抗生素等影响因素，临床表现差别较大。

1.起病

多急骤，短时寒战继之出现高热，呈稽留热型，肌肉酸痛及全身不适，部分患者体温低于正常。

2.呼吸道症状

起病数小时即可出现,初起为干咳,继之咳嗽,咳黏性痰,典型者痰呈铁锈色,累及胸膜,可有针刺样胸痛,下叶肺炎累及膈胸膜时疼痛可放射至上腹部。

3.其他系统症状

食欲缺乏、恶心、呕吐,以及急腹症消化道症状。老年人精神萎靡、头痛、意识蒙眬等。部分严重感染的患者可发生周围循环衰竭,甚至早期出现休克。

4.体检

急性病容,呼吸急促,体温达 39～40℃,口唇单纯疱疹,可有发绀及巩膜黄染,肺部听诊为实变体征或可听到啰音,累及胸膜时可有胸膜摩擦音甚至胸腔积液体征。

5.并发症及肺外感染表现

①脓胸(5%～10%):治疗过程中又出现体温升高、白细胞计数增高时,要警惕并发脓胸和肺脓肿的可能;②脑膜炎:可出现神经症状或神志改变;③心肌炎或心内膜炎:心率快,出现各种心律失常或心脏杂音,脾大,心力衰竭。

6.败血症或毒血症(15%～75%)

可出现皮肤、黏膜出血点,巩膜黄染。

7.感染性休克

表现为周围循环衰竭,如血压降低、四肢厥冷、心动过速等,个别患者起病既表现为休克而呼吸道症状并不明显。

8.麻痹性肠梗阻

9.罕见 DIC、ARDS

(二)实验室检查

1.血常规

白细胞(10～30)×10⁹/L,中性粒细胞增多 80% 以上,分类核左移并可见中毒颗粒。酒精中毒、免疫力低下及年老体弱者白细胞总数可正常或减少,提示预后较差。

2.病原体检查

①痰涂片及荚膜染色镜检,可见革兰染色阳性双球菌,2～3 次痰检为同一细菌有意义;②痰培养加药物敏感试验可帮助确定菌属,并指导有效抗生素的使用,干咳无痰者可做高渗盐水雾化吸入导痰;③血培养致病菌阳性者可做药物敏感试验;④脓胸者应做胸腔积液菌培养;⑤对重症或疑难病例,有条件时可采用下呼吸道直接采样法做病原学诊断,如防污染毛刷采样(PSB)、防污染支气管-肺泡灌洗(PBAL)、经胸壁穿刺肺吸引(LA)和环甲膜穿刺经气管引(TTA)。

(三)胸部 X 线

(1)早期病变肺段纹理增粗、稍模糊。

(2)典型表现为大叶性、肺段或亚肺段分布的浸润、实变阴影,可见支气管气道征及肋膈角变钝。

(3)病变吸收较快时可出现浓淡不均的假空洞征。

(4)吸收较慢时可出现机化性肺炎。

(5)老年人、婴儿多表现为支气管肺炎。

四、鉴别诊断

(一)干酪样肺炎

常有结核中毒症状,胸部 X 线表现为肺实变、消散慢,病灶多在肺尖或锁骨下、下叶后段或下叶背段,新旧不一,有钙化点、易形成空洞并在肺内播散。痰抗酸菌染色可发现结核菌,PPD 试验常阳性,青霉素 G 治疗无效。

(二)其他病原体所致肺炎

①多为院内感染,金黄色葡萄球菌肺炎和克雷伯杆菌肺炎的病情通常较重;②多有基础疾患;③痰或血的细菌培养阳性可鉴别。

(三)急性肺脓肿

早期临床症状相似,病情进展可出现大量脓臭痰,查痰菌多为金黄色葡萄球菌、克雷伯杆菌、革兰阴性杆菌、厌氧菌等。胸部 X 线可见空洞及液平。

(四)肺癌伴阻塞性肺炎

常有长期吸烟史、刺激性干咳和痰中带血史,无明显急性感染中毒症状;痰脱落细胞可阳性;症状反复出现;可发现肺肿块、肺不张或肿大的肺门淋巴结;胸部 CT 及支气管镜检查可帮助鉴别。

(五)其他

ARDS、肺梗死、放射性肺炎和胸膜炎等。

五、治疗

(一)抗菌药物治疗

首先应给予经验性抗生素治疗,然后根据细菌培养结果进行调整。经治疗不好转者,应再次复查病原学及药物敏感试验进一步调整治疗方案。

1.轻症患者

(1)首选青霉素:青霉素每日 240 万 IU,分 3 次肌内注射。或普鲁卡因青霉素每日 120 万IU,分 2 次肌内注射,疗程 5~7d。

(2)青霉素过敏者:可选用大环内酯类如:红霉素每日 2g,分 4 次口服,或红霉素每日 1.5g分次静脉滴注;或罗红霉素每日 0.3g,分 2 次口服或林可霉素每日 2g,肌内注射或静脉滴注;或克林霉素每日 0.6~1.8g,分 2 次肌内注射,或克林霉素每日 1.8~2.4g分次静脉滴注。

2.较重症患者

青霉素每日 120 万 IU,分 2 次肌内注射,加用丁胺卡那每日 0.4g 分次肌内注射;或红霉素每日 1.0~2.0g,分 2~3 次静脉滴注;或克林霉素每日 0.6~1.8g,分 3~4 次静脉滴注;或头孢塞吩钠(头孢菌素Ⅰ)每日 2~4g,分 3 次静脉注射。

疗程 2 周或体温下降 3d 后改口服。老年人、有基础疾病者可适当延长。8%~15%的青霉素过敏者对头孢菌素类有交叉过敏,应慎用。如为青霉素速发性变态反应则禁用头孢菌素。如青霉素皮试阳性而头孢菌素皮试阴性者可用。

3.重症或有并发症患者(如胸膜炎)

青霉素每日 1000 万 IU~3000 万 IU,分 4 次静脉滴注;头孢唑啉钠(头孢菌素Ⅴ),每日

$2\sim4g$,2 次静脉滴注。

4.极重症者如并发脑膜炎

头孢曲松每日 $1\sim2g$ 分次静脉滴注;碳青霉素烯类如亚胺培南—西司他丁(泰能)每日 $2g$,分次静脉滴注;或万古霉素每日 $1\sim2g$,分次静脉滴注并加用第 3 代头孢菌素;或亚胺培南加第 3 代头孢菌素。

5.耐青霉素肺炎链球菌感染者

近来,耐青霉素肺炎链球菌感染不断增多,通常最小抑制浓度(MIC)$\geq0.1\sim1.0mg/L$ 为中度耐药,MIC$\geq2.0mg/L$ 为高度耐药。临床上可选用以下抗生素:克林霉素每日 $0.6\sim1.8g$ 分次静脉滴注;或万古霉素每日 $1\sim2g$ 分次静脉滴注;或头孢曲松每日 $1\sim2g$ 分次静脉滴注;或头孢噻肟每日 $2\sim6g$ 分次静脉滴注;或氨苄西林/舒巴坦、替卡西林/棒酸、阿莫西林/棒酸。

(二)支持疗法

包括卧床休息、维持液体和电解质平衡等。应根据病情及检查结果决定补液种类。给予足够的热量,以及蛋白和维生素。

(三)对症治疗

胸痛者止痛;刺激性咳嗽可给予可卡因,止咳祛痰可用氯化铵或棕色合剂,痰多者禁用止咳剂;发热物理降温,不用解热药;呼吸困难者鼻导管吸氧。烦躁、谵妄者服用地西泮 $5mg$ 或水合氯醛 $1\sim1.5g$ 灌肠,慎用巴比妥类。鼓肠者给予肛管排气,胃扩张给予胃肠减压。

(四)并发症的处理

1.呼吸衰竭

机械通气、支持治疗(面罩、气管插管、气管切开)。

2.脓胸

穿刺抽液必要时肋间引流。

(五)感染性休克的治疗

1.补充血容量

低分子右旋糖酐和平衡盐液静点,以维持收缩压 $12.0\sim13.3kPa(90\sim100mmHg)$。脉压 $>4.0kPa(30mmHg)$,尿量 $>30mL/h$,中心静脉压 $0.58\sim0.98kPa(4.4\sim7.4mmHg)$。

2.血管活性药物的应用

输液中加入血管活性药物以维持收缩压 $12.0\sim13.3kPa(90\sim100mmHg)$ 以上。为升高血压的同时保证和调节组织血流灌注,近年来主张血管活性药物为主,配合收缩性药物,常用的有多巴胺、间羟胺、去甲肾上腺素和山莨菪碱等。

3.控制感染

及时有效地控制感染是治疗中的关键。要及时选择足量、有效的抗生素静脉并联合给药。

4.糖皮质激素的应用

病情或中毒症状重及上述治疗血压不恢复者,在使用足量抗生素的基础上可给予氢化可的松 $100\sim200mg$ 或地塞米松 $5\sim10mg$ 静脉滴注,病情好转立即停药。

5.纠正水电解质和酸碱平衡紊乱

严密监测血压、心率、中心静脉压、血气、水电解质变化,及时纠正。

6.纠正心力衰竭

严密监测血压、心率、中心静脉压、意识及末梢循环状态,及时给予利尿及强心药物,并改善冠状动脉供血。

第八节　肺炎克雷伯杆菌肺炎

一、概述

肺炎克雷伯杆菌肺炎(旧称肺炎杆菌肺炎)是最早被认识的 G－杆菌肺炎,并且仍居当今社区获得性 G－杆菌肺炎的首位,医院获得性 G－杆菌肺炎的第二或第三位。肺炎克雷伯菌是克雷伯菌属最常见菌种,约占临床分离株的 95%。肺炎克雷伯杆菌又分为肺炎、臭鼻和鼻硬结 3 个亚种,其中又以肺炎克雷伯杆菌肺炎亚种最常见。根据荚膜抗原成分的不同,肺炎克雷伯杆菌分 78 个血清型,引起肺炎者以 1～6 型为多。由于抗生素的广泛应用,20 世纪 80年代以来肺炎克雷伯杆菌耐药率明显增加,特别是它产生超广谱 β-内酰胺酶(ESBL),能水解所有第 3 代头孢菌素和单酰胺类抗生素。目前不少报道中肺炎克雷伯杆菌中产 ESBL 比率高达 30%～40%,并可引起医院感染的暴发和流行,正受到密切关注。该病好发于原有慢性肺部疾病、糖尿病、手术后和酒精中毒者,以中老年为多见。

二、诊断

(一)临床表现

多数患者起病突然,部分患者可有上呼吸道感染的前驱症状。主要症状为寒战、高热、咳嗽、咳痰、胸痛、呼吸困难和全身衰弱。痰色如砖红色,被认为是该病的特征性表现,可惜临床上甚为少见;有的患者咳痰呈铁锈色,或痰带血丝,或伴明显咯血。体检患者呈急性病容,常有呼吸困难和发绀,严重者有全身衰竭、休克和黄疸。肺叶实变期可发生相应实变体征,并常闻及湿啰音。

(二)辅助检查

1.一般实验室检查

周围血白细胞总数和中性粒细胞比例增加,核型左移。若白细胞不高或反见减少,提示预后不良。

2.细菌学检查

经筛选的合格痰标本(鳞状上皮细胞<10 个/低倍视野或白细胞>25 个/低倍视野),或下呼吸道防污染标本培养分离到肺炎克雷伯杆菌,并且达到规定浓度(痰培养菌量≥10^5 cfu/mL、防污染样本毛刷标本菌是≥10^3 cfu/mL),可以确诊。据报道,20%～60% 为病例血培养阳性,更具有诊断价值。

3.影像学检查

X 线征象,包括大叶实变、小叶浸润和脓肿形成。右上叶实变时重而黏稠的炎性渗出物,使叶间裂呈弧形下坠是肺炎克雷伯肺炎有诊断价值的征象,但是并不常见。在慢性肺部疾病和免疫功能受损患者,患该病时大多表现为支气管肺炎。

三、鉴别诊断

该病应与各类肺炎包括肺结核相鉴别,主要依据病原体检查,并结合临床做出判别。

四、治疗

(一)一般治疗

与其他细菌性肺炎治疗相同。

(二)抗菌治疗

轻、中症患者最初经验性抗菌治疗,应选用 β-内酰胺类联合氨基糖苷类抗生素,然后根据药敏试验结果进行调整。若属产 ESBL 菌株,或既往常应用第 3 代头孢菌素治疗,或在 ESBL 流行率高的病区(包括 ICU),或临床重症患者最初经验性治疗应选择碳青霉烯类抗生素(亚胺培南或美罗培南),因为目前仅有该类抗生素对 ESBL 保持高度稳定,没有耐药。哌拉西林/三唑巴坦、头孢吡肟对部分 ESBL 菌株体外有效,还有待积累更多经验。

第九节　葡萄球菌肺炎

一、定义

葡萄球菌肺炎是致病性葡萄球菌引起的急性化脓性肺部炎症,主要为原发性(吸入性)金黄色葡萄球菌肺炎和继发性(血源性)金黄色葡萄球菌肺炎。临床上化脓坏死倾向明显,病情严重,细菌耐药率高,预后多较凶险。

二、易感人群和传播途径

多见于儿童和年老体弱者,尤其是长期应用皮质激素、抗肿瘤药物及其他免疫抑制剂者,慢性消耗性疾病患者,如糖尿病、恶性肿瘤、再生障碍性贫血、严重肝病、急性呼吸道感染和长期应用抗生素的患者。

金黄色葡萄球菌肺炎的传染源主要有葡萄球菌感染病灶,特别是感染医院内耐药菌株的患者,其次为带菌者。主要通过接触和空气传播,医务人员的手、诊疗器械、患者的生物用品及铺床、换被褥都可能是院内交叉感染的主要途径。细菌可以通过呼吸道吸入或血源播散导致肺炎。目前因介入治疗的广泛开展和各种导管的应用,为表皮葡萄球菌的入侵提供了更多的机会,其在院内感染性肺炎中的比例也在提高。

三、病因

葡萄球菌为革兰阳性球菌,兼性厌氧,分为金黄色葡萄球菌、表皮葡萄球菌、腐生葡萄球菌,其中金黄色葡萄球菌致病性最强。血浆凝固酶可以使纤维蛋白原转变成纤维蛋白,后者包绕于菌体表面,从而逃避白细胞的吞噬,与细菌的致病性密切相关。凝固酶阳性的细菌,如金黄色葡萄球菌,凝固酶阴性的细菌,如表皮葡萄球菌、腐生葡萄球菌。但抗甲氧西林金黄色葡萄球菌(MRSA)和抗甲氧西林凝固酶阴性葡萄球菌(MRSCN)的感染日益增多,同时对多种抗生素耐药,包括喹诺酮类、大环内酯类、四环素类、氨基糖苷类等。近年来,国外还出现了耐万古霉素金黄色葡萄球菌(VRSA)的报道。目前 MRSA 分为两类,分别是医院获得性 MRSA(HA－MRSA)和社区获得性 MRSA(CA－MRSA)。

四、诊断

(一)临床表现

(1)多数急性起病,血行播散者常有皮肤疖痈史,皮肤黏膜烧伤、裂伤、破损,一些患者有金黄色葡萄球菌败血症病史,部分患者找不到原发灶。

(2)通常全身中毒症状突出,衰弱、乏力、大汗、全身关节肌肉酸痛、急起高热、寒战、咳嗽、由咳黄脓痰演变为脓血痰或粉红色乳样痰、无臭味儿、胸痛和呼吸困难进行性加重、发绀,重者甚至出现呼吸窘迫及血压下降、少尿等末梢循环衰竭的表现。少部分患者肺炎症状不典型,可亚急性起病。

(3)血行播散引起者早期以中毒性表现为主,呼吸道症状不明显。有时虽无严重的呼吸系统症状和高热,而患者已发生中毒性休克,出现少尿、血压下降。

(4)早期呼吸道体征轻微与其严重的全身中毒症状不相称是其特点之一,不同病情及病期体征不同,典型大片实变少见,如有则病侧呼吸运动减弱,局部叩诊浊音,可闻及管样呼吸音。有时可闻及湿啰音,双侧或单侧。合并脓胸、脓气胸时,视程度不同可有相应的体征。部分患者可有肺外感染灶、皮疹等。

(5)社区获得性肺炎中,若出现以下情况需要高度怀疑 CA-MRSA 的可能:流感样前驱症状;严重的呼吸道症状伴迅速进展的肺炎,并发展为 ARDS;体温超过 39℃;咯血;低血压;白细胞计数降低;X 线显示多叶浸润阴影伴空洞;近期接触 CA-MRSA 的患者;属于 CA-MRSA 寄殖群体;近 6 个月来家庭成员中有皮肤脓肿或疖肿的病史。

(二)实验室及辅助检查

外周血白细胞在 20×10^9/L 左右,可高达 50×10^9/L,重症者白细胞可低于正常。中性粒细胞数增高,有中毒颗粒、核左移现象。血行播散者血培养阳性率可达 50%。原发吸入者阳性率低。痰涂片革兰染色可见大量成堆的葡萄球菌和脓细胞,白细胞内见到球菌有诊断价值。普通痰培养阳性有助于诊断,但有假阳性,通过保护性毛刷采样定量培养,细菌数量＞10^3cfu/mL时几乎没有假阳性。

血清胞壁酸抗体测定对早期诊断有帮助,血清滴度≥1:4 为阳性,特异性较高。

(三)影像学检查

肺浸润、肺脓肿、肺气囊肿和脓胸、脓气胸是金黄色葡萄球菌感染的四大 X 线征象,在不同类型和不同病期以不同的组合表现。早期病变发展,金黄色葡萄球菌最常见的胸片异常是支气管肺炎伴或不伴脓肿形成或胸腔积液。原发性感染者早期胸部 X 线表现为大片絮状、密度不均的阴影,可呈节段或大叶分布,也呈小叶样浸润,病变短期内变化大,可出现空洞或蜂窝状透亮区,或在阴影周围出现大小不等的气肿大疱。血源性感染者的胸部 X 线表现呈两肺多发斑片状或团块状阴影或多发性小液平空洞。

五、鉴别诊断

(一)其他细菌性肺炎

如流感嗜血杆菌、克雷伯杆菌、肺炎链球菌引起的肺炎,典型者可通过发病年龄、起病急缓、痰的颜色、痰涂片、胸部 X 线等检查加以初步鉴别。各型不典型肺炎的临床鉴别较困难，最终的鉴别均需病原学检查。

(二)肺结核

上叶金黄色葡萄球菌肺炎易与肺结核混淆，尤其是干酪性肺炎，也有高热、畏寒、大汗、咳嗽、胸痛，X 线胸片也有相似之处，还应与发生在下叶的不典型肺结核鉴别，通过仔细询问病史及相关的实验室检查大多可以区别，还可以观察治疗反应帮助诊断。

六、治疗

(一)对症治疗

休息、祛痰、吸氧、物理或化学降温、合理饮食、防止脱水和电解质紊乱，保护重要脏器功能。

(二)抗菌治疗

1.经验性治疗

治疗的关键是尽早选用敏感有效的抗生素，防止并发症。可根据金黄色葡萄球菌感染的来源(社区还是医院)和本地区近期药敏资料选择抗生素。社区获得性感染考虑为金黄色葡萄球菌感染，不宜选用青霉素，应选用苯唑西林和头孢唑林等第一代头孢菌素，若效果欠佳，在进一步病原学检查时可换用糖肽类抗生素治疗。怀疑医院获得性金黄色葡萄球菌肺炎，则首选糖肽类抗生素。经验性治疗中，尽可能获得病原学结果，根据药物敏感试验结果修改治疗方案。

2.针对病原菌治疗

治疗应依据痰培养及药物敏感试验结果选择抗生素。对青霉素敏感株，首选大剂量青霉素治疗，过敏者，可选大环内酯类、克林霉素、半合成四环素类、SMZco 或第一代头孢菌素。甲氧西林敏感的产青霉素酶菌仍以耐酶半合成青霉素治疗为主，如甲氧西林、苯唑西林、氯唑西林，也可选头孢菌素(第一代或第二代头孢菌素)。对 MRSA 和 MRSCN 首选糖肽类抗生素：①万古霉素：$1\sim2g/d$，(或去甲万古霉素 $1.6g/d$)，但要将其血药浓度控制在 $20\mu g/mL$ 以下，防止其耳、肾毒性的发生，②替考拉宁：$0.4g$，首 3 剂每 12h1 次，以后维持剂量为 $0.4g/d$，肾功能不全者应调整剂量。疗程不少于 3 周。MRSA、MRSCN 还可选择利奈唑胺，(静脉或口服)一次 600mg，每 12h1 次，疗程 $10\sim14d$。

(三)治疗并发症

如并发脓胸或脓气胸时可行闭式引流，抗感染时间可延至 $8\sim12$ 周。合并脑膜炎时，最好选用脂溶性强的抗生素，如头孢他啶、头孢哌酮、万古霉素及阿米卡星等，疗程要长。

(四)其他治疗

避免应用可导致白细胞减少的药物和糖皮质激素。

七、临床路径

(1)详细询问近期有无皮肤感染、中耳炎、进行介入性检查或治疗，有无慢性肝肾疾病、糖尿病病史，是否接受放化疗或免疫抑制剂治疗。了解起病急缓、痰的性状及演变，有无胸痛、呼吸困难、程度及全身中毒症状，尤应注意高热、全身中毒症状明显与呼吸系统症状不匹配者。

(2)体检要注意生命体征，皮肤黏膜有无感染灶和皮疹，肺部是否有实变体征，还要仔细检查心脏有无新的杂音。

(3)进行必要的辅助检查,包括血常规、血培养(发热时)、痰的涂片和培养(用抗生素之前)、胸部 X 线检查,并动态观察胸部影像学变化,必要时可行支气管镜检查及局部灌洗。

(4)处理:应用有效的抗感染治疗,加强对症支持,防止并积极治疗并发症。

(5)预防:增强体质,防止流感,可进行疫苗注射。彻底治疗皮肤及深部组织的感染,加强年老体弱者的营养支持,隔离患者和易感者,严格抗生素的使用规则,规范院内各项操作及消毒制度,减少交叉感染。

第十节 流感嗜血杆菌肺炎

一、定义

流感嗜血杆菌肺炎是由流感嗜血杆菌引起的肺炎,易发生于 3 岁以下婴幼儿,近年成人发病逐渐增多,发病率仅次于肺炎链球菌肺炎,位居第二位。

二、病因

(1)人群中流感嗜血杆菌的带菌率很高,多寄生于上呼吸道(鼻咽部),为条件致病菌,通常并不致病,在 6 个月至 5 岁的婴幼儿和慢性肺部疾病患者中易诱发肺炎,秋冬季节为发病高峰季节,常发生于上呼吸道感染之后。

(2)流感嗜血杆菌肺炎的传染源为本病患者、恢复期患者及带菌者,主要通过呼吸道在人与人之间进行传播。

三、诊断

流感嗜血杆菌肺炎的临床表现及胸部 X 线征象与其他病原体引起的肺炎相似。因此,本病的诊断主要依据流感嗜血杆菌的分离。

(一)病史

(1)常见有慢性肺部疾病的患者或者有基础免疫缺陷的患者。

(2)有上呼吸道感染史。

(二)临床表现

(1)起病前多有上呼吸道感染,有高热、咳嗽、咳脓痰,伴气急、胸痛,偶有肌肉疼痛、关节痛。原有慢性阻塞性肺疾病的患者通常起病较为缓慢,表现为咳嗽、咳痰加重,可出现呼吸困难和发绀。严重患者有呼吸衰竭的临床表现。在免疫功能低下患者多数起病急,临床表现与肺炎链球菌肺炎相似。但本病并发脓胸较肺炎链球菌肺炎多见。75%可出现胸腔积液,少数患者并发脑膜炎、败血症。

(2)体征与一般肺炎相似,有实变时可有轻度叩诊浊音,听诊呼吸音减低,可闻及支气管呼吸音、散在或局限的干湿啰音,偶有胸膜摩擦音。

(3)胸部 X 线检查:3/4 的患者可呈斑片状支气管肺炎表现,1/4 的患者显示肺段或肺叶实变,很少形成脓肿,但可伴有类肺炎样胸腔积液,肺炎吸收后形成肺气囊。

(三)实验室检查

1.血液检查

白细胞计数总数大多增高,重症患者白细胞计数可减低。

2.病原学检查

用痰液或胸腔积液做细菌培养,分离出流感嗜血杆菌可确诊。近年来,应用DNA探针与外膜蛋白特异性单克隆抗体技术检测流感嗜血杆菌,阳性率与特异性均较高。

四、鉴别诊断

(一)肺炎链球菌肺炎

(1)起病急骤,寒战、高热咳嗽、咳铁锈色痰。

(2)胸部X线表现大叶性,肺段或亚段分布的均匀密度增高阴影。

(3)病原菌检查:痰直接涂片染色,发现典型的革兰染色阳性、带荚膜的双球菌即可初步诊断。痰培养分离出典型的菌落是确诊的主要依据。

(二)军团菌肺炎

(1)典型症状:高热、相对缓脉、肌肉痛、乏力。

(2)肺外表现:恶心、呕吐、腹痛、腹泻、头痛、嗜睡等神经系统症状及肾功能损害。

(3)胸部X线表现肺外周的斑片状实质浸润阴影,可多叶受累,少数可有空洞形成。

(4)实验室检查:低钠血症,可有血肌酐、转氨酶及乳酸脱氢酶升高。

(5)抗体测定:血清军团菌抗体滴度升高达4倍或4倍以上。

(6)病原菌检查:痰培养,分离出军团杆菌,对本病诊断有决定意义。

五、治疗

(一)抗生素治疗

1.首选头孢噻肟、头孢曲松或其他第二、三代头孢菌素。

2.次选大环内酯类、环丙沙星、氧氟沙星、左氧氟沙星、亚胺培南或美罗培南。

3.对青霉素一般不敏感,非产β-内酰胺酶者经典用药为氨苄西林6～12g/d,分2～3次静脉滴注;或用阿莫西林1.5～3g,分3次静脉滴注。

4.β-内酰胺类药物与β内酰胺酶抑制剂的复合制剂,如替卡西林-克拉维酸复合制剂(每次3.2g,每日3～4次静脉滴注),对β-内酰胺酶稳定,目前可作为优先选用的药物。

(二)对症治疗

严重患者应卧床休息,高热者给予退热治疗,气急者给予吸氧,加强营养,维持水电解质平衡。

第十一节　铜绿假单胞菌肺炎

铜绿假单胞菌是自然界普遍存在的革兰阴性需氧菌,分布广泛,几乎在任何有水的环境中均可生长,包括土壤、水的表面、植物、食物等。铜绿假单胞菌无芽孢,菌体一端单毛或多毛,有动力,能产生蓝绿色水溶性色素而形成绿色脓液。通过黏附和定植于宿主细胞,局部侵入及全身扩散而感染机体。其感染途径为皮肤、消化道、呼吸道、泌尿生殖道骨关节、各种检查等。

一、易感因素

由于铜绿假单胞菌是人体的正常菌群之一,很少引起健康人的感染,而多发生于有基础疾病的患儿,包括严重心肺疾病、早产儿、烧伤、中性粒细胞缺乏、原发性免疫缺陷病、支气管扩张症、恶性肿瘤等。接受免疫抑制和长期(7d 以上)广谱抗生素治疗、外科手术和机械通气后的儿童患铜绿假单胞杆菌肺炎的概率增加。故铜绿假单胞菌是院内获得性感染的重要病原菌。

最近的研究表明,在院内获得性肺炎中铜绿假单胞菌占 21%,是继金黄色葡萄球菌之后的第 2 位常见病原菌。沙特阿拉伯在 PICU 的一项研究表明,呼吸机相关肺炎中铜绿假单胞菌感染占 56.8%。虽然铜绿假单胞菌是院内获得性感染的常见病原菌,但 1.5%~5% 的社区获得性肺炎是由铜绿假单胞菌感染引起的。

二、发病机制

铜绿假单胞菌的主要致病物质为铜绿假单胞菌外毒素 A(PEA)及内毒素,后者包括脂多糖及原内毒素蛋白(OEP),OEP 具有神经毒作用。PEA 对巨噬细胞吞噬功能有抑制作用。铜绿假单胞菌肺炎的发病机制较复杂,引起感染的原因包括微生物及宿主两方面。而宿主的局部和全身免疫功能低下为主要因素。当人体细胞损伤或出现病毒感染时有利于铜绿假单胞菌的黏附。感染的严重程度依赖于细菌致病因子和宿主的反应。铜绿假单胞菌可以仅仅是定植,存在于糖类的生物被膜中,偶尔有少数具有免疫刺激作用的基因表达。但也可以出现侵袭性感染,附着并损害上皮细胞,注射毒素,快速触发编程性细胞死亡和上皮细胞的完整性。上皮细胞在防御铜绿假单胞菌感染中起重要作用,中性粒细胞是清除细菌的主要吞噬细胞,肺泡巨噬细胞通过激活细胞表面受体产生细胞因子而参与宿主的炎症应答。许多细胞因子在铜绿假单胞菌感染宿主的免疫应答中起重要作用,包括 TNF-α、IL-4 和 IL-10。

由于抗生素的广泛应用可以引起铜绿假单胞菌定植,由于机械通气、肿瘤、前驱病毒感染,使患者气道受损,引起定植在气道的铜绿假单胞菌感染,出现肺炎、脓毒症甚至死亡。囊性纤维化(CF)患者存在气道上皮和黏液下腺跨膜传导调节蛋白功能缺陷,因此,CF 患者对铜绿假单胞菌易感,而且可以引起逐渐加重的肺部疾病。美国对 CF 患者的研究数据表明 58.7% 的患者存在铜绿假单胞菌感染。反复铜绿假单胞菌感染引起的慢性气道炎症是 CF 患者死亡的主要原因。在一项对儿童 CF 患者的纵列研究中表明,到 3 岁时 97% 的 CF 儿童气道存在铜绿假单胞菌定植。接受免疫抑制剂治疗,中性粒细胞缺乏和 HIV 患者,由于丧失黏膜屏障、减少细菌的清除而感染。当健康人暴露于严重污染的烟雾、水源时也可以感染,引起重症社区获得性肺炎。

三、病理

一些动物实验的研究表明,铜绿假单胞菌感染的家兔肺部早期病理改变为出血、渗出、中性粒细胞浸润、肺小脓肿形成等急性炎症反应。随着细菌反复吸入,逐渐出现较多的慢性炎症及在慢性炎症基础上急性发作的病理改变,如细支气管纤毛倒伏、部分脱落,管腔有脓栓形成,肺泡间隔增宽,以单核细胞浸润和淋巴细胞为主。当停止吸入菌液后,这种慢性炎症改变持续存在,长时间不消失。

四、临床表现

铜绿假单胞杆菌肺炎是一种坏死性支气管肺炎。表现为寒战、中等度发热,早晨比下午高,感染中毒症状重、咳嗽、胸痛、呼吸困难和发绀;咳出大量绿色脓痰,可有咯血;脉搏与体温相对缓慢;肺部无明显大片实变的体征,有弥散性细湿啰音及喘鸣音;如合并胸腔积液可出现病变侧肺部叩浊音,呼吸音减低或出现胸膜摩擦音;可有低血压、意识障碍、多系统损害表现,出现黄疸性深脓疱病、败血症、感染中毒性休克、DIC。一半患者有吸入病史。

在北京儿童医院收治的铜绿假单胞菌肺炎患儿中部分是社区获得性感染,往往为败血症的一部分。部分患儿存在基础疾病。是否存在感染性休克与肺出血对预测铜绿假单胞菌感染的预后至关重要。根据北京儿童医院对 8 例社区获得性铜绿假单胞菌败血症的研究发现,5例死亡患儿均死于感染性休克,或合并肺出血。

五、实验室检查

多数患者白细胞轻至中度增高,但 1/3 的患者白细胞计数可减少,并可见贫血、血小板计数减少及黄疸。根据北京儿童医院临床观察铜绿假单胞菌感染患儿外周血白细胞最高可达 $71.9 \times 10^9/L$,最低 $1.0 \times 10^9/L$,血小板最低 $24 \times 10^9/L$,CRP 显著增高,大部分患儿＞100mg/L;痰或胸腔积液中可找到大量革兰阴性杆菌,培养阳性。部分患儿血培养阳性。

六、影像学表现

胸部 X 线和 CT:可见结节状浸润阴影及许多细小脓肿,后可融合成大脓肿;一侧或双侧出现,但以双侧或多叶病变为多,多伴有胸腔积液或脓胸。

Winer-Muram 等对呼吸机相关铜绿假单胞菌肺炎的影像学研究显示:83％有肺内局限性透光度降低,多为多部位或双侧弥散性病变;89.7％有胸腔积液,其中约 1/4 为脓胸;10.3％出现肺气肿;23％患者出现空洞,可单发或多发,可以是薄壁空洞或厚壁空洞,以大空洞(直径＞3cm)多见。Shah 等对铜绿假单胞菌肺炎的胸部 CT 研究显示:肺内实变见于所有患者,82％为多叶病变或上叶病变;50％为结节状病变,32％呈小叶中心芽孢状分布,18％为随机分布的大结节;31％可见磨玻璃样改变,57％为支气管周围渗出病变,46％双侧,18％单侧胸腔积液,29％为坏死病变。

七、鉴别诊断

(1)其他细菌性肺炎:临床和影像学表现与其他细菌性肺炎相似。但如果在高危人群中出现上述表现,应考虑到铜绿假单胞菌肺炎,确诊需要依靠痰、胸腔积液或血培养。

(2)小叶性干酪性肺炎。

八、治疗

提倡早期、及时应用敏感抗生素联合治疗,保护重要脏器功能和加强支持治疗。

美国胸科学会(ATS)推荐对于有铜绿假单胞菌感染可能的患者使用:氨基糖苷类(阿米卡星、庆大霉素或妥布霉素)或氟喹诺酮类(环丙沙星或左氧氟沙星),联合以下药物中的一种:抗假单胞菌的头孢菌素(头孢吡肟或头孢他啶)或抗假单胞菌的碳青霉烯类(亚胺培南或美罗培南)或 β-内酰胺类加酶抑制剂(哌拉西林/他唑巴坦),作为经验性治疗的抗生素选择。但由于喹诺酮类和氨基糖苷类抗生素不良反应严重或可以引起未成熟动物的软骨发育不良,在儿童患者中慎用或禁用。

由于铜绿假单胞菌在自然界普遍存在,具有天然和获得性耐药性,目前耐药菌株有随抗生素使用频率的增加而逐年增多的趋势,存在较严重的交叉耐药现象,因此常给治疗带来困难。有研究表明静脉使用多黏菌素 E 治疗多重耐药铜绿假单胞菌感染效果良好(有效率 61%)。对铜绿假单胞菌无抗菌活性的罗红霉素与 β-内酰胺类药物联合治疗后疗效明显增强。阿奇霉素也可以在治疗铜绿假单胞菌生物被膜感染中对亚胺培南起到协同作用。

在成人患者中有雾化吸入妥布霉素和多黏菌素 E 预防和治疗多重耐药铜绿假单胞菌感染的研究,但缺乏儿童中安全性和有效性的研究。

对铜绿假单胞菌感染的免疫治疗越来越被重视,静脉注射丙种球蛋白可提高重症患者的治愈率。

九、预后

本病的预后与机体的免疫状态、是否存在基础疾病、细菌的接种量、对抗生素的敏感性及是否早期使用有效抗生素治疗有关。社区获得性铜绿假单胞菌肺炎病死率相对较低,约为 8%,院内获得性感染病死率较高,铜绿假单胞菌引起的呼吸机相关肺炎的病死率高达 50%～70%。免疫缺陷患者中铜绿假单胞菌肺炎的病死率高达 40%。

第十二节　军团菌肺炎

一、定义

军团菌肺炎是由革兰染色阴性的嗜肺军团杆菌引起的一种以肺炎为主的全身感染性疾病,是军团菌病(LD)的一种临床类型。

二、病因

军团菌是一种无荚膜、不产气,对热耐力强的胞内寄生革兰阴性杆菌,广泛存在于人工和天然水环境中。菌株有 50 个种、70 个血清型,其中 50% 对人有致病性。其中 90% 军团菌肺炎由嗜肺军团杆菌引起。嗜肺军团菌包括 16 个血清型,其中血清 I 型是引起军团菌肺炎最常见的致病菌。

三、流行病学

在蒸馏水,河水和自来水的存活时间分别为 3～12 个月、3 个月和 1 年。静止水源或沉积物浓度高的水源为军团菌生长繁殖的理想场地。可经供水系统、空调或雾化吸入进入呼吸道引起感染。易感人群包括:年老体弱,慢性心、肺、肾病,糖尿病,恶性肿瘤,血液病,艾滋病或接受免疫抑制剂治疗者。军团菌流行高峰为每年夏秋,全年均可发病,传染途径有两种:呼吸道吸入,以及误饮含军团菌的水。潜伏期为 2～10d。军团菌肺炎的危险因素包括:近期旅游,接触不洁水流,肝肾衰竭,糖尿病,恶性肿瘤,其他的有高龄、免疫功能下降,特别是 AIDS、血液系统肿瘤,以及终末期肾脏病患者中发病率明显增高。

四、发病机制、病理

军团菌进入呼吸道后可被单核细胞吞噬,在细胞内增生逃脱宿主免疫。军团菌与宿主的相互作用结果决定是否致病。病理改变为急性纤维蛋白化脓性肺炎。病变多实变或呈小叶分布,严重者形成小脓肿。显微镜下可见肺泡上皮,内皮弥散急性损伤,透明膜形成。病灶内可见中性粒细胞、巨噬细胞、红细胞和纤维素样渗出。直接免疫荧光或银染可见军团菌,病变可侵犯血管和淋巴管。肺外病变可见间质性肾炎、血管炎,心肌炎、化脓性心包炎、肌溶解等。

五、临床表现

临床表现差异很大,可无症状至多器官损伤。潜伏期 2～10d。典型患者常为亚急性起病,发热(＞39℃,弛张热)畏寒,寒战、头痛、无力,肌肉疼痛。

(一)肺部表现

90％的患者有咳嗽,非刺激性干咳,可有少量非脓性痰;40％的患者胸痛,多呈胸膜样胸痛,较为剧烈;17％的患者可出现咯血,痰中带血丝为主;94％的患者有不同程度的呼吸困难。

(二)肺外表现

1.神经系统

其发生率为 50％,常见神经状态改变,意识模糊、额部头痛、嗜睡、定向力障碍,偶见谵妄。神经系统异常严重程度与发热、低氧、代谢紊乱无明显相关性。脑脊液检查多正常,可有淋巴细胞或蛋白轻度增高。脑电图可呈典型弥散慢波,偶见颈项强直。

2.消化系统

多在病初发生,25％有恶心、呕吐,30％有腹泻或稀便。多为糊状或水样便,无脓血和黏液便。可有肝功能异常。肝大、腹膜炎、胰腺炎、直肠周围脓肿等和阑尾脓肿罕见。

3.肾脏

25％～30％的患者可出现镜下血尿和蛋白尿,极少数可偶见肌红蛋白尿,急性间质性肾炎、肾盂肾炎、肾脓肿、肾小球肾炎,近 10％可发生急性肾衰竭。

4.心脏、血液系统

可出现相对缓脉,偶可出现心肌炎、心包炎,以及白细胞和血小板计数减少。

(三)体征

查体可见呼吸加快,相对性缓脉,可出现低血压。肺部听诊可闻及湿啰音,部分可闻及哮鸣音;随着疾病的进展出现肺部实变体征;1/3 的患者有少量胸腔积液。严重患者有明显呼吸困难和发绀。

(四)肺外表现

军团菌病常有明显的肺外症状。早期出现的消化道症状,约半数有腹痛、呕吐、腹泻,多为水样便,无脓血便。神经症状也较常见,如焦虑、神志迟钝、谵妄。患者可有肌肉疼痛及关节疼痛。部分患者有心包炎,心肌炎和心内膜炎,偶可合并急性肾衰竭,休克和 DIC。

六、实验室检查

(一)非特异性检查

白细胞中度升高,血沉增快,低钠血症常见,可有碱性磷酸酶升高、高氮质血症;部分重症患者有肝功能和肾功能损害的表现,出现蛋白尿、显微镜下血尿或转氨酶异常。

(二)胸部 X 线

无特异性,常表现为进展迅速的非对称,边缘不清的肺实质性浸润阴影。呈肺叶或肺段分布,下叶多见,部分患者出现心包积液、胸腔积液,免疫低下人群可出现空洞,甚至肺脓肿。胸部病灶吸收缓慢,可达 1～2 个月,有时临床治疗有效的情况下胸部 X 线仍然呈进展表现。

(三)特异性检查

1.分离和培养

痰液、血液、胸腔积液、气管抽取物、肺活检材料均可作为军团菌培养标本。军团菌在普通培养基上不能生长。需要在活性炭酵母浸液琼脂(BCYE)在 2.5%～5% CO_2 环境下培养 1 周。大多数嗜肺军团菌出现阳性结果需 3～7d,非嗜肺军团菌阳性需要 10d 以上。培养是军团菌诊断的"金标准"。敏感性可达 60%,特异性可达 100%。

2.直接免疫荧光抗体(DFA)

敏感性为 50%～70%,特异性为 96%～99%。该方法与其他细菌包括脆弱杆菌、假单胞菌、产黄杆菌属等有交叉反应。

3.尿抗原测定

尿抗原主要检测的抗原是军团菌细胞壁脂多糖成分。具有热稳定性及抗胰蛋白酶活性。最早可在出现症状后 1d 内检测到,可持续到有效抗生素治疗后数天或数周。尿抗原敏感性与疾病严重程度相关。因采用的俘获抗体是嗜肺军团菌血清 Ⅰ 型特异的,因此对于检测 Ⅰ 型军团菌的敏感性为 70%～100%,特异性接近 100%。对于非 Ⅰ 型军团菌阳性率较低,为 14%～69%。

4.血清抗体测定

特异性 IgM 抗体在感染后 1 周左右出现。IgG 在发病 2 周开始升高,1 个月左右达峰。①间接免疫荧光试验(IFA):双份血清测定,急性期与恢复期血清抗体滴度呈 4 倍或 4 倍以上增高,且效价≥1:128,可作为军团菌诊断依据;单份血清测定:抗体滴度≥1:256,提示军团菌感染。②微量凝集试验(MAA)与试管凝集试验(TAT):军团菌全菌为抗原,检测患者血中抗体。起病 4 周和 8 周分别采血 1 次,抗体滴度 4 倍以上升高为阳性。③酶联免疫吸附试验(ELISA):常用于流行病学调查。

七、诊断

军团菌肺炎的诊断应结合患者状况综合判断。典型病例有持续高热,寒战、刺激性干咳、胸痛、相对缓脉。胸部 X 线片表现为下肺为主的非对称性浸润影。病程早期出现腹泻、ALT升高、低磷血症,尿蛋白阳性、少量红细胞,提示军团菌肺炎的诊断。

诊断标准:①临床表现有发热、寒战、咳嗽、胸痛症状;②胸部 X 线具有浸润性阴影伴胸腔积液;③呼吸道分泌物,痰、血液,胸腔积液 BCYE 培养基上有军团菌生长;④呼吸道分泌物荧光抗体检查军团菌抗体阳性;⑤血间接免疫荧光法检查急性期和恢复期两次军团菌抗体 4 倍或 4 倍以上增高;⑥尿 Ⅰ 型军团菌抗原阳性。凡是具有 1～2 条加 3～6 条任何一项可诊断。

八、鉴别诊断

(一)肺炎支原体肺炎

儿童及青年人居多,冷凝集试验阳性。血清支原体 IgM 抗体阳性。

(二)肺炎球菌肺炎

冬季与初春季发病,不引起原发组织坏死或形成空洞,早期抗生素治疗效果好。

(三)肺部真菌感染

特有生态史,如潮湿发霉环境。广泛使用抗生素,糖皮质激素、细胞毒性药物,痰、咽拭子,胸腔积液涂片发现真菌菌丝或孢子,培养有真菌生长。

(四)病毒性肺炎

冬季多见,前驱症状如上呼吸道感染,皮疹。白细胞降低多见,特定病毒抗体有助于诊断,抗生素治疗无效。

九、治疗

(一)针对军团菌治疗

首选大环内酯类抗生素和喹诺酮类。疗程依据临床表现不同而有所不同,大多数患者为7～14d,对于有肺脓肿、脓胸和肺外感染的患者需要适当延长疗程至3周以上。对于合并细菌感染的患者可同时应用覆盖球菌的药物并根据病原学调整用药。

(二)对症支持治疗

止咳、化痰,退热、纠正水电解质紊乱等对症治疗。

十、预后

对于呼吸衰竭,需要气管插管及高龄、合并恶性肿瘤、合并其他细菌感染的患者预后差。肾脏受累患者预后更差。

第十三节　病毒性肺炎

病毒性肺炎是由不同种类病毒侵犯肺脏引起的肺部炎症,通常是由上呼吸道病毒感染向下呼吸道蔓延所致。临床主要表现为发热、头痛、全身酸痛、干咳等。本病一年四季均可发生,但冬春季更为多见。肺炎的发生除与病毒的毒力,感染途径及感染数量有关外,还与宿主年龄、呼吸道局部和全身免疫功能状态有关。通常小儿发病率高于成人,婴幼儿发病率高于年长儿童。据报道在非细菌性肺炎中病毒性肺炎占 25%～50%,婴幼儿肺炎中约 60% 为病毒性肺炎。

一、流行病学

罹患各种病毒感染的患者为主要传染源,通常以空气飞沫传播为主,患者和隐性感染者说话、咳嗽、打喷嚏时可将病毒播散到空气中,易感者吸入后即可被感染。其次,通过被污染的食具,玩具及与患者直接接触也可引起传播。粪-口传播仅见于肠道病毒。此外,也可以通过输血和器官移植途径传播,在新生儿和婴幼儿中母婴间的垂直传播也是一条重要途径。

病毒性肺炎以婴幼儿和老年人多见,流感病毒性肺炎则好发于原有心肺疾病和慢性消耗性疾病患者。某些免疫功能低下者,如艾滋病患者、器官移植者,肿瘤患者接受大剂量免疫抑制剂,细胞毒性药物及放射治疗时,病毒性肺炎的发生率明显升高。据报道,骨髓移植患者中约 50％可发生弥散性间质性肺炎,其中约半数为巨细胞病毒(CMV)所致。肾移植患者中约 30％发生 CMV 感染,其中 40％为 CMV 肺炎。

病毒性肺炎一年四季均可发生,但以冬春季节为多,流行方式多表现为散发或暴发。一般认为,在引起肺炎的病毒中以流感病毒最多见。根据近年来我国北京、上海、广州、河北、新疆等地区病原学监测,小儿下呼吸道感染中腺病毒和呼吸道合胞病毒引起者分别占第 1、2 位。北方地区发病率普遍高于南方,病情也比较严重。此外,近年来随着器官移植的广泛开展,CMV 肺炎的发生率有明显增高趋势。

二、病因

(一)流感病毒

流感病毒属正黏液病毒科,系单股 RNA 类病毒,有甲、乙、丙 3 型,流感病毒性肺炎多由甲型流感病毒引起,由乙型和丙型引起者较少。甲型流感病毒抗原变异比较常见,主要是血凝素和神经氨酸酶的变异。当抗原转变产生新的亚型时可引起大流行。

(二)腺病毒

腺病毒为无包膜的双链 DNA 病毒,主要在细胞核内繁殖,耐湿、耐酸、耐脂溶剂能力较强。现已分离出 41 个与人类有关的血清型,其中容易引起肺炎的有 3、4、7、11、14 和 21 型。我国以 3、7 型最为多见。

(三)呼吸道合胞病毒(RSV)

RSV 系具有包膜的单股 RNA 病毒,属副黏液病毒科肺病毒属,仅 1 个血清型。RSV 极不稳定,室温中两天内效价下降 100 倍,为下呼吸道感染的重要病原体。

(四)副流感病毒

副流感病毒属副黏液病毒科,与流感病毒一样表面有血凝素和神经氨酸酶。与人类相关的副流感病毒分为 1、2、3、4 四型,其中又分为 A、B 两个亚型。在原代猴肾细胞或原代人胚肾细胞培养中可分离出本病毒。近年来,在我国北京和南方一些地区调查结果表明引起婴幼儿病毒性肺炎的病原体排序中副流感病毒仅次于合胞病毒和腺病毒,居第 3 位。

(五)麻疹病毒

麻疹病毒属副黏液病毒科,仅有 1 个血清型。电镜下呈球形或多形性。外壳小突起中含血凝素,但无神经氨酸酶,故与其他副黏液病毒不同。该病毒在人胚和猴肾细胞中培养 5～10d 后可出现多核巨细胞和核内包涵体。本病毒经上呼吸道和眼结膜侵入人体引起麻疹。肺炎是麻疹最常见的并发症,也是引起麻疹患儿死亡的主要原因。

(六)水痘带状疱疹病毒(VZV)

VZV 为双链 DNA 病毒,属疱疹病毒科,仅对人有传染性。其在外界环境中生存力很弱,可被乙醚灭活。该病毒在被感染的细胞核内增生,存在于患者疱疹的疱浆、血液及口腔分泌物中。接种人胚羊膜等组织内可产生特异性细胞病变,在细胞核内形成包涵体。成人水痘患者发生水痘肺炎的较多。

(七)鼻病毒

鼻病毒属微小核糖核酸病毒群,为无包膜单股 RNA 病毒,已发现 100 多个血清型。鼻病毒是人类普通感冒的主要病原,也可引起下呼吸道感染。

(八)巨细胞病毒(CMV)

CMV 属疱疹病毒科,系在宿主细胞核内复制的 DNA 病毒。CMV 具有很强的种族特异性。人的 CMV 只感染人。CMV 通常是条件致病源。除可引起肺炎外,还可引起全身其他脏器感染。

此外,EB 病毒、冠状病毒及柯萨奇病毒、埃可病毒等也可引起肺炎,只是较少见。

三、发病机制与病理

病毒性肺炎通常是上呼吸道病毒感染向下蔓延累及肺脏的结果。正常人群感染病毒后不一定发生肺炎,只有在呼吸道局部或全身免疫功能低下时才会发病。上呼吸道发生病毒感染时常损伤上呼吸道黏膜,屏障和防御功能下降,造成下呼吸道感染,甚至引起细菌性肺炎。

单纯病毒性肺炎的主要病理改变为细支气管及其周围炎症和间质性肺炎。细支气管病变包括上皮破坏、黏膜下水肿,管壁和管周可见以淋巴细胞为主的炎性细胞浸润,在肺泡壁和肺泡间隔的结缔组织中有单核细胞浸润,肺泡水肿,被覆着含有蛋白和纤维蛋白的透明膜,使肺泡内气体弥散距离增大。严重时出现以细支气管为中心的肺泡组织片状坏死,在坏死组织周边可见包涵体。在由合胞病毒、麻疹病毒、CMV 引起的肺炎患者的肺泡腔内还可见到散在的多核巨细胞。腺病毒性肺炎患者常可出现肺实变,以左下叶最多见,实质以外的肺组织可有明显过度充气。

继发细菌性肺炎时肺泡腔可见大量的以中性粒细胞为主的炎性细胞浸润。严重者可形成小脓肿,或形成纤维条索性,化脓性胸膜炎及广泛性出血。

四、临床表现

病毒性肺炎通常起病缓慢,绝大部分患者开始时均有咽干、咽痛,其后有打喷嚏、鼻塞、流涕、发热,头痛、食欲减退、全身酸痛等上呼吸道感染症状,病变进一步向下发展,累及肺脏,发生肺炎时则表现为咳嗽,多为阵发性干咳,并有气急、胸痛、持续高热。此时体征尚不明显,有时可在下肺区闻及细湿啰音。病程多为 2 周左右,病情较轻。婴幼儿及免疫缺陷者罹患病毒性肺炎时病情多比较严重,除肺炎的一般表现外,还多有持续高热,剧烈咳嗽、血痰、气促、呼吸困难、发绀、心悸等。体检可见三凹征和鼻翼翕动。在肺部可闻及广泛的干、湿啰音和哮鸣音,也可出现急性呼吸窘迫综合征(ARDS)、心力衰竭、急性肾衰竭、休克。胸部 X 线检查主要为间质性肺炎,两肺呈网状阴影,肺纹理增粗、模糊。严重者两肺中下野可见弥散性结节性浸润,但大叶性实变少见。胸部 X 线改变多在 2 周后逐渐消退,有时可遗留散在的结节状钙化影。

流感病毒性肺炎多见于流感流行时,慢性心肺疾病患者及孕妇为易感人群。起病前流感症状明显,多有高热、呼吸道症状突出,病情多比较严重,病程达 3~4 周,病死率较高。腺病毒感染所致肺炎表现为突然高热,体温达 39~40℃,呈稽留热,热程较长。约半数以上患者出现呕吐、腹胀、腹泻,可能与腺病毒在肠道内繁殖有关。合胞病毒性肺炎绝大部分为 2 岁以内儿童,多有一过性高热,喘憋症状明显。麻疹病毒性肺炎为麻疹并发症,起病初期多有上呼吸道感染症状,典型者表现为起病 2~3d 后,首先在口腔黏膜出现麻疹斑,1~2d 后从耳后发际开始出皮疹,以后迅速扩展到颜面、颈部、躯干、四肢。麻疹肺炎可发生于麻疹的各个病期,但以出疹后一周内最多见。因此,在患儿发疹期,尤其是疹后期发热持续不退,或退热后又发热,同时呼吸道症状加重,肺部出现干、湿啰音,提示继发肺炎。水痘是由水痘带状疱疹病毒引起的一种以全身皮肤水疱疹为主要表现的急性传染病。成人水痘并发肺炎较为常见。原有慢性疾病和(或)免疫功能低下者水痘并发肺炎的机会多。水痘肺炎多发生于水痘出疹后 1~6d,高热、咳嗽、血痰,两肺可闻及湿啰音和哮鸣音,很少有肺实变。

五、实验室检查

(一)血液及痰液检查

病毒性肺炎患者白细胞总数一般多正常,也可降低,血沉往往正常。继发细菌感染时白细胞总数增多和中性粒细胞增高。痰涂片所见的白细胞以单核细胞为主,痰培养多无致病细菌生长。

(二)病原学检查

1.病毒分离

由于合胞病毒、流感病毒、单纯疱疹病毒等对外界温度特别敏感,故发病后应尽早用鼻咽拭子取材,或收集鼻咽部冲洗液、下呼吸道分泌物,取材后放置冰壶内尽快送到实验室。如有可能,最好床边接种标本,通过鸡胚接种、人胚气管培养等方法分离病毒。上述方法可靠、重复性好、特异性强,但操作烦琐、费时,对急性期诊断意义不大。但对流行病学具有重要作用。

2.血清学检查

血清学诊断技术包括补体结合试验、中和试验和血凝抑制试验等。比较急性期和恢复期双份血清抗体滴度,效价升高 4 倍或 4 倍以上即可确诊。本法主要为回顾性诊断,不适合早期诊断。采用急性期单份血清检测合胞病毒、副流感病毒的特异性 IgM 抗体,其敏感性和特异性比较高,可作为早期诊断指标。

3.特异性快速诊断

(1)电镜技术:用于合胞病毒、副流感病毒、单纯疱疹病毒及腺病毒之诊断。由于检查耗时、技术复杂、费用昂贵,难以推广使用。

(2)免疫荧光技术:其敏感性和特异性均与组织培养相近。其合胞病毒抗原检测的诊断准确率达 70%~98.9%,具有快速、简便、敏感、特异性高等特点。

(3)酶联免疫吸附试验及酶标组化法:广泛用于检测呼吸道病毒抗原,既快速又简便。

4.包涵体检测

CMV 感染时可在呼吸道分泌物,包括支气管肺泡灌洗液和经支气管肺活检标本中发现嗜酸粒细胞核内和胞质内含包涵体的巨细胞,可确诊。

六、诊断

病毒性肺炎诊断的主要依据是其临床表现及相关实验室检查。由于各型病毒性肺炎缺乏明显的特征,因而最后确诊往往需要凭借病原学检查结果。当然,某些病毒原发感染的典型表现,如麻疹早期颊黏膜上的麻疹斑、水痘时的典型皮疹,均可为诊断提供重要依据。

七、鉴别诊断

主要需与细菌性肺炎进行鉴别。病毒性肺炎多见于小儿,常有流行,发病前多有上呼吸道感染和全身不适等前驱表现,外周血白细胞总数正常或偏低,分类中性粒细胞不高。而细菌性肺炎以成人多见,无流行性,白细胞总数及中性粒细胞明显增高。X 线检查时病毒性肺炎以间质性肺炎为主,肺纹理增粗,而细菌性肺炎多以某一肺叶或肺段病变为主,显示密度均匀的片状阴影。中性粒细胞碱性磷酸酶试验、四唑氮盐还原试验、C反应蛋白水平测定,以及疫苗培养和病毒学检查均有助于两种肺炎的鉴别。需要注意的是,呼吸道病毒感染基础上容易继发肺部细菌感染,其中以肺炎链球菌、金黄色葡萄球菌、流感嗜血杆菌及溶血性链球菌为多见,通常多发生于原有病毒感染热退1～4d后患者再度畏寒,发热,呼吸道症状加剧,咳嗽、咳黄痰、全身中毒症状明显。

此外,病毒性肺炎尚需与病毒性上呼吸道感染、急性支气管炎、支原体肺炎、衣原体肺炎和某些传染病的早期进行鉴别。

八、治疗

目前缺少特效抗病毒药物,因而仍以对症治疗为主。

(一)一般治疗

退热、止咳、祛痰、维持呼吸道通畅、给氧,纠正水和电解质、酸碱失衡。

(二)抗病毒药物

金刚烷胺,成人0.1g,每日2次;小儿酌减,连服3～5d。早期应用对防治甲型流感有一定效果。利巴韦林对合胞病毒,腺病毒及流感病毒性肺炎均有一定疗效,每日用量为10mg/kg,口服或肌内注射。近来提倡气道内给药。年龄<2岁者每次10mg,2岁以上的每次20～30mg,溶于30mL蒸馏水内雾化吸入,每日2次,连续5～7d。由CMV、疱疹病毒引起的肺炎患者可用阿昔洛韦、阿糖腺苷等治疗。

(三)中草药

板蓝根、黄芪、金银花、大青叶、连翘、贯众、菊花等可能有一定效果。

(四)生物制剂

有报道,肌内注射γ-干扰素治疗小儿呼吸道病毒感染,退热快,体征恢复迅速,缩短疗程、无明显不良反应。雾化吸入从初乳中提取的SIgA治疗婴幼儿RSV感染也取得良好效果。此外,还可试用胸腺素、转移因子等制剂。继发细菌性肺炎时应给予敏感的抗生素。

九、预后

大多数病毒性肺炎预后良好,无后遗症。但是如系流感后发生重症肺炎,或年老体弱、原有慢性病者感染病毒性肺炎后易继发细菌性肺炎,预后较差。另外,CMV感染者治疗也颇为棘手。

十、预防

接种流感疫苗,水痘疫苗和麻疹疫苗对于预防相应病毒感染有一定效果,但免疫功能低下者禁用麻疹减毒活疫苗。口服3、4、7型腺病毒减毒活疫苗对预防腺病毒性肺炎有一定效果。早期较大剂量注射丙种球蛋白对于麻疹和水痘的发病有一定的预防作用。应用含高滴度CMV抗体免疫球蛋白被动免疫对预防CMV肺炎也有一定作用。对于流感病毒性肺炎、CMV肺炎、水痘疱疹病毒性肺炎患者应予隔离,减少交叉感染。

第十四节　肺奴卡菌病

一、定义及概况

肺奴卡菌病是由腐生性需氧的放线菌纲中的奴卡菌属病原体所引起的亚急性或慢性肺炎,是免疫受损宿主机会感染的主要原因。患者常因吸入病原体至肺部而致病,并可引起全身性播散。易感者以免疫功能受损者为主,其主要表现为咳嗽、咳痰、发热、食欲减退、体重减轻及乏力不适等,而呼吸困难、胸痛及咯血则相对少见。20%~45%的患者可出现肺外受累,并以中枢神经系统、皮肤及软组织多见。病程较长,一般持续1周到数周。本病相对较为少见,但由于严重细胞免疫缺陷患者的增多、器官移植的广泛开展、临床医生对其认识水平升高,以及对病原体检出能力的提高,有关该病的报道相关文献也在逐渐增多,应引起广泛的关注。

二、真菌学

奴卡菌为丝状分枝杆菌,属于原核生物界—厚壁细菌门—放线菌纲—放线菌目—奴卡菌科,广布于世界各地,主要存在于土壤之中,靠分解土壤中的有机物生存,大多需氧,少数厌氧。该菌的共同特性是可形成纤细的气生菌丝,直径为 $0.5\sim1.0\mu m$,长 $10\sim20\mu m$。HE、PAS 和常规抗酸染色不着色,但革兰、改良抗酸和乌洛托品染色阳性。在室温或 37℃培养条件下,奴卡菌在血琼脂、普通琼脂、沙氏琼脂及肉骨汤等多种培养基中均易生长,但生长速度较慢,常需时 5d 至 4 周以上。由于奴卡菌呈丝状,形态和染色特征类似于真菌,同时,奴卡菌病呈慢性或亚急性,与许多真菌病相似,因而奴卡菌常常被归为真菌。但由于该菌无完整的核和细胞壁成分,对噬菌体及抗生素的反应也不同于真菌,因此,该菌实际上应属于细菌。

引起人类疾病的奴卡菌以星形奴卡菌最为多见,84%~94%的奴卡菌病由该菌所致,但其常表现为机会性感染,一般在机体免疫功能降低时致病。现认为星形奴卡菌为种属复合物,其包括 sensu stricto 星形奴卡菌、马鼻疽奴卡菌及新星奴卡菌。其他病原菌包括巴西奴卡菌、假巴西奴卡菌、豚鼠耳炎奴卡菌(以前称为豚鼠奴卡菌)及南非奴卡菌,其中巴西奴卡菌在所有致病性奴卡菌中其毒性最强,多引起原发性感染,并可引起暴发流行。

三、流行病学

1888 年,Ed mond Nocard 首次于患慢性鼻疽的病牛体内分离出鼻疽奴卡菌。1890 年,Eppinger 首次描述了表现为肺炎和脑脓肿的人类奴卡菌病。20 世纪上半叶期间人类奴卡菌病少见报道,但此后有关该病的报道明显增加。奴卡菌病散发于世界各地。据 Beaman 等1976 年报道,美国每年诊断奴卡菌病的病例数在 500~1000 例,其中 85%为肺部和(或)全身受累,Beaman 估计美国奴卡菌病的年发病率为 $3.5/10^6$,这与澳大利亚皇后岛(约 $4/10^6$)及法国(约 $3.4/10^6$)的报道极其相似。我国自 1962 年后于新疆、江苏、四川、北京、广州、上海、湖北等地也陆续有奴卡菌病的报道,总例数在 34 例以上。

奴卡菌病可发生于任何年龄,但成人多于儿童,男性多于女性,男性发病率比女性高 2~3倍。无明显季节性。

伴一种或多种危险因素者患奴卡菌病的风险增加。细胞免疫缺陷患者,尤其是患淋巴瘤,获得性免疫缺陷及接受器官移植者发病风险明显增加。本病也与原发性肺泡蛋白沉着症、结核病及其他分枝杆菌病有关,同时,奴卡菌病在慢性阻塞性肺疾病、酒精中毒和糖尿病患者中也常有报道,但由于这些疾病很常见,因而很难证实它们与奴卡菌病是否具有明确相关性。

四、发病机制

大约半数的奴卡菌病发生在健康状况不佳的人群,尤其是机体免疫力低下者,同时,这部分人群并无奴卡菌暴露的增加,这说明完整的宿主防御功能对避免奴卡菌感染相当重要。目前的研究发现,有多种宿主防御机制参与阻止奴卡菌感染。研究发现,中性粒细胞可抑制奴卡菌,尽管其并不能如对普通细菌那样有效杀灭之。细胞介导的免疫也相当重要,体外研究证实,激活的巨噬细胞能有效地抑制和杀灭奴卡菌,但未经激活的巨噬细胞则无此功能。T淋巴细胞也能杀灭奴卡菌,同时其对激活巨噬细胞和其他宿主防御机制相当重要。患慢性肉芽肿性病变者极易发生奴卡菌感染,说明吞噬细胞的呼吸暴发也具相当的重要性,中性粒细胞对奴卡菌的抑制作用即源于呼吸爆发产生的溶酶体和其他阳离子蛋白。

另一方面,细菌的毒力也与宿主发病有关,毒力高的菌株能抑制巨噬细胞内的吞噬体,使溶酶体活力发生变化,从而有助于病原菌在细胞内存活。而奴卡菌的毒力又与其生长时期有关,当其呈丝状相时,毒力较强,并对吞噬细胞具有抵抗性。奴卡菌的毒力还与其能产生过氧化氢酶及超氧化物歧化酶有关,可能这正是导致奴卡菌对吞噬细胞的呼吸爆发产物极具抵抗力的原因之一。另外,体外研究发现,奴卡菌容易被诱导成L-型,同时L-型奴卡菌已从实验动物及复发的奴卡菌病患者体内分离到,但L-型奴卡菌是否与奴卡病的持续和复发有关,尚不清楚。

此外,有学者发现,奴卡菌具有亲小鼠脑的特性,因此,阐明这种倾向性的机制有可能解释为什么播散性奴卡菌感染容易波及脑部。

五、病理学

肺脏为奴卡菌首先感染的部位,其典型病变为脓肿,常为多发性脓肿,脓肿大小不一,可互相融合,中心坏死明显,外围绕以肉芽组织形成脓肿壁,但纤维化及包裹较少见。病变可累及一个或多个肺叶,也可表现为肺叶实变、多发性粟粒状,结节状病变、空洞或粘连等。胸膜被累及时可出现纤维蛋白性胸膜炎、脓胸及胸膜粘连等。肺部病变还可引起代偿性肺气肿。约50%的肺奴卡菌病发生播散性感染,脑部为最常见播散部位,其他常见部位包括皮肤、肾、肌肉及骨骼等。脑脓肿常突入脑室或蛛网膜下隙,皮肤脓肿可形成窦道。镜下可见病灶内大量革兰染色阳性的分枝菌丝,直径为$0.5\sim1.0\mu m$,长为$10\sim20\mu m$,由中心的核向周围呈放射状扩展,菌丝末端常轻微膨大,但极少像放线菌丝那样扩大成明显的杆状。大量的炎症细胞,主要是中性粒细胞,排列在菌丝周围,有时也可见较多的淋巴细胞、浆细胞或成纤维细胞聚集其周。

六、临床表现

星形奴卡菌病呈典型的亚急性或慢性过程,症状常持续1周到数周,伴免疫抑制的患者则起病较急。起病时表现为小叶或大叶性肺炎,以后逐渐演变为慢性过程,与肺结核的表现类似。主要表现为咳嗽、咳少许痰,典型痰液呈黏稠脓痰,但不伴恶臭,可有痰中带血;发热,体温为$38\sim40℃$;食欲缺乏、体重减轻和全身不适也较常见。肺部空洞形成时,可有咯血,甚至出现大咯血,但较少见。呼吸困难和胸痛也少见。病变累及胸膜时,可出现胸膜增厚、胸腔积液或液气胸。肺部奴卡菌病还可直接波及邻近组织,引起心包炎、纵隔炎症及上腔静脉综合征等,但直接扩散到胸壁者少见,其发生率远低于放线菌病。奴卡菌还可侵入血循环而播散到其他部位,引起肺外症状和体征,此约见于50%的肺部奴卡菌病患者。最常见的播散部位为中枢神经系统,占25%左右,主要表现为小脑幕上脓肿,常为多个,引起头痛、恶心、呕吐及神志不清,除病程较慢外,其与一般的细菌性脑脓肿并无较大差别。脑膜炎较少见,约半数病例与脑脓肿合并存在。其他常见播散部位为皮肤、皮下组织、肾、骨及肌肉。腹膜炎和心内膜炎也有报道。典型的播散常累及少数部位,表现为亚急性或慢性脓肿,脓肿常保持稳定,很少或没有变化,但也可引起广泛的全身播散性脓肿。奴卡菌脓肿较少发生纤维化或窦道形成,此与放线菌脓肿不同。胸部体格检查:病变部位叩诊呈浊音,呼吸音减低,可闻及湿啰音。

七、实验室检查

(一)影像学检查

胸部X线检查无特异性,可表现为中等密度以上的小片状或大片状肺部浸润性病变,单发或多发性结节及单个或多个肺脓肿。可出现空洞,并可伴肺门淋巴结肿大,但少有钙化。胸膜受累时可有胸膜增厚、胸腔积液、气胸或液气胸等表现。CT常可发现比X线更多、更小的结节影。

(二)真菌学检查

1.直接镜检

取痰液、脓液、脑脊液、尿液或组织块等标本经消化后再离心集菌,即可制片做直接镜检。奴卡菌用常规HE染色不着色,需进行革兰和改良抗酸染色。镜下见奴卡菌纤细,直径约1μm,以二分裂方式增生,但单个细胞仍彼此黏附在一起,因而形成较长的分支菌丝。这些菌丝的革兰染色阳性部分在革兰染色阴性部分的点缀下,可形成特征性的串珠状外观。最后菌丝分裂成杆状或球菌样。用改良的Kinyoun法、Ziehl-Neelsen法或Fite-Faraco法进行弱酸脱色,绝大多数奴卡菌具有抗酸性,但实验室培养可使它们失去这一特性。放线菌和链霉菌革兰染色也呈阳性,但无抗酸特性。而使用一些抗酸染色方法,如Ziehl-Neelsen的Putt改良法,则放线菌仍可保持苯酚品红染色,从而表现抗酸性。因此,这类染色方法不能用于奴卡菌和放线菌的鉴别。

2.培养

将痰液、脓、血、尿液、脑脊液或其他组织标本进行需氧培养,培养基内避免加入抗生素。痰液宜多次送检,常规血培养常呈阴性,但如果采用两阶段培养瓶接种并进行需氧孵育30d以上,则可明显提高培养阳性率。脑脊液或尿液于培养前应进行浓缩,皮肤病损涂片及培养多呈阴性,故需进行活检。

奴卡菌在大多数非选择性介质,包括血琼脂、沙氏琼脂和普通琼脂、肉骨汤和硫乙醇酸盐肉汤中均易生长,但生长速度比大多数细菌缓慢,菌落一般于2~14d开始出现,而特征性的菌落则需4周以上方始出现。由于奴卡菌是较少的几种可利用石蜡作为其唯一碳源的需氧菌之一,因而对于较难诊断的病例,可采用石蜡诱饵法对其进行培养。接种后将固体石蜡置于琼脂表面,如为阳性标本,则可观察到奴卡菌生长。典型的菌落常硬而皱缩,可产生橘色、红色、粉色、黄色、奶油色或紫色色素。部分菌株可产生较深的棕绿色可溶性色素渗入琼脂。奴卡菌可产生气生菌丝，从而使菌落呈干的天鹅绒或粉色样外观。大多数菌株可产生特征性的泥土味。

3.鉴定

(1)传统鉴定法：包括酪蛋白、次黄嘌呤、黄嘌呤、淀粉、腺嘌呤等水解实验及糖利用,硝酸盐还原酶产生等。

(2)抗生素敏感性鉴定：体外实验证实,临床重要的奴卡菌的抗生素敏感性有所不同,因而已有人建议,对于较难诊断的病例,可将其作为该菌鉴别诊断的可行性推断实验。

(3)血清学检查：星形奴卡菌可产生特异的55kD蛋白,用这种蛋白作为抗原,采用酶免疫实验可对奴卡菌进行快速血清学诊断。该法敏感而特异,且不与结核患者血清起交叉反应。Augeles发现巴西奴卡菌及豚鼠奴卡菌也具有55kD蛋白,并可用点印迹法做奴卡菌感染的诊断,即将含55 000硝酸纤维方块放入无菌培养皿,加入孵育液,再加待检血清,置37℃孵育1h,冲洗后立即用4-氯-1萘酚显色。5～10min后用蒸馏水代替溶液终止反应,在抗原位置处出现颜色反应为阳性,准确率可达100%。

(4)其他方法：近来有人用半巢式PCR方法检测血清和内脏的奴卡菌,该方法快速、敏感,并可用于不易在常规培养基介质中生长的L-型奴卡菌的检测,故明显优于培养法。其他还有用脉冲电子捕捉气液相色谱法检测奴卡菌病患者血清或脑脊液中奴卡菌代谢产物等方法,但皆处于试验阶段,且假阳性率高。

八、诊断与鉴别诊断

由于肺部奴卡菌病起病缓慢,症状和体征无特异性,常造成诊断的延迟。临床医生在考虑到该病的可能之前,往往已经给予患者短期的抗生素治疗,由此导致奴卡菌培养的阳性率降低,使该病的诊断难度增加。因此,在临床工作中,对于慢性肺炎伴免疫力减低的患者,如淋巴瘤、获得性免疫缺陷综合征、慢性肉芽肿疾病、接受器官移植或糖皮质激素治疗的患者,皆应警惕该病的可能。另外,由于约50%的肺部奴卡菌病伴有肺外播散,因而对上述患者中伴脑、皮肤或肾等感染性炎症而病原体不明者,尤其要考虑到该病的可能。同时,肺部奴卡菌病的确诊取决于实验室检查,病原菌阳性者方可确诊,故对疑为该病者,应进行多途径检查。

肺部奴卡菌病需与肺结核、肺部肿瘤、肺部细菌性脓肿及肺部放线菌病等进行鉴别。

九、治疗和预防

(一)治疗

原则上应进行药物敏感试验,以选择敏感抗生素,但由于奴卡菌生长缓慢、易凝集及其他特点使其在许多重要检测条件方面皆与普通细菌有所不同,且很少有证据显示药敏检测对临床治疗具有指导意义,故除了药物治疗无效或因特殊原因不能用药的疑难病例外,一般根据临床经验选择有效抗生素。

磺胺药为首选药物,使用较广泛的磺胺类药物为磺胺嘧啶和磺胺甲噁唑,常用剂量为4～6g/d,分4～6次使用。对疑难病例应监测血浆磺胺水平,使之维持在100～150μg/mL。甲氧苄啶与磺胺具协同作用,可提高后者的疗效,复方磺胺甲噁唑[TMP 5～20mg/(kg·d),SMZ 25～100mg/(kg·d),分2～3次使用]治疗肺部奴卡菌病效果良好。

其他抗生素,如米诺环素、环丝氨酸和氨苄西林,对肺部奴卡菌病也有一定疗效,但多需与其他抗生素如磺胺等联用。推荐剂量分别为:米诺环素 100~200mg/(kg·d),每日 3 次,氨苄西林 1g,每日 4 次。氨苄西林和红霉素 500~750mg,每日 4 次,也有一定疗效,红霉素单用对新星奴卡菌有一定效果。

经胃肠外给药的抗生素中使用最广泛者为阿米卡星,常用剂量为 0.4g/d,对老年或肾功能减低需进行较长时间治疗者,应监测血浆浓度。β-内酰胺类药物也有一定疗效,以亚胺培南最佳。此外,头孢噻肟、头孢曲松、头孢呋辛也具有较好抗菌活性,头孢唑林、头孢哌酮和头孢西丁等则抗菌活性较差。含 β-内酰胺酶抑制剂的氨苄西林-克拉维酸也有一定疗效,但临床经验尚不多。

单用抗生素治疗对肺部脓肿效果良好,但对肺外病变则疗效欠佳,对这些病变,尤其是脑脓肿应进行手术治疗,可采用针吸、切除或引流,具体的方法取决于患者的个体情况。如诊断不清、脓肿较大、脓肿呈进行性发展或药物治疗无效者,皆应进行手术治疗。而对脓肿位于难以手术的部位等则应先尝试药物治疗,同时采用 CT 或 MRI 仔细监测脓肿大小。

由于奴卡菌感染易于复发,因而抗生素治疗疗程宜长,无免疫功能低下的肺部奴卡菌病患者,疗程宜达到 6~12 个月,伴免疫功能低下或伴中枢神经系统感染者,宜持续 1 年。同时,在治疗结束后,应对患者进行随访,且随访期限应达到 6 个月。

(二)预防

在磺胺类药物问世之前,肺部和全身奴卡菌病几乎是致死性的,该类药物的应用则明显改善了奴卡菌病的预后。但也有研究发现:1945—1968 年所有奴卡菌病患者的病率达到 61%。另有文献报道,1948—1975 年间所有接受过治疗的奴卡菌病患者,其病死率为 21%,后来又有文献报道,奴卡菌病的病死率明显取决于疾病的部位,局限于肺部者,病死率仅为 7.6%,而伴有脑脓肿者则高达 48%。Simpson 和 Smego 等发现,奴卡菌病如能早期诊断并及时治疗,病死率可降至 5% 以下。

药物对奴卡菌病的预防作用,各家报道不一。但总的来说,该病难做特异性预防,关键在于增强人群体质,同时,医务人员应提高对本病的认识。对伴有免疫力低的患者,要警惕该病的发生,以早期诊断、及时治疗,从而改善其预后。

第十五节　支原体肺炎

一、定义

肺炎支原体肺炎是由肺炎支原体引起的急性呼吸道感染和肺部炎症,即"原发性非典型肺炎",占社区获得性肺炎的 15%~30%。

二、病因

支原体是介于细菌与病毒之间能独立生活的最小微生物,无细胞壁,仅有 3 层膜组成细胞膜,共有 30 余种,部分可寄生于人体,但不致病,至目前为止,仅肯定肺炎支原体能引起呼吸道病变。当其进入下呼吸道后,一般并不侵入肺泡,当存在超免疫反应时,可导致肺炎和神经系统、心脏损害。

三、诊断

(一)临床表现

(1)病史:本病潜伏期为 2~3 周,儿童、青年发病率高,以秋冬季为多发,以散发为主,多由患者急性期飞沫经呼吸道吸入而感染。

(2)症状:起病较细菌性肺炎和病毒性肺炎缓慢,约半数患者并无症状。典型肺炎表现者仅占 10%,还可以咽炎、支气管炎、大疱性耳鼓膜炎形式出现。开始表现为上呼吸道感染症状,咳嗽、头痛、咽痛、低热,继之出现中度发热,顽固的刺激性咳嗽常为突出表现,也可有少量黏痰或少量脓性痰。

(3)体征:胸部体检可无胸部体征或仅有少许湿啰音。其临床症状轻,体征轻于胸部 X 线片表现是其特点之一。

(4)肺外表现:极少数患者可伴发肺外其他系统的病变,出现胃肠炎、溶血性贫血、心肌炎、心包炎、肝炎。少数还伴发周围神经炎、脑膜炎,以及小脑共济失调等神经系统症状。

本病的症状一般较轻,发热持续 1~3 周,咳嗽可延长至 4 周或更久始消失。极少数伴有肺外严重并发症时可能引起死亡。

(二)胸部 X 线表现

胸片表现多样化,但无特异性,肺部浸润多呈斑片状或均匀的模糊阴影,中、下肺野明显,有时呈网状、云雾状,粟粒状或间质浸润,严重者中、下肺结节影,少数病例可有胸腔积液。

(三)实验室检查

血常规显示白细胞总数正常或轻度增加,以淋巴细胞为主。血沉加快。痰、鼻分泌物和咽拭子培养可获肺炎支原体,但检出率较低。目前诊断主要靠血清学检查。可通过补体结合试验、免疫荧光试验,酶联免疫吸附试验测定血清中特异性抗体。补体结合抗体于起病 10d 后出现,在恢复期滴度高于或 >1:64,抗体滴度呈 4 倍增长对诊断有意义。应用免疫荧光技术,核酸探针及 PCR 技术直接检测抗原有更高的敏感性、特异性及快速性。

(四)诊断依据

肺炎支原体肺炎的诊断需结合临床症状,胸部影像学检查和实验室资料确诊。

四、鉴别诊断

(一)病毒性肺炎

发病以冬春季节多见。免疫力低下的儿童和老年人是易感人群。不同病毒可有其特征性表现。麻疹病毒所致口腔黏膜斑,从耳后开始逐渐波及全身的皮疹。疱疹病毒性肺炎可同时伴发有皮肤疱疹。巨细胞病毒所致伴有迁移性关节痛、肌肉痛的发热。本病肺实变体征少见,这种症状重而体征少胸部 X 线表现轻不对称性是病毒性肺炎的特点之一。用抗生素治疗无效。确诊有赖于病原学和血清学检查。

(二)肺炎球菌肺炎

起病急骤,先有寒战,继之高热,体温可达 39~41℃,多为稽留热,早期有干咳,渐有少量黏痰、脓性痰或典型的铁锈色痰。常有肺实变体征或胸部 X 线改变,痰中可查到肺炎链球菌。

(三)军团菌肺炎

本病多发生在夏、秋季,中老年发病多,暴发性流行,持续性高热,发热约半数超过 40℃,1/3 有相对缓脉。呼吸系统症状相对较少,而精神神经系统症状较多,约 1/3 患者出现嗜睡、神志模糊、谵语、昏迷、痴呆、焦虑、惊厥、定向障碍、抑郁、幻觉、失眠、健忘、言语障碍、步态失常等。早期部分患者有早期消化道症状,尤其是水样腹泻。从痰、胸液、血液中可直接分离出军团菌,血清学检查有助于诊断。

(四)肺结核

起病缓慢,有结核接触史,病变位于上肺野,短期内不消失,痰中可查到结核分枝杆菌,红霉素治疗无效。

五、治疗

1.抗感染治疗

支原体肺炎主要应用大环内酯类抗生素,红霉素为首选,剂量为 1.5～2.0g/d,分 3～4 次服用,或用交沙霉素 1.2～1.8g/d,克拉霉素每次 0.5g,2 次/日,疗程 10～14d。新型大环内酯类抗生素,如克拉霉素和阿奇霉素对肺炎支原体感染效果良好。克拉霉素 0.5g,2 次/日;阿奇霉素第 1 天 0.5g 后 4 天每次 0.25g,1 次/日。也可应用氟喹诺酮类抗菌药物,如氧氟沙星、环丙沙星、左氧氟沙星等;病情重者可静脉给药,但不宜用于 18 岁以下的患者和孕妇。

2.对症和支持

如镇咳和雾化吸入治疗。

3.出现严重肺外并发症,应给予相应处理。

第十六节　衣原体肺炎

衣原体是一组专性细胞内寄生物。目前已发现衣原体有 4 个种:沙眼衣原体、鹦鹉热衣原体、肺炎衣原体和牲畜衣原体。其中与肺部感染关系最大的是鹦鹉热衣原体和肺炎衣原体,下面分别介绍由这两种衣原体引起的肺炎。

一、鹦鹉热肺炎

鹦鹉热是由鹦鹉热衣原体引起的急性传染病。这种衣原体寄生于鹦鹉、鸽、鸡、野鸡、火鸡、鸭、鹅、孔雀等百余种鸟类体内。由于最先是在鹦鹉体内发现的,并且是最常见的宿主,故得此名。

病原体吸入后首先在呼吸道局部的单核、巨噬细胞系统中繁殖,之后经血液循环播散到肺内及其他器官。肺内病变常位于肺门,并向外周扩散引起小叶性和间质性肺炎,以下垂部位的肺叶、肺段为主。早期肺泡内充满中性粒细胞及渗出液,其后为单核细胞。病变部位可发生突变、小量出血,严重时发生肺组织坏死,或者黏稠的明胶样黏液分泌物阻塞支气管引起严重缺氧。此外本病也可累及肝、脾、心、肾、消化道和脑、脑膜。

（一）临床表现

本病潜伏期多为 7～15d。起病多隐袭。少数无症状，起病轻者如流感样，中至重度者急性起病，寒战、高热，第一周体温可高达 40℃。头痛、乏力、肌肉痛、关节痛、畏光、鼻出血。1 周之后咳嗽，有少量黏痰，重症者出现精神症状，如嗜睡、谵妄、木僵、抽搐，并出现缺氧、呼吸窘迫。此外，还可出现一些消化道症状，如食欲下降、恶心、呕吐和腹痛。主要体征：轻症者只有咽部充血至中，重度者出现类似于伤寒的玫瑰疹，相对缓脉，肺部可闻及湿啰音；重症者可出现肺实变体征，还可出现黄疸、肝脾大、浅表淋巴结肿大。

（二）辅助检查

血白细胞多正常，血沉增快。将患者血及支气管分泌物接种到鸡胚、小白鼠或组织培养液中，可分离到衣原体。特异性补体结合试验或凝集试验呈阳性，急性期与恢复期（发病后 2～3周）双份血清补体试验滴度增加 4 倍有诊断意义。X 线检查显示从肺门向外周放射状浸润病灶，下叶为多，呈弥散性支气管肺炎或间质性肺炎表现，偶见粟粒样结节或实变影，偶有少量胸腔积液。

（三）诊断与鉴别诊断

参照禽类接触史、症状、体征、辅助检查结果进行诊断。由于本病临床表现、胸部 X 线检查无特异性，故应注意与各种病毒性肺炎、细菌性肺炎、真菌性肺炎，以及伤寒、布氏杆菌病、传染性单核细胞增多症区别。

（四）治疗

四环素 2～3g/d，分 4～6 次口服，连服 2 周，或退热后再继续服 10d。必要时吸氧及其他对症处理，重症者可给予支持疗法。如发生急性呼吸窘迫综合征（ARDS），应迅速采取相应措施。

（五）预后

轻者可自愈。重症未经治疗者病死率可达 20%～40%，近年来应用抗生素治疗后病死率明显下降到 1%。

二、肺炎衣原体肺炎

肺炎衣原体目前已经成为社区获得性肺炎的第 3 或第 4 位最常见的致病菌，在社区获得性肺炎住院患者中由肺炎衣原体致病的占 6%～10%。研究发现，肺炎衣原体感染流行未找到鸟类引起传播的证据，提示肺炎衣原体是一种人类致病源，属于人－人传播，可能主要是通过呼吸道的飞沫传染，无症状携带者和长期排菌状态者（有时可长达 1 年）可促进传播。该病潜伏期 10～65d。年老体弱、营养不良、COPD，免疫功能低下者易被感染。据报道，近一半的人一生中感染过肺炎衣原体。肺炎衣原体易感性与年龄有关，儿童抗体检出率较低，5 岁者抗体检出率<5%，10 岁时<10%，而青少年时期迅速升高达 30%～40%，中老年检出率仍高达50%。有人报道肺炎衣原体感染分布呈双峰型，第 1 峰在 8～9 岁，第 2 峰从 70 岁开始。感染的性别差异在儿童时期不明显，但进入成年期则男性高于女性，到老年期更明显。肺炎衣原体感染一年四季均可发生，通常持续 5～8 个月。感染在热带国家多见，既可散发也可呈暴发流行（社区或家庭内）。感染后免疫力很弱，易于复发，每隔 3～4 年可有一次流行高峰，持续 2 年左右。

(一)临床表现

肺炎衣原体主要引起急性呼吸道感染,包括肺炎、支气管炎、鼻窦炎、咽炎、喉炎、扁桃体炎,临床上以肺炎为主。起病多隐袭,早期表现为上呼吸道感染症状,与支原体肺炎颇为相似,通常症状较轻,发热、寒战、肌痛、咳嗽、肺部可听到湿啰音。发生咽喉炎者表现为咽喉痛、声音嘶哑,有些患者可表现为两阶段病程;开始表现为咽炎,经对症处理好转,1～3周后又发生肺炎或支气管炎,此时咳嗽加重。少数患者可无症状。肺炎衣原体也可使患有其他疾病的老年住院患者,大手术后患者、严重外伤者罹患肺炎,往往为重症感染。原有 COPD、心力衰竭患者感染肺炎衣原体时症状较重、咳脓痰、呼吸困难,甚或引起死亡。肺炎衣原体感染时也可伴有肺外表现,如中耳炎、结节性红斑、心内膜炎、急性心肌梗死、关节炎、甲状腺炎、脑炎、吉兰-巴雷综合征等。

(二)辅助检查

血白细胞正常或稍高,血沉加快,由于本病临床表现缺乏特异性,所以其诊断主要依据是有关病因的特殊实验室检查,包括病原体分离和血清学检测。

1.病原体分离培养

可从痰、咽拭子,扁桃体隐窝拭子,咽喉分泌物,支气管肺泡灌洗液中直接分离肺炎衣原体。采集标本后立即置于转运保存液中,在 4℃下送到实验室进行分离培养。肺炎衣原体培养较困难,培养基包括鸡胚卵黄囊、HeLa229 细胞、HL 细胞等。最近认为 HEP-2 细胞株可以促进肺炎衣原体生长,使临床标本容易分离。

2.酶联免疫吸附法(ELISA)

测定痰标本中肺炎衣原体抗原。其原理是用属特异性脂多糖单克隆抗体对衣原体抗原进行特异性检测,然后用沙眼衣原体种特异性主要外膜蛋白(MOMP)的单克隆抗体对沙眼衣原体进行直接衣原体显像。如果特异性衣原体抗原检测阳性,而沙眼衣原体种特异性检测阴性,则该微生物为肺炎衣原体或鹦鹉热衣原体;如标本对所有检测均呈阳性,则为沙眼衣原体。

3.应用 PCR 技术检测肺炎衣原体

按照 MOMP 基因保守区序列设计的引物可检测各种衣原体,按可变区肺炎衣原体种特异性的核酸序列设计的引物可以特异性地检测肺炎衣原体。PCR 检测需要注意质量控制,避免出现较多假阳性。

4.血清学实验

有两种,即 TWAR 株原体抗原的微量免疫荧光(MIF)抗体试验和补体结合(CF)抗体试验。前者是一种特异性检查方法,可用于鉴别 3 种衣原体;后一种试验属于非特异性,对所有衣原体均可发生反应。MIF 抗体包括特异性 IgG 和 IgM,可以鉴别新近感染或既往感染,初次感染或再感染。IgG 抗体阳性但效价不高,提示为既往感染。因为 IgM 和 CF 抗体通常在感染后 2～6 个月逐渐消失,而 IgG 抗体可持续存在。所以 IgG 抗体可用来普查肺炎衣原体感染。急性感染的抗体反应有两种形式:①初次感染或原发感染后免疫反应,多见于年轻人,早期衣原体 CF 抗体迅速升高,而 MIF 抗体出现较慢。其中 IgM 发病后 3 周才出现 IgG 发病后 6～8 周才出现。②再次感染或重复感染后免疫反应,多见于年龄较大的成年人,IgG 抗体常在 1～2 周出现,效价可以很高,往往没有衣原体 CF 抗体及 IgM 抗体出现,或其效价很低。

目前制订的血清学阳性反应诊断标准是：MIF 抗体急性感染期双份血清效价升高 4 倍以上，或单次血清标本 IgM≥1：16 和（或）单次血清标本 IgG≥1：512。既往感染史时 IgG＜1：512，但是≥1：16，衣原体 CF 抗体效价升高 4 倍以上，或≥1：64。重复感染者多有 CF 抗体和 IgM 抗体。大多数老年人多为再次感染，常无 CF 抗体反应。如果 CF 抗体效价升高，常提示为肺炎支原体感染。

5.X 线胸片

多显示肺叶或肺部浸润病灶，可见于双肺任何部位，但多见于下叶。

（三）诊断和鉴别诊断

当肺炎患者应用 β-内酰胺类抗生素治疗无效，患者仍旧干咳时应警惕肺炎衣原体感染。由于目前临床上缺乏特异性诊断肺炎衣原体感染的方法，所以确诊主要依靠实验室检查。应注意与肺炎支原体肺炎相鉴别。

（四）治疗

对于肺炎衣原体有效的抗生素有米诺环素、多西环素（强力霉素）红霉素。另外，利福平、罗比霉素（RKM）、罗红霉素（RXM）、克拉霉素（CAM）等效果也很好。喹诺酮类如氧氟沙星、妥舒沙星也有效。通常成人首选四环素，孕妇和儿童首选红霉素。剂量稍大，疗程应充分，如四环素或红霉素 2g/d，10～14d，或 1g/d 连用 21d。

第十七节　肺脓肿

肺脓肿是由化脓性病原体引起肺组织坏死和化脓，导致肺实质局部区域破坏的化脓性感染。通常早期呈肺实质炎症。后期出现坏死和化脓。如病变区和支气管交通则有空洞形成（通常直径＞2cm），内含由微生物感染引致的坏死碎片或液体，其外周环绕炎症肺组织。与一般肺炎相比，其特点是引致的微生物负荷量多（如急性吸入），局部清除微生物能力下降（如气道阻塞），以及受肺部邻近器官感染的侵及。如肺内形成多发的较小脓肿（直径＜2cm）则称为坏死性肺炎。肺脓肿和坏死性肺炎病理机制相同，其分界是人为的。

肺脓肿通常由厌氧、需氧和兼性厌氧菌引起，也可由非细菌性病原体，如真菌、寄生虫等所致。应注意类似的影像学表现也可由其他病理改变产生，如肺肿瘤坏死后空洞形成或肺囊肿内感染等。

在抗生素出现前，肺脓肿自然病程常表现为进行性恶化，病死率曾达 50‰，患者存活后也往往遗留明显的临床症状，需要手术治疗，预后不理想。自有效抗生素应用后，肺脓肿的疾病过程得到显著改善。但近年来随着肾上腺皮质激素、免疫抑制药，以及化疗药物的应用增加，造成口咽部内环境的改变，条件致病的肺脓肿发病率又有增多的趋势。

一、病因和发病机制

化脓性病原体进入肺内可有几种途径，最主要的途径是口咽部内容物的误吸。

(一)呼吸道误吸

口腔、鼻腔、口咽和鼻咽部隐匿着复杂的菌群,形成口咽微生态环境。健康人唾液中的细菌含量约 10/mL,半数为厌氧菌。在患有牙病或牙周病的人群中厌氧菌可增加 1000 倍,易感个体中还可有多种需氧菌株定植。采用放射活性物质技术显示,45%的健康入睡眠时可有少量唾液吸入气道。在各种因素引起的不同程度神智改变的人群中,约 75%在睡眠时会有唾液吸入。

临床上特别易于吸入口咽分泌物的因素有全身麻醉、过度饮酒或使用镇静药物、头部损伤、脑血管意外、癫痫、咽部神经功能障碍,糖尿病昏迷或其他重症疾病,包括使用机械通气者。呼吸机治疗时,虽然人工气道上有气囊保护,但在气囊上方的积液库内容物常有机会吸入到下呼吸道。当患者神智状态进一步受到影响时,胃内容物也可吸入,酸性液体可引起化学性肺炎,促进细菌性感染。

牙周脓肿和牙龈炎时,因有高浓度的厌氧菌进入唾液可增加吸入性肺炎和肺脓肿的发病。相反,仅 10%~15%的厌氧菌肺脓肿可无明显的牙周疾病或其他促使吸入的因素。没有吸入因素者常需排除肺部肿瘤的可能性。

误吸后肺脓肿形成的可能性取决于吸入量、细菌数量、吸入物的 pH 值和患者的防御机制。院内吸入将涉及 G 菌,特别是在医院获得的抗生素耐药菌株。

(二)血液循环途径

通常由在体内其他部位的感染灶,经血液循环播散到肺内,如腹腔或盆腔,以及牙周脓肿的厌氧菌感染可通过血液循环播散到肺。

感染栓子也可起自于下肢和盆腔的深静脉的血栓性静脉炎或表皮蜂窝织炎,或感染的静脉内导管,吸毒者静脉用药也可引起。感染性栓子可含金黄色葡萄球菌、化脓性链球菌或厌氧菌。

(三)其他途径

比较少见。

(1)慢性肺部疾病者,可在下呼吸道有化脓性病原菌定植,如支气管扩张症、囊性纤维化,而并发症肺脓肿。

(2)在肺内原有空洞基础上(肿胀或陈旧性结核空洞)合并感染,不需要有组织的坏死,空洞壁可由再生上皮覆盖。局部阻塞可在周围肺组织产生支扩或肺脓肿。

(3)邻近器官播散,如胃肠道。

(4)污染的呼吸道装置,如雾化器有可能携带化脓性病原体进入易感染者的肺内。

(5)先天性肺异常的继发感染,如肺隔离症、支气管囊肿。

二、病原学

肺脓肿可由多种病原菌引起,多为混合感染、厌氧菌和需氧菌混合感染占 90%。社区获得性感染和院内获得性感染的细菌出现频率不同。社区获得性感染中,厌氧菌为 70%,而在院内获得性感染中,厌氧菌和铜绿假单胞菌起重要作用。

(一)厌氧菌

厌氧菌是正常菌群的主要组成部分,但可引起身体任何器官和组织感染。近年来,由于厌氧菌培养技术的改进,可以及时得到分离和鉴定。在肺脓肿感染时,厌氧菌是常见的病原体。

引起肺脓肿感染的致病性厌氧菌主要指专性厌氧菌。专性厌氧菌只能在无氧或低于正常大气氧分压条件下才能生存或生长。厌氧菌分为 G^+ 厌氧球菌、G^- 厌氧球菌、G^+ 厌氧杆菌、G^- 厌氧杆菌。其中 G^- 厌氧杆菌包括类杆菌属和梭杆菌属,类杆菌属是最主要的病原菌,以脆弱类杆菌和产黑素类杆菌最常见。G^+ 厌氧球菌主要为消化球菌属和消化链球菌属。G^- 厌氧球菌主要为产碱韦荣球菌。G^+ 厌氧杆菌中产芽孢的有梭状芽孢杆菌属和产气荚膜杆菌;不产芽孢的为放线菌属、真杆菌属、丙酸杆菌属、乳酸杆菌属和双歧杆菌属。外源性厌氧菌肺炎较少见。

(二)需氧菌

需氧菌常形成坏死性肺炎,部分区域发展成肺脓肿,因而其在影像学上比典型的厌氧菌引起的肺脓肿病变分布弥散。

金黄色葡萄球菌是引起肺脓肿的主要 G^+ 需氧菌,是社区获得的呼吸道病原菌之一。通常健康人在流感后可引起严重的金黄色葡萄球菌肺炎,导致肺脓肿形成,并伴薄壁囊性气腔和肺大疱,后者多见于儿童。金黄色葡萄球菌是儿童肺脓肿的主要原因,也是老年人在基础疾病上并发院内获得性感染的主要病原菌。金黄色葡萄球菌也可由体内其他部位的感染灶经血液循环播散,在肺内引起多个病灶,形成血源性肺脓肿,有时很像是肿瘤转移。其他可引起肺脓肿的 G^+ 菌是化脓性链球菌(甲型链球菌、乙型 B 溶血性链球菌)。

最常引起坏死性肺炎伴肺脓肿的 G^- 需氧菌为肺炎克雷伯杆菌,这种肺炎形成一到多个脓肿者占 25%,同时常伴菌血症。但需注意有时痰培养结果可能是口咽定植菌,该病病死率高,多见于老年人和化疗患者,肾上腺皮质激素应用者,糖尿病患者也多见。铜绿假单胞菌也影响类似的人群,如免疫功能低下患者、有严重并发症者。铜绿假单胞菌在坏死性过程中形成多发小脓肿。

其他由流感嗜血杆菌、大肠埃希菌、鲍曼不动杆菌、变形杆菌、军团菌等所致坏死性肺炎引起脓肿则少见。

三、病理

肺脓肿时,细支气管受感染物阻塞,病原菌在相应区域形成肺组织化脓性炎症,局部小血管炎性血栓形成、血供障碍,在实变肺中出现小区域散在坏死,中心逐渐液化,坏死的白细胞及死亡细菌积聚,形成脓液,并融合形成 1 个或多个脓肿。当液化坏死物质通过支气管排出,形成空洞、形成有液平的脓腔,空洞壁表面残留坏死组织。当脓肿腔直径达到 2cm,则称为肺脓肿。炎症累及胸膜可发生局限性胸膜炎。如果在早期及时给予适当抗生素治疗,空洞可完全愈合,胸部 X 线片可不留下破坏残余或纤维条索影。但如治疗不恰当,引流不畅,炎症进展,则进入慢性阶段。脓肿腔有肉芽组织和纤维组织形成,空洞壁可有血管瘤。脓肿外周细支气管变形和扩张。

四、分类

肺脓肿可按病程分为急性和慢性,或按发生途径分为原发性和继发性。急性肺脓肿通常少于 4～6 周,病程迁延 3 个月以上则为慢性肺脓肿。大多数肺脓肿是原发性,通常有促使误吸的因素,或由正常宿主肺炎感染后在肺实质炎症的坏死过程演变而来。而继发性肺脓肿则为原有局部病灶基础上出现的并发症,如支气管内肿瘤、异物或全身性疾病引起免疫功能低下所致。细菌性栓子通过血液循环引致的肺脓肿也为继发性。膈下感染经横膈直接通过淋巴管或膈缺陷进入胸腔或肺实质,也可引起肺脓肿。

五、临床表现

肺脓肿患者的临床表现差异较大。由需氧菌(金黄色葡萄球菌或肺炎克雷伯杆菌)所致的坏死性肺炎形成的肺脓肿病情急骤、严重,患者有寒战、高热、咳嗽、胸痛等症状。儿童在金黄色葡萄球菌肺炎后发生的肺脓肿也多呈急性过程。一般原发性肺脓肿患者首先表现吸入性肺炎症状,有间歇发热、畏寒、咳嗽、咳痰、胸痛、体重减轻、全身乏力、夜间盗汗等,和一般细菌性肺炎相似,但病程相对慢性化,症状较轻,可能和其吸入物质所含病原体致病力较弱有关。甚至有的起病隐匿,到病程后期多发性肺坏死、脓肿形成,与支气管相交通,则可出现大量脓性痰,如为厌氧菌感染则伴有臭味。但痰无臭味并不能完全排除厌氧菌感染的可能性,因为有些厌氧菌并不产生导致臭味的代谢终端产物,也可能是病灶尚未和气管支气管交通。咯血常见,偶尔可为致死性的。

继发性肺脓肿先有肺外感染症状(如菌血症、心内膜炎、感染性血栓静脉炎、膈下感染),然后出现肺部症状。在原有慢性气道疾病和支气管扩张的患者则可见痰量显著改变。

体格检查无特异性,阳性体征出现与脓肿大小和部位有关。如脓肿较大或接近肺的表面,则可有叩诊浊音、呼吸音降低等实变体征,如涉及胸膜则可闻胸膜摩擦音或胸腔积液体征。

六、诊断

肺脓肿诊断的确立有赖于特征性临床表现及影像学和细菌学检查结果。

(一)病史

原发性肺脓肿有促使误吸因素或口咽部炎症和鼻窦炎的相关病史。继发性肺脓肿则有肺内原发病变或其他部位感染病史。

(二)症状与体征

由需氧菌等引起的原发性肺脓肿呈急性起病,如以厌氧菌感染为主者则呈亚急性或慢性化过程,脓肿破溃与支气管相交通后则痰量增多,出现脓痰或脓性痰,可有臭味,此时临床诊断可成立。体征则无特异性。

(三)实验室检查

1.血常规检查

血白细胞和中性粒细胞计数升高,慢性肺脓肿可有血红蛋白和红细胞计数减少。

2.胸部影像学检查

影像学异常开始表现为肺大片密度增深、边界模糊的浸润影,随后产生1个或多个比较均匀低密度阴影的圆形区。当与支气管交通时,出现空腔,并有气液交界面(液平),形成典型的肺脓肿。有时仅在肺炎症渗出区出现多个小的低密度区,表现为坏死性肺炎。需氧菌引起的肺脓肿周围常有较多的浓密炎性浸润影,而以厌氧菌为主的肺脓肿外周肺组织则较少见浸润影。

病变多位于肺的低垂部位和发病时的体位有关,侧位胸部 X 线片可帮助定位。在平卧位时吸入者 75% 的病变见于下中位背段及后基底段,侧卧位时则位于上叶后外段(由上叶前段和后段分支形成，又称腋段）。右肺多于左肺，这是受重力影响吸入物最易进入的部位。在涉及的肺叶中，病变多分布于近肺胸膜处，室间隔鼓出常是肺炎克雷伯杆菌感染的特征。病变也可引起胸膜反应、脓胸或气胸。

当肺脓肿愈合时，肺炎性渗出影开始吸收，同时脓腔壁变薄，脓腔逐渐缩小，最后消失。在71例肺脓肿系列观察中，经适当抗生素治疗，13％的脓腔在2周消失，44％为4周，59％为6周，3个月内脓腔消失可达70％，当有广泛纤维化发生时，可遗留纤维条索影。慢性肺脓肿脓腔周围有纤维组织增生，脓腔壁增厚，周围细支气管受累，继发变形或扩张。

血源性肺脓肿则见两肺多发炎性阴影，边缘较清晰，有时类似转移性肿瘤，其中可见透亮区和空洞形成。

胸部CT检查对病变定位，坏死性肺炎时肺实质的坏死、液化的判断，特别是对引起继发性肺脓肿的病因诊断均有很大的帮助。

3.微生物学监测

微生物学监测的标本包括痰液、气管吸引物、经皮肺穿刺吸引物和血液等。

（1）痰液及气管分泌物培养：在肺脓肿感染中，需氧菌所占比例正在逐渐增加，特别是在院内感染中。

虽然有口咽菌污染的机会，但重复培养对确认致病菌还是有意义的。由于口咽部厌氧菌内环境，痰液培养厌氧菌无意义，但脓肿性痰标本培养阳性，而革兰染色却见到大量细菌，且形态较一致，则可能提示厌氧菌感染。

（2）应用防污染技术对下呼吸道分泌物标本采集：是推荐的方法，必要时可采用。厌氧菌培养标本不能接触空气，接种后应放入厌氧培养装置和仪器以维持厌氧环境。气相色谱法检查厌氧菌的挥发脂肪酸，迅速简便，可用于临床用药选择的初步参考。

（3）血液标本培养：因为在血源性肺脓肿时常可有阳性结果，需要进行血培养，但厌氧菌血培养阳性率仅为5％。

4.其他

（1）CT引导下经胸壁脓肿穿刺吸引物厌氧菌及需氧菌培养，以及其他无菌体腔标本采集及培养。

（2）纤维支气管镜检查，除通过支气管镜进行下呼吸道标本采集外，也可用于鉴别诊断，排除支气管肺癌、异物等。

七、鉴别诊断

（一）细菌性肺炎

肺脓肿早期表现和细菌性肺炎相似，但除由一些需氧菌所致的肺脓肿外，症状相对较轻，病程相对慢性化。后期脓肿破溃与支气管相交通后则痰量增多，出现脓痰或脓性痰，可有臭味，此时临床诊断则可成立。胸部影像学检查，特别是CT检查，容易发现在肺炎症渗出区出现多个小的低密度区。当与支气管交通时，出现空腔，肝有气液交界面（液平），形成典型的肺脓肿。

（二）支气管肺癌

在50岁以上男性出现肺空洞性病变时，肺癌（通常为鳞癌）和肺脓肿的鉴别常需考虑。由支气管肺癌引起的空洞性病变(癌性空洞),无吸入病史,其病灶也不一定发生在肺的低垂部位。而肺脓肿则常伴有发热、全身不适、脓性痰、血白细胞和中性粒细胞计数升高,对抗生素治疗反应好。影像学上显示偏心空洞,空洞壁厚,内壁不规则,则常提示恶性病变。痰液或支气管吸引物的细胞学检查,以及微生物学涂片和培养对鉴别诊断也有帮助。如对于病灶的诊断持续存在疑问,情况允许时,也可考虑手术切除病灶及相应肺叶。其他肺内恶性病变,包括转移性肺癌和淋巴瘤也可形成空洞病变。

需注意的是肺癌和肺脓肿可能共存,特别在老年人中。因为支气管肿瘤可使其远端引流不畅,分泌物潴留。引起阻塞性肺炎和肺脓肿。一般病程较长,有反复感染史,脓痰量较少。纤维支气管镜检查对确定诊断很有帮助。

(三)肺结核

空洞继发感染肺结核常伴空洞形成,胸部 X 线检查空洞壁较厚,病灶周围有密度不等的散在结节病灶。合并感染时空洞内可有少量液平,临床出现黄痰,但整个病程长,起病缓慢,常有午后低热、乏力、盗汗、慢性咳嗽、食欲缺乏等慢性症状,经治疗后痰中常可找到结核分枝杆菌。

(四)局限性脓胸

局限性脓胸常伴支气管胸膜漏和肺脓肿有时在影像学上不易区别。典型的脓胸在侧位胸片呈"D"字阴影,从后胸壁向前方鼓出。CT 对疑难病例有帮助,可显示脓肿壁有不同厚度,内壁边缘和外表面不规则;而脓胸腔壁则非常光滑,液性密度将增厚的壁层胸膜和受压肺组织下的脏层胸膜分开。

(五)大疱内感染

患者全身症状较胸 X 线片显示状态要轻。在平片和 CT 上常可见细而光滑的大疱边缘,和肺脓肿相比其周围肺组织清晰。以往胸部 X 线片将有助于诊断。大疱内感染后有时可引起大疱消失,但很少见。

(六)先天性肺病变继发感染

支气管脓肿及其他先天性肺囊肿可能无法和肺脓肿鉴别,除非有以往胸部 X 线片进行比较。支气管囊肿未感染时,也不和气管支气管交通,但囊肿最后会出现感染,形成和气管支气管的交通,气体进入囊肿,形成含气囊肿,可呈单发或多发含气空腔,壁薄而均一;合并感染时,其中可见气液平面。如果患者一开始就表现为感染性支气管囊肿,通常清晰的边界就会被周围肺实质炎症和实变所遮掩。囊肿的真正本质只有在周围炎症或渗血消散吸收后才能显示出来。

先天性肺隔离症感染也会同样出现鉴别诊断困难,可通过其所在部位(多位于下叶)及胸部 CT 和磁共振成像(MRI)及对比剂增强帮助诊断,并可确定异常血管供应来源,对手术治疗有帮助。

(七)肺挫伤血肿和肺撕裂

胸部刺伤或挤压伤后,影像学可出现空洞样改变,临床无典型肺脓肿表现,有类似的创伤病史常提示此诊断。

(八)膈疝

通常在后前位胸部 X 线片可显示"双重心影",在侧位上在心影后可见典型的胃泡,并常有液平。如有疑问可进行钡剂及胃镜检查。

(九)包囊肿和其他肺寄生虫病

包囊肿可穿破,引起复合感染,曾在羊群牧羊分布的区域居住者需考虑此诊断。乳胶凝聚试验,补体结合和酶联免疫吸附试验,也可检测血清抗体,帮助诊断。寄生虫中如肺吸虫也可有类似症状。

(十)真菌和放线菌感染

肺脓肿并不全由厌氧菌和需氧菌所致,真菌、放线菌也可引起肺脓肿。临床鉴别诊断时也需考虑。

(十一)其他

易和肺脓肿混淆的还有空洞型肺栓塞、Wegener 肉芽肿结节病等,偶尔也会形成空洞。

八、治疗

肺脓肿的治疗应根据感染的微生物种类,以及促使产生感染的有关基础或伴随疾病而确定。

(一)抗感染治疗

抗生素应用已有半个世纪,肺脓肿在有效抗生素合理应用下,加上脓液通过和支气管交通向体外排出,因而大多数对抗感染治疗有效。

近年来,某些厌氧菌已产生 β-内酰胺酶,在体外或临床上对青霉素耐药,故应结合细菌培养及药敏结果,及时,合理地选择药物。但由于肺脓肿患者很难及时得到微生物学的阳性结果,故可根据临床表现,感染部位和涂片染色结果分析可能性最大的致病菌种类,进行经验治疗。由于大多数和误吸相关,厌氧菌感染起重要作用,因而青霉素仍是主要治疗药物,但近年来情况已有改变,特别是院内获得感染的肺脓肿。常为多种病原菌的混合感染,故应联合应用对需氧菌有效的药物。

1.青霉素 G

为首选药物,对厌氧菌和 G$^+$ 球菌等需氧菌有效。

用法:240 万 IU/d 肌内注射或静脉滴注;严重病例可加量至 1000 万 IU/d 静脉滴注,分次使用。

2.克林霉素

克林霉素是林可霉素的半合成衍生物,但优于林可霉素,对大多数厌氧菌有效,如消化球菌、消化链球菌、类杆菌梭形杆菌、放线菌等。目前有 10%～20% 的脆弱类杆菌及某些梭形杆菌对克林霉素耐药。主要不良反应是假膜性肠炎。

用法:0.6～1.8/d,分 2～3 次静脉滴注,然后序贯改口服。

3.甲硝唑(灭滴灵)

该药是杀菌药,对 G 厌氧菌,如脆弱类杆菌有作用。多为联合应用,不单独使用。通常和青霉素、克林霉素联合用于厌氧菌感染。对微需氧菌及部分链球菌如米勒链球菌效果不佳。

用法:根据病情,一般 6～12g/d,可加量到 24g/d。

4.β-内酰胺类抗生素

某些厌氧菌如脆弱类杆菌可产生 β-内酰胺酶,故青霉素、羧苄西林、三代头孢中的头孢噻肟、头孢哌酮效果不佳。对其活性强的药物有碳青霉烯类、替卡西林克拉维酸、头孢西丁等,加酶联合制剂作用也强,如阿莫西林克拉维酸或联合舒巴坦等。

院内获得性感染形成的肺脓肿,多数为需氧菌,并行耐药菌株出现,故需选用 β-内酰胺抗生素的第二代、第三代头孢菌素,必要时联合氨基糖苷类。

血源性肺脓肿致病菌多为金黄色葡萄球菌,且多数对青霉素耐药,应选用耐青霉素酶的半合成青霉素的药物,对耐甲氧西林的金黄色葡萄球菌(MRSA),则应选用糖肽类及利奈唑胺等。

给药途径及疗程尚未有大规模的循证医学证据,但一般先以静脉途径给药。

和非化脓性肺炎相比,其发热呈逐渐下降,7d 达到正常。如 1 周未能控制体温,则需再新评估。影像学改变时间长,有时达数周,并有残余纤维化改变。

治疗成功率与治疗开始时症状、存在的时间,以及空洞大小有关。对治疗反应不好者,还需注意有无恶性病变存在。总的疗程要 4~6 周,可能需要 3 个月,以防止反复。

(二)引流

(1)痰液引流对于治疗肺脓肿非常重要,体位、引流有助于痰液排出。纤维支气管镜除作为诊断手段确定继发性脓肿原因外,还可用来经气道内吸引及冲洗,促进引流,利于愈合。有时脓肿大、脓液量多时,需要硬质支气管镜进行引流,以便于保持气道通畅。

(2)合并脓胸时,除全身使用抗生素外,应局部胸腔抽脓或肋间置入导管水封并引流。

(三)外科手术处理

内科治疗无效,或疑及有肿瘤者为外科手术适应证。包括治疗 4~6 周后脓肿不关闭、大出血、合并气胸、支气管胸膜瘘。在免疫功能低下、脓肿进行性扩大时也需考虑手术处理。有效抗生素应用后,目前需外科处理病例已减少,<15%,手术时要防止脓液进入对侧,麻醉时要置入双腔导管,否则可引起对侧肺脓肿和 ARDS。

九、预后

取决于基础病变或继发的病理改变,治疗及时恰当者,预后良好。厌氧菌和 G 杆菌引起的坏死性肺炎,多表现为脓腔大(直径>6cm),多发性脓肿,临床多发于有免疫功能缺陷,年龄大的患者。并发症主要为脓胸、脑脓肿、大咯血等。

十、预防

应注意加强个人卫生,保持口咽内环境稳定,预防各种促使误吸的因素。

第十八节 肺结核病

结核病是由结核分枝杆菌感染而引起的慢性传染病,是由单一致病菌导致死亡最多的疾病,已成为重要的公共卫生问题。WHO 已将其列为重点控制的传染病之一,我国也将肺结核列为乙类传染病。

一、病原学

1882 年,Koch 首先发现结核分枝杆菌是结核病的病原菌。1896 年,Lehmann 及 Neumann 首先将其命名为结核分枝杆菌(下简称结核杆菌)。在结核分枝杆菌复合群中,结核杆菌是人类主要致病菌,牛分枝杆菌仅占 2%～5%。

(一)形态及特性

结核杆菌细长、微弯,$(0.3～0.6)\mu m \times (1～4)\mu m$,无荚膜、无鞭毛、无芽孢,不能活动,有分枝生长的倾向,不易被染色,革兰染色呈弱阳性,品红染料着色后,对酸性酒精的脱色有很强的抵抗,镜下检查呈红色杆菌,故被命名为抗酸杆菌,是结核分枝杆菌的特征,也是非结核分枝杆菌的特征,奴卡菌、短棒杆菌属也有不同程度的抗酸染色的特性。抗酸染色阳性的物质基础是分枝杆菌细胞壁中含 70～90 个碳原子的分枝菌酸。但是结核杆菌的抗酸染色性也可发生变异,当处于不良环境中,结核杆菌可失去其抗酸染色特性而不易被检测到。L 型结核杆菌则属细胞壁缺陷型,也丧失其抗酸染色特性。

(二)培养和生长

结核杆菌是需氧菌,在固体培养基上生长缓慢,约需 4 周才能形成 1mm 左右的菌落,菌落致密、较干燥,常呈淡黄色或黄色,表面粗糙有皱纹,边缘不整齐,培养时如供氧充分,可促其生长,在液体培养基上生长较快,尤其在培养早期。结核杆菌的增生周期,又称代期,平均为 24h,而大肠埃希菌为 0.5h。生长缓慢是由一系列遗传基因决定的,包括结核杆菌基因组 DNA 复制时间为 10～11h,而大肠埃希菌为 0.9～1.0h,RNA 转录时间为 0.12h,而大肠埃希菌为 0.013h,结核杆菌的 rRNA 操纵子数仅为大肠埃希菌的 1/7,核糖体数仅为大肠埃希菌的 1/10。

(三)致病性

多年研究并未发现结核杆菌有明确的外毒素、侵袭酶类和内毒素的证据。结核杆菌的致病力与某些菌体成分有关,如索状因子、双分枝菌酸海藻糖脂、硫苷脂、脂阿拉伯甘露糖、磷脂,以及相对分子质量 25 000 蛋白等。1998 年,Cole 等完成了结核分枝杆菌 H37RV 基因组的测序工作,其基因组共含 4.4×10^6 个碱基对,约有 4000 个编码基因,已明确功能的基因共 2441 个。随着研究的深入其致病性将会在分子生物学水平上获得更多的证据。

(四)耐药性产生机制

结核杆菌在复制过程中极少数菌株可发生自发的染色体突变,而使其对抗结核杆菌药物产生耐药,即自然突变株,这种自发突变的耐药株产生概率分别为:异烟肼 3.6×10^{-6};利福平 3.5×10^{-8};链霉素 3.8×10^{-6};乙胺丁醇 0.5×10^{-4}。在治疗过程中如单一用药,病变内绝大多数敏感菌群被杀死,而少数自然耐药株得以继续生长、繁殖而成为优势菌群,使抗结核药物难以奏效而成为耐药结核病,这就是当前普遍接受的选择性突变学说。其他关于耐药性产生机制的学说还有适应学说及药物通透性降低学说等。随着分子生物学技术的迅速发展,业已确定,结核杆菌对抗结核药物的耐药性主要由染色体突变所引起。

较多研究结果表明:结核杆菌对异烟肼的耐药性与 katG、inhA、ahpC 及调节 katG 和 ahpC 基因的 axyR 基因的变异有关;对利福平的耐药性与细菌 RNA 聚合酶的 β 亚基的编码基因 rpoB 的突变有关;链霉素的耐药性与编码 16s rRNA(rrs)和核糖体蛋白 SI2(rpsL)基因的突变有关;乙胺丁醇耐药株则与 enbA 和 embB 基因突变有关;喹诺酮类耐药性的产生与 gyrA 与 gyrB 突变有关。而吡嗪酰胺的耐药机制尚未完全阐明,据报道,72%的耐药株编码 PZA 酶的 pmcA 基因有突变。

二、流行病学

据 WHO 报告,全球现有肺结核患者约 2000 万,每年新发病例 800 万～1000 万,每年死于结核病约 300 万,全球有 1/3 人口已被结核杆菌感染,值得注意的是,全球 90%的结核患者在发展中国家。获得性免疫缺陷综合征世界性的流行不仅增加结核病内源性复燃的发病机会,也增加了外源性再染的危险,加速了结核病疫情的恶化。据报道结核病是 HIV(＋)者的第一杀手(32%)。此外,耐药及耐多药结核病(至少同时耐异烟肼、利福平两种或以上)也已成为当前结核病控制工作中的重大威胁,2006 年 WHO 估算,全球耐多药结核病病例(下称 MDR-TB)有 100 万,每年 MDR-TB 新病例有 30 万～60 万。尤为严重的是在,MDR-TB 病例中,4%～19%的病例为严重耐多药结核病(XDR-TB),即同时还对二线抗结核药物中的一种新氨基糖苷类和一种喹诺酮类药物耐药,无疑 MDR-TB、XDR-TB 将严重威胁全球结核病控制规划的实施。我国是世界上结核病高疫情国家,是全球 22 个结核病高负担国家之一,结核患者总数仅低于印度而居世界第 2 位。

三、发病机制和病理

(一)传染源与传播途径

痰结核杆菌阳性尤其是痰涂片结核杆菌阳性的肺结核患者是最重要的传染源。经呼吸道传染是最主要的传播途径,当患者咳嗽、咳痰、打喷嚏、大声说话时,可产生大量的含结核杆菌的微滴。1～5μm 大小的微滴可较长时间悬浮于空气中,在空气不流通的室内可达 4～5h 之久,患者的密切接触者则可能吸入而感染。进食患结核病奶牛的牛奶或奶制品,结核杆菌可寄居于宿主肠壁或扁桃体内形成原发感染而分别导致肠系膜淋巴结增大、颈淋巴结增大。通过皮肤损伤或切口直接接种的传播途径极少见,仅发生于直接接触结核杆菌等特殊工种的工作人员,故此种皮肤感染被称为解剖者疣。此外,偶有通过胎盘而发生胎内感染的报告。

(二)发病机制

1.结核杆菌感染

当结核杆菌经呼吸道被吸入抵达近胸膜的远端呼吸性细支气管或肺泡内,能否引起感染取决于吸入结核杆菌的数量、结核杆菌的毒力和宿主肺泡巨噬细胞(AM)固有的杀菌能力等。结核杆菌如能克服 AM 的防御作用,则可在 AM 内缓慢繁殖(每25～32h 繁殖一次),2～12 周后结核杆菌繁殖至 10^8～10^9 时,则可诱导机体产生相应的细胞免疫反应。结核菌素纯蛋白衍生物(PPD)皮肤试验阳转,提示机体已感染了结核杆菌。在细胞介导免疫反应(CMI)形成前,结核杆菌可通过淋巴管、肺门、纵隔淋巴结乃至通过血液循环形成早期菌血症而播散至身体各处。最易受累及的是氧分压较高的脑、长骨骨骺、肾、脊柱椎体、淋巴结和肺上叶,感染局部可愈合形成静止的纤维钙化灶(Simon 灶),成为以后再活动的根源。宿主受结核杆菌感染后近期内发病乃至以后发病者占 10%左右,发病者中近半数在感染后半年至两年内发病,其余则在机体抵抗力低下时发病,而 90%的感染者可保持终身不发病。

2.原发综合征的发生及发展

被吸入的结核杆菌在肺内沉积,结核杆菌繁殖,在局部形成病变(原发灶——恭氏灶,Gohn 灶)的同时,结核杆菌被未活化的 AM 吞噬、在 AM 内繁殖,并经淋巴管运送至相应的肺门及纵隔淋巴结形成病变。形成包括原发灶、淋巴管、淋巴结病变组成的原发综合征。被感染的 AM 可释放趋化因子,使更多的 AM 及循环单核细胞趋化至患处,AM 内结核杆菌继续繁殖呈对数生长、AM 死亡破裂释放出更多的结核杆菌和细胞碎片,招致更多的单核细胞浸润。感染结核杆菌 3 周后,宿主的细胞介导免疫反应及迟发超敏反应(DTH)开始启动、宿主 PPD 皮肤试验阳性。致敏 T 细胞的细胞因子活化巨噬细胞使其杀伤细胞内结核杆菌的能力增强,结核杆菌停止对数生长,病变局部结核结节、肉芽肿形成。在机体 DTH 的影响下,肺内及淋巴结病变可呈干酪样坏死、形成空洞,形成支气管播散灶-卫星灶。也可直接经淋巴-血液循环播散至全身,甚至发生威胁生命的粟粒性结核病或结核性脑膜炎。

3.继发性肺结核的发生和发展

可发生在初次感染结核杆菌后的任何时期。早期菌血症播散形成的潜在病灶在机体抵抗力低下时而活动进展、发病一内源性"复燃"。结核杆菌也可再次侵入引起新的感染而导致发病外源性再染。继发性肺结核的两种发病学说争议多年。随着分子生物学技术的发展,尤其是 DNA 指纹技术的发展,直接为外源性再染提供了证据。

由于机体已产生了一定的免疫力,继发性肺结核时,病变常较局限且发展较缓慢,较少发生全身播散,但局部病变易于渗出、干酪样坏死乃至空洞形成。

4.宿主的免疫应答

机体的抗结核免疫反应主要是通过 T 细胞介导的巨噬细胞的细胞免疫反应。细胞免疫功能低下者为结核病的高危人群,实验证明,去除了 CD^{4+} T 细胞的小鼠难以抵抗和控制牛分枝杆菌的感染,而将另一已致敏小鼠的 CD^{4+} T 细胞注入后又可重获保护性免疫力。HIV(+)的结核患者随着 CD^{4+} 细胞数的降低而增加结核病的严重性,肺外结核、分枝杆菌菌血症的发生频率也随之增加,充分证明 CD^{4+} T 细胞在结核免疫反应中的重要性。当然,T 细胞介导的免疫反应是由多种细胞参与完成的,免疫细胞间通过细胞因子介导、完成信息的相互传递而发挥作用。巨噬细胞既是结核杆菌的栖居地,又是抗原递呈细胞(APC)和效应细胞,被 AM 吞噬的结核杆菌经溶酶体酶等加工处理后产生抗原肽片段再与机体自身的 MHCII 类因子结合形成复合物,至 AM 细胞表面,递呈给 CD^{4+} T 细胞的抗原识别受体,使之致敏、增生,当抗原再次进入,致敏 CD^{4+} T 细胞活化,产生各种细胞因子如 IL-2、IL-4、IL-6、IL-8、IL-10、IFN-γ 等,从而导致单核巨噬细胞向患处趋化、聚集、发挥其抗微生物活性。至于 CD^{8+} T 细胞则可能通过发挥其细胞毒作用与 CD^{8+} T 细胞协同介导细胞免疫保护作用。Orme 等发现,CD^{8+} 敲除小鼠肺内结核杆菌繁殖增加,提示其确有一定的免疫保护作用。

5.潜伏性、休眠性和持留性是结核分枝杆菌的基本特性

潜伏性乃是指人体感染了结核杆菌后除了结核菌素皮肤试验阳性外,可不发病,无任何临床表现,但在机体免疫功能低下时发病,或稳定、治愈病灶的重新活动。休眠性乃是指结核杆菌的代谢和所致的病理学改变的静止状态,表明潜伏感染的宿主和病原菌相互间相对平衡和静止的亚临床状态。持留性乃是指结核杆菌在不利环境下,在细胞内、组织内保持稳定,对环

境"无反应性"的特性。这些特性可能部分解释结核病的慢性,易复发、需较长期治疗的原因。

6.结核病的高发人群

如前所述,感染结核杆菌后其发病、发展受多方面因素的影响,结核病的高发人群包括排菌患者的密切接触者、PPD 皮肤反应近期转阳者、HIV 感染/AIDS 患者、儿童、青少年结核杆菌反应强阳性者、糖尿病、肺硅沉着病、白血病、肾功能不全者、营养不良等各种基础性疾病患者及老年人、因治疗疾病而长期使用糖皮质激素和(或)其他免疫抑制药者、贫穷、无家可归、流动人口及既往患结核病未经彻底治疗者。

四、病理

结核病有三种基本病变。

(一)渗出性病变

其表现为组织充血、水肿,中性粒细胞、淋巴细胞、单核细胞浸润,纤维蛋白渗出,还可有少量上皮样细胞、多核巨细胞,抗酸染色可发现结核杆菌。常发生于结核杆菌量多,机体 DTH 反应较强的情况,渗出性病变的转归可完全吸收或向增生性病变转化,也可继续恶化,向干酪化坏死发展。

(二)增生性病变

典型表现为结核结节,其中央是巨噬细胞衍生而来的多核巨细胞(郎格汉斯巨细胞),是多个细胞核呈环形或蹄形排列于细胞一端或两端的巨大细胞,周围则由巨噬细胞转化来的上皮样细胞包围呈层状排列,其最外围则有散在分布的淋巴细胞和浆细胞,单个结核结节可相互融合。结核肉芽肿是一种弥散性增生性病变,由郎汉斯巨细胞、上皮样细胞、淋巴细胞及少量中性粒细胞组成,其中可有干酪样坏死。抗酸染色可含有少量结核杆菌,是结核病的典型病理改变,常发生于机体 CMI 占主导地位,病变局限的状况。

(三)干酪样坏死

渗出病变进一步发展恶化的阶段,常呈黄色或黄白色乳酪样的固体或半固体状的组织坏死,坏死组织周围可有肉芽组织增生乃至纤维包裹成纤维干酪灶,干酪样坏死组织液化经支气管排出而形成空洞及支气管播散灶。空洞内壁常含有 $10^8 \sim 10^9$ 代谢旺盛的结核杆菌。

由于机体的免疫及超敏感状态、入侵菌量、毒力及感染途径的不同以及对治疗的反应不同,上述 3 种病理改变可各占优势,以某种病理改变为主,也可相互转化,交错存在。消散吸收时,结核病变纤维化而形成纤维瘢痕或纤维干酪灶。也可钙化和骨化,病变稳定。因此,从某种意义上说,临床结核病是一个 T 细胞介导的保护性免疫反应与病理性免疫反应调控失衡的免疫性疾病。

五、临床表现

(一)肺结核的临床表现

复杂多样,轻重缓急不一,部分患者发病十分隐蔽,约 20% 的患者可无症状或症状轻微而易被忽视,这取决于宿主状况、入侵的细菌、传播途径、病理变化、被侵及器官及其范围,是否伴有各种基础性疾病,患者常有发热、盗汗、疲乏、消瘦等结核中毒症状及咳嗽、咳痰等呼吸道症状。当肺部病变接近胸膜时则可有钝性或锐性胸痛,病变广泛时,可出现呼吸困难。

可无阳性体征,也可在患处闻及湿啰音,当伴有支气管结核、管腔狭窄时可闻及局限性哮鸣音,肺实变时可闻及支气管呼吸音或支气管肺泡呼吸音。值得注意的是结核超敏综合征,即患者有疱疹性角膜炎、结膜炎和(或)结节性红斑和(或)结核超敏性关节肿痛,和(或)伴有PPD皮肤反应阳性或强阳性的既往史或现病史,常提示机体有活动性结核病存在的可能。

肺结核患者尤其是早期、轻症患者血常规无明显变化。慢性肺结核患者、老年患者则因长期消耗、营养障碍,可有贫血、低清蛋白血症、低钠血症等改变。粟粒性结核病患者周围血白细胞计数总数常偏低,有时还伴有血小板计数减少,活动性结核病时偶呈白血病样反应。重症肺结核病组织破坏较重,且常伴纤维组织增生、大片胸膜增厚,结核性支气管扩张、肺不张、自发性气胸、咯血、慢性肺源性心脏病、呼吸衰竭及肺部继发感染等。

(二)胸部影像学检查

胸部X线检查是肺结核诊断的重要手段之一,其检出率高于细菌学检查,但特异性远远低于细菌性检查。随着各种先进技术的发展,如计算机X线摄影(CR)、数字性X线摄影(DR),以及各类型的CT扫描,无疑提高了其诊断水平。2018年施行的《结核病分类》共包括原发性肺结核、血行播散性肺结核、继发性肺结核、结核性胸膜炎及其他肺外结核5型。各类型肺结核可呈现各种影像学表现。

1.原发性肺结核

原发病灶多在上叶下部或下叶上部近胸膜下,随后沿淋巴管侵入相应的肺门和(或)纵隔淋巴结,形成原发综合征。多数患者可自愈,残留原发灶及淋巴结的钙化。有时原发病灶已吸收,仅表现为肺门纵隔淋巴结肿大,还可导致肺不张、支气管播散等。

2.血行播散性肺结核

肺内原发灶及肺门纵隔淋巴结结核内的结核杆菌通过淋巴-血行,引起血行播散性肺结核乃至全身血行播散性结核。胸部X线表现为"三均匀",1~3mm大小的粟粒样结节,病变继续发展可融合成片絮状,也可以表现为上中肺野分布为主的亚急性或慢性血行播散性肺结核。

3.继发性肺结核

肺部病变好发于上叶尖后段、下叶尖段,常呈多形态混合病变即肺内可同时有增生、纤维病变、干酪渗出病变乃至空洞,常伴有钙化灶及局限性胸膜增厚等改变。结核性空洞根据其干酪坏死组织层、肉芽组织层及纤维组织层的构成不同,可表现为蜂窝样空洞、薄壁空洞、干酪厚壁空洞乃至纤维空洞、纤维厚壁空洞,空洞的邻近和同侧和(或)对侧下肺野常有支气管播散灶。最为严重顽固的是慢性纤维空洞型肺结核,病变广泛、以破坏性,不可逆性病变为主。并发支气管结核时可显示肺部反复感染、肺不张等表现。

4.其他

并发气管、支气管结核,可发现支气管管腔狭窄、肺部反复继发感染,乃至肺不张、全肺不张等表现。

特殊人群的肺结核包括糖尿病合并肺结核、矽肺结核、HIV(+)/AIDS合并结核病,以及老年人肺结核可呈现下叶肺结核、下叶空洞不典型的表现等。

六、实验室检查

(一)痰结核杆菌检查

1.痰涂片法

传统的染色方法为萋-尼抗酸染色法。一般来说,涂片(+)需5 000～10 000个结核杆菌/mL痰。而荧光染色法可提高检出率和工作效率,但有时因脱色不充分,假阳性率较高。故国际防痨联盟(IUAT)细菌免疫学委员会规定,萋-尼抗酸染色法全片检到2～3条抗酸杆菌则为阳性,而荧光染色法则需检到9～10条才可报告阳性。

2.痰结核杆菌培养

培养法检出率约比涂片法高2倍。培养物可保留,供进一步菌种鉴定、药物敏感性测定及研究用。但传统的改良罗氏培养基法(L-J)需4～6周之久,难以满足临床需要。近年来,含各种指示剂的液体培养基问世。共包括分枝杆菌生长指示管(MGIT),BacT/Alert 3D等。近年来又再次受到关注的MODS技术,即显微镜观察下的药物敏感试验,乃是利用液体培养基有利于分枝杆菌早期生长,又可在显微镜下观察到索状形成并同时进行药敏试验,不吝为快速简易的方法,但防止污染是关键的问题。分枝杆菌噬菌体生物扩增法在检测结核杆菌及耐药性测定方面也已受到国内外研究者的关注。

(二)血清学检查

血清学诊断已有百年历史,但至今无实质性进展,仅作为辅助性诊断方法。

(三)聚合酶链反应技术

随着分子生物学技术的迅猛发展,在结核病诊断及研究方法上也取得显著的进步,其中PCR技术研究最多,但经临床广泛的研究,仍存在假阴性和假阳性问题,不少研究显示PCR与核酸探针结合、扩增结核杆菌特异性rRNA、定量PCR等均显示有较良好的发展前途。

七、诊断与鉴别诊断

(一)诊断

肺结核的诊断主要依据病史与临床表现,胸部X线检查所见,痰结核杆菌检查,一般诊断不难,但对临床及X线表现不典型、痰菌检查多次阴性者,则需辅以分子生物学结核菌素皮肤试验、血清学诊断、纤维支气管镜检查、必要时还需进行活体组织检查,诊断仍难确立时,必要时可进行诊断性治疗。

1.病史及临床表现

肺结核患者常缺乏特征性症状,有下述情况时应考虑有肺结核可能性,宜进行进一步检查。

(1)咳嗽、咳痰超过3周,也可伴有咯血、胸痛等症状,抗感染治疗无效。

(2)原因不明的长期低热、伴盗汗、乏力、消瘦、体重减轻,女性患者可月经失调。

(3)曾有结核病接触史。发病前或发病期间有结节性红斑,关节肿痛、疱疹性角膜炎等症状;PPD皮试阳性或强阳性。

(4)曾有肺外结核病史,如胸膜炎、颈淋巴结增大、肛瘘等。

(5)结核病易感人群,如糖尿病患者、肺硅沉着症、HIV(+)/AIDS及长期使用免疫抑制药者、肾功能不全、胃大部分切除术后、营养不良、酗酒、肝硬化、甲状腺功能低下、精神病患者等。

2.胸部 X 线检查

胸部 X 线检查较易发现肺内异常阴影,但缺乏特异性,还需密切结合临床及实验室诊断,注意与其他肺部疾病鉴别。

3.痰结核杆菌检查

痰结核杆菌阳性对肺结核有确诊意义,但其阳性率较低,仅为 30%~50%。痰涂片抗酸杆菌阳性还需考虑有非结核分枝杆菌的可能性。

4.纤维支气管镜检查

纤维支气管支镜检查是呼吸系统疾病诊疗工作的重要检查手段,对肺结核、支气管结核的诊断也是不可缺少的。它有助于支气管结核、淋巴结支气管瘘、支气管淋巴结结核的明确诊断,对肺不张的病因确定也具有重要意义;有助于肺结核、支气管结核与中心型肺癌、支气管腺瘤的鉴别;协助判断咯血的原因及出血部位,对确定排菌来源也有一定的帮助;值得注意的是痰结核杆菌阳性者不应行支气管肺泡灌洗,以免引起支气管播散。通过纤支镜可对支气管结核、淋巴结支气管瘘进行局部治疗,因咯血或术后引起的肺不张可吸取血块、痰块,使肺复张。不少报道结果显示,支气管镜检查后连续查痰可提高结核杆菌或细胞学的检出率,起到"激惹作用"。

5.结核菌素皮肤试验(PPD 试验)

结核菌素皮肤试验常作为结核感染率指标,也常用于 BCG 接种后免疫效果的考核,对儿童结核病的诊断有一定的辅助意义,对成人结核病则诊断意义不大,尤其是我国是结核病高发国家,结核感染率高约 80%,而且又是普种 BCG 的国家。皮内注射 PPD5IU 后 48~72h 注射部位出现红润或硬结,硬结≥5mm 者为阳性,在美国及非结核分枝杆菌感染较多的地区,硬结≥10mm 为阳性,硬结≥20mm 或有水疱、坏死者为+++或++++,属强阳性,提示机体对结核杆菌抗原处于超敏状态,但难以借此判断是否发病、活动或恶化。PPD 皮试强阳性同时伴有低热、消瘦、关节痛、血沉增快等临床表现者则对诊断有一定的提示作用,应进一步检查。

PPD 皮肤试验有其局限性:①有 0~20% 的活动性结核患者包括感染早期(4~8 周)变态反应尚未形成,皮肤试验可呈阴性反应;②免疫化学研究 PPD 含有多种抗原,其中多数与非结核分枝杆菌及 BCG 有交叉。

6.活体组织检查

包括浅表淋巴结、经胸壁或经支气管镜的肺活检、胸膜活检及开胸肺活检,可为诊断不明的病例提供可靠的组织学证据。除了结核病组织学特点外,组织切片中的抗酸杆菌检查也十分重要。还可采用免疫组化及原位杂交等技术。

7.细胞因子检测

近年来最受关注的是以 ELISA 技术检测患者周围血单个核细胞经特异性抗原(如ESAT-6 或 CFP-10 或 ESAT-6-CFP-10 融合蛋白)刺激后的 IFN-γ 释放试验及以 ELISPOT 技术检测 IFN-γ 分泌细胞。

8.诊断性治疗

由于痰、胸腔积液、腹水、心包积液、脑脊液的结核杆菌检出率均欠满意,因此,对菌阴结核病包括菌阴肺结核在严格适应证的条件下,临床上可采用诊断性治疗,以达到治疗及"投石问路"的诊断目的,但在诊断性治疗过程中需进行严密的随访,理论上说,治疗方案最好不含有对其他病原菌也有抗菌活性的药物如氨基糖苷类、喹诺酮类药物,以免发生误导,做出错误结论。至于诊断性治疗的疗程,一般认为接受 2~4 周抗结核 4 类治疗,肺内结核病变虽不可能有明显的吸收,但可获发热、咳嗽、咳痰等临床症状的缓解。但诊断性治疗的判定需进行综合慎重的分析。

总之,肺结核的诊断是综合性诊断,但应坚持病原学诊断及病理学诊断,要注意其隐蔽性、多样性,以及特殊人群的不典型表现,注意与其他疾病鉴别。

(二)鉴别诊断

肺结核的临床症状及胸部 X 线表现复杂多样,缺乏特异性,易与其他肺部疾病混淆,因此,必须全面调查包括现病史、既往史、结核病接触史,胸部 X 线检查及痰结核杆菌及其他实验室检查,然后综合分析、排除各种其他可能的支气管肺部疾病。痰抗酸杆菌阳性还需注意非结核分枝杆菌感染的可能性,必要时需行菌种鉴定。现根据肺结核常见 X 线表现分别讨论需进行鉴别的主要疾病。

1.肺门、纵隔淋巴结肿大

是原发性肺结核最常见的表现,需与恶性淋巴瘤、结节病、中心型肺癌、肿瘤转移性淋巴结肿大鉴别。结核病接触史、发热、盗汗、疲乏、消瘦等慢性结核中毒症状,PPD 强阳性或阳性是其特点,多组淋巴结受侵、周围常有浸润影、易于融合、液化或部分钙化,尤其增强 CT 扫描显示环形增强对结核病诊断有助。有时,还需经纤维支气管镜、纵隔镜活检以及浅表淋巴结活检,才能明确诊断。

2.双肺弥散性点状结节阴影

是血行播散性肺结核常有的表现,患者常呈急重症发作,有高热、呼吸困难,有时还伴有脑膜刺激征,肝脾大,胸、腹腔、心包积液等,PPD 常(一),痰结核杆菌(一),因此需与各种感染性疾病、弥散型细支气管肺泡癌、转移性肺癌、肺尘埃病、特发性肺间质纤维化,以及结缔组织病的肺部表现鉴别。

3.肺部空洞性病变

当肺部结核性渗出性病变进一步干酪样坏死液化、常可形成空洞。因此需与肺脓肿、癌性空洞、坏死性肉芽肿、支气管肺囊肿合并感染等鉴别。

4.肺部球形病变

结核球可由肺部干酪渗出病变逐渐吸收好转、局限化、纤维包膜而逐渐形成,也可由干酪厚壁空洞阻塞愈合形成。因含有大量干酪样病灶,又有纤维包膜,胸部 X 线片上常呈现境界清晰、密度较高的球形阴影,其内可有钙化,近心端有小溶解区,周围可有卫星灶及胸膜粘连,常借此与周围型肺癌、炎性假瘤、错构瘤、慢性肺化脓等鉴别。

5.肺部炎性渗出性病变

活动性肺结核时,肺部病变常以炎性渗出性病变为主,此时应与各种感染性疾病鉴别,其中,嗜肺军团菌肺炎尤须注意。患者也可低热、疲乏、咯血,肺部疾病也可发生于结核病好发部位,有时可有空洞形成、病程也较迁延,可 1~2 个月或更长,病变才见消散。血军团菌抗体检测,尤其是动态变化对诊断有意义。还需注意除外肺炎型肺癌的可能。

八、治疗

肺结核的化学治疗不仅是治疗和控制疾病的有力手段,而且也是结核病防治规划的重要组成部分。化学治疗的目标是治愈疾病,达到杀菌灭菌的目的,从而阻断传播,防止复发、防止耐药性产生。

(一)抗结核药物的种类

目前国际上通用的抗结核药物有 10 余种,一般可分为基本抗结核药物(即一线药物)及次要抗结核药(即二线抗结核药物,复治用药)两大类,随着耐多药结核病的增多,还有新药类(三线药物)在研究和观察中。

1.基本抗结核药物

WHO 倡用的基本药物共有异烟肼(INH,H)、利福平(RFP,R)、吡嗪酰胺(PZA,Z)、链霉素(SM,S)、乙胺丁醇(EMB,E)及氨硫脲(TB,T),但氨硫脲不良反应较多,尤其并发 AIDS 者,目前已很少应用。

2.二线抗结核药物

包括卡那霉素、阿米卡星、卷曲霉素(CPM)、喹诺酮类、对氨柳酸(PAS)、乙硫异烟胺(ETH)、丙硫异烟胺(PTH)、环丝氨酸(CS)。

(二)结核病的化疗原则

早期、联合、规律、全程、足量。

(三)制订化疗方案的依据和常用化疗方案

(1)要依据病情,尤其是痰结核杆菌检查结果。一般应包括 2 个月、含 3~4 种抗结核药物的强化期及 4~7 个月、含 2~3 种药物的持续期。

(2)要依据系初治病例抑或复治病例而制订方案。初治者即既往未曾接受过任何治疗或用药不足一个月者宜采用一线药物,复治病例即初治失败或治疗后复发者则应依据既往用药史,考虑耐药性存在的可能而定。可选用一线药和(或)二线药。

(3)制订方案时,在力求保证化疗疗效的同时,还需考虑患者的安全性、耐受性和可接受性。

(四)加强化学治疗的管理

还需注意观察可能发生的不良反应及做出相应的处理。

(五)耐多药结核病

(1)耐多药结核病的治疗原则为以化疗为中心的综合治疗、免疫治疗、介入治疗及外科治疗,也是耐多药结核病综合治疗的重要组成部分。

(2)加大力度开发研制新药也是十分重要的。目前正在研究或已用于临床的有利福拉吉、利福布汀、莫西沙星、加替沙星等。此外,颇受关注的二芳基喹诺啉、唑烷酮类化合物及硝基咪唑并哌嗪等也颇有发展前景。

免疫治疗、介入治疗及外科治疗是耐多药结核病综合治疗的重要组成部分。化疗一般需 18~24 个月。

九、预防

(1)建立、加强全国防治系统,实施国家结核病防治工作规划(NTP)。

(2)早期发现和彻底治疗患者本身就是预防。推行直接面视下的短程化疗策略,保证合理的化疗方案,保证患者按时、全程服药。

(3)卡介苗接种 BCG。BCG 接种后使未感染机体产生一次轻微的无临床发病危险的原发感染,从而产生特异性免疫力。但 BCG 是活菌苗,因此 HIV(+)/AIDS 的患者及其他免疫缺陷者接种后有引起 BCG 全身播散性感染的危险。目前新疫苗的研究正在大力开展。

(4)化学预防。PPD 强阳性反应者,有密切结核病接触史,PPD 近期阳转者(结核病发病率较高),是化学预防的对象,防止发病。已证明口服 INH[PaO_2 成人 300mg/d,儿童 8～10mg/(kg·d)]6～12 个月可有效预防感染者的发病。为了缩短疗程,有研究表明异烟肼与利福喷汀(1 周 1～2 次)的 3～4 个月治疗也可取得同样的化学预防效果。但应权衡化学预防的效果与可能发生不良反应的利弊。

第二章　消化系统疾病

第一节　胃食管反流病

胃食管反流病(GERD)是指过多的胃、十二指肠内容物异常反流入食管引起的胃灼热等症状,并可导致食管炎和咽、喉、气管等食管以外的组织损害。胃食管反流病是一种十分常见的消化道疾病,在人群中发病率很高,即使是健康人,在不当饮食后有时也会出现胃灼热和反酸的现象,严重地困扰着人们的工作和学习。

随着现代生活质量的提高,饮食结构发生了变化,肥胖的人群也增加了,这样也会导致胃食管反流病的发生率升高。我国 1999 年在北京、上海两地的流行病学调查显示,发病率为8.97%,并且有逐年升高趋势。虽然我国对胃食管反流病了解较晚,但是它对人们的生活质量造成的负面影响已经超过心脏病,而且每年以超过 15% 的速度在增长。目前已经证明胃食管反流病是导致食管腺癌的罪魁祸首之一,而且食管腺癌的发病率增加幅度位居所有肿瘤的第一位,因此,及时预防、治疗本病对于积极预防食管腺癌具有重要意义。

一、病因病理

(一)病因

1906 年,美国病理学家 Tileston 认为可能存在贲门功能失调现象。1946 年,英国胸外科医生 Allison 发现膈疝在反流病发生中起重要作用。20 多年后,人们才认识到下食管括约肌功能失调、一过性下食管括约肌松弛增多等可能起着更为重要的作用。现在,人们已认识到反流病是多因素造成的消化道动力障碍性疾病,主要发病机制是抗反流防御机制减弱和反流物对食管黏膜攻击作用的结果。

1.食管抗反流防御机制减弱

(1)抗反流屏障:食管和胃交接的解剖结构,包括食管下括约肌(LES)、膈肌脚、膈食管韧带、食管胃底间的锐角等,其各部分结构和功能上的缺陷均可造成胃食管反流,其中最主要的是 LES 的功能状态。LES 是指食管末端 3~4cm 长的环形肌束。正常人的静息 LES 压为1.33~4.00kPa,LES 结构受到破坏可使 LES 压下降,如贲门失弛缓症手术后易并发反流性食管炎。一些因素可导致 LES 压降低,如某些激素(如缩胆囊素、胰升糖素、血管活性肠肽等)、食物(如高脂肪食品、巧克力等)、药物(如钙拮抗药、毛花苷 C)等。一过性 LES 松弛指非吞咽情况下 LES 自发性松弛,其松弛时间明显长于吞咽时 LES 松弛时间,它是正常人生理性胃食管反流的主要原因,也是 LES 静息压正常的 GERD 患者的主要发病机制。

(2)食管清除作用:在正常情况下,一旦发生胃食管反流,大部分反流物通过 1~2 次食管自发和继发性蠕动性收缩将食管内容物排入胃内,即容量清除,是食管廓清的主要方式,余有唾液缓慢中和。故食管蠕动和唾液产生异常常也参与 GERD 的致病作用。食管裂孔疝,可引起胃食管反流,并降低食管对酸的清除,可导致 GERD。

(3)食管黏膜屏障:反流物进入食管后,可凭借食管上皮表面黏液、不移动水层和表面 HCO_3^-、复层鳞状上皮等构成的屏障,以及黏膜下丰富的血液供应构成的后上皮屏障,发挥其抗反流物中的某些物质(主要是胃酸、胃蛋白酶,其次为十二指肠反流入胃的胆盐和胰酶)对食管黏膜损伤的作用。故导致食管黏膜屏障作用下降的因素如长期吸烟、饮酒及抑郁等,将使食管不能抵御反流物的损害。

2.反流物对食管黏膜攻击作用

反流物刺激和损害食管黏膜,与其质和量有关,也与反流物接触黏膜的时间、部位有关。胃酸与胃蛋白酶是反流物中损害食管黏膜的主要成分。胆汁反流重,其非结合胆盐和胰酶是主要的攻击因子。

(二)病理

胃食管反流病和反流性食管炎在宏观上是一个概念,但是程度上不一样。胃食管反流是一种现象,导致反酸、胃灼热等症状,但对黏膜没有损伤,这就是症状性反流。有些人不仅有症状,还有黏膜的损伤,这就叫反流性食管炎。无论是症状,还是反流性食管炎,都称为食管反流病。在有反流性食管炎的胃食管反流病患者,其病理组织学基本改变可有:复层鳞状上皮细胞层增生;黏膜固有层乳头向上皮腔面延长;固有层内炎症细胞主要是中性粒细胞浸润;糜烂及溃疡;胃食管连接处以上出现 Barrett 食管改变。内镜下不同程度的食管炎则表现为水肿、潮红、糜烂、溃疡、增厚转白、瘢痕狭窄。

Barrett 食管是指食管与胃交界的齿状线 2cm 以上出现柱状上皮替代鳞状上皮。组织学表现为特殊型柱状上皮、贲门型上皮或胃底型上皮。内镜下典型表现为,正常情况呈现均匀粉红带灰白的食管黏膜,出现橘红色的胃黏膜,分布可为环形、舌形或岛状。

二、临床表现

胃食管反流病的临床表现轻重不一,主要的临床症状是反酸、胃灼热、胸骨后疼痛,但有的患者表现为食管以外的症状,而忽视了对本病的诊断。

(一)胃灼热

胃灼热是反流性食管炎的最常见症状,约 50% 的患者有此症状。胃灼热是指胸骨后或剑突下烧灼感,常在餐后 1h 出现,饮酒、甜食、浓茶、咖啡可诱发;肢体前屈,卧位或腹压增高时加重,可向颈部放射。胃灼热是由酸反流刺激了食管深层上皮感觉神经末梢所致。

(二)胸骨后疼痛

疼痛常发生在胸骨后或剑突下,向胸部、后背、肩、颈、下颌、耳和上肢放射,此时酷似心绞痛。部分患者不伴有胃灼热、反酸症状,给临床诊断带来了一定困难。

(三)反胃

胃食管反流病患者大多有此症状,胃内容物在无恶心和不用力情况下涌入口腔。空腹时反胃为酸性胃液反流,称为反酸,但此时也可有胆汁和胰液溢出。

(四)吞咽困难和吞咽疼痛

部分患者有吞咽困难,可能由食管痉挛或食管动力障碍所致,症状呈间歇性。进食固体或液体食物时均可发作。与情绪波动有关。少数患者因食管瘢痕形成而狭窄,吞咽困难呈进行性加重。有食管重度糜烂或并发食管溃疡的患者可见吞咽疼痛。

（五）其他

部分胃食管反流病患者可有食管外的组织损害。如咽部不适、有特异感、阻塞感，称为癔球症，是由酸反流引起上食管括约肌压力升高所致。反流物刺激咽部引起咽炎、声嘶。反流物吸入气管和肺，可反复发生肺炎，甚至出现肺间质纤维化；反流引起的哮喘无季节性，常在夜间发生。婴儿和儿童因反复胃食管反流，可继发呼吸道感染，并发缺铁性贫血和发育障碍。因此，在反流症状不明显时，可因治疗不当而延误病情。

三、检查诊断

本病临床表现复杂且缺乏特异性，仅凭临床症状难以区分生理性或病理性。目前，依靠任何一项辅助检查均很难确诊，必须采用综合诊断技术。凡临床发现不明原因的反复呕吐、咽下困难、反复发作的慢性呼吸道感染、难治性哮喘生长发育迟缓、营养不良、贫血、反复出现窒息、呼吸暂停等症状时，都应考虑到本病存在的可能性，必须针对不同情况，选择必要的辅助检查，以明确诊断。

（一）内镜检查

内镜检查是诊断反流性食管炎最准确的方法，并能判断反流性食管炎的严重程度和有无并发症，结合活检可与其他原因引起的食管炎和其他食管病变（如食管癌等）做鉴别。内镜下无反流性食管炎不能排除胃食管反流病。

根据内镜下所见食管黏膜的损害程度进行反流性食管炎分级，有利于病情判断及指导治疗。目前国外采用洛杉矶分级法：正常，食管黏膜没有破损；1级，一个或一个以上食管黏膜破损，长径<5mm。2级，一个或一个以上黏膜破损，长径>5mm，但没有融合性病变；3级，黏膜破损有融合，但<75％的食管周径；4级，黏膜破损融合，至少达到75％的食管周径。

（二）食管 pH 值监测

目前已被公认为诊断胃食管反流病的重要诊断方法，已广泛应用于临床并成为诊断胃管反流性疾病的"金标准"。应用便携式 pH 值记录仪在生理状态下对患者进行 24h 食管 pH 值连续监测，可提供食管是否存在过度酸反流的客观证据，有助于鉴别胸痛与反流的关系。

常用的观察指标：24h 内 pH 值<4 的总百分时间、pH 值<4 的次数、持续 5min 以上的反流次数以及最长反流时间等指标。但要注意在行该项检查前 3d 应停用抑酸药与促胃肠动力的药物。

（三）钡餐检查

食管吞钡检查能发现部分食管病变，如食管溃疡或狭窄，但亦可能会遗漏一些浅表溃疡和糜烂。气钡双重造影对反流性食管病的诊断特异性很高，但敏感性较差，有报道认为可能有高达 80％的反流性食管病患者被遗漏。但因其方法简单易行，设备及技术要求均不高，很多基层医院仍在广泛使用。

（四）食管胆汁动态监测

以往对胃食管反流病的研究集中于酸反流，若同时在食管中监测酸与胆红素，发现有相当部分的患者同时伴有胆汁反流。动物实验证明，胆汁酸造成食管黏膜的损伤远超过单纯胃酸的损害作用。但胆汁酸对人食管黏膜的损伤作用尚有争议。监测食管内胆汁含量可得到十二指肠胃食管反流的频率和量。现有的 24h 胆汁监测仪可得到胆汁反流的次数、长时间反流次数、最长反流时间和吸收值不低于 0.14 的总时间及其百分比,从而对胃食管反流病做出正确的评价。

有学者对 50 例反流性食管炎患者进行食管 24h pH 值及胆汁联合测定,结果发现单纯酸反流占 30%,单纯胆汁反流占 6%,混合反流占 58%,说明酸和胆汁反流共同参与食管黏膜的损伤,且混合反流发生的比例越高食管损伤程度越重。

(五)食管测压

可测定 LES 的长度和部位、LES 压、LES 松弛压、食管体部压力及食管上括约肌压力等。LES 静息压为 1.3~4kPa,如 LES 压低于 0.8kPa 易导致反流。当胃食管反流病内科治疗效果不好时可作为辅助性诊断方法。

(六)核素检查

用同位素标记液体,显示在平卧位及腹部加压时有无过多的核素胃食管反流。

(七)激发试验

最常用的食管激发试验为 Bemstein 试验,即酸灌注试验。此试验对于确定食管反流与非典型胸痛之间的关系具有一定价值。此试验可评估食管对酸的敏感性,确定患者的症状是否与反流相关,检查阴性不能排除反流的存在,亦不能区别不同程度的反流。由于其观察时间较短,故敏感性较低。随着 24h 食管 pH 值监测的应用日益广泛,临床上仅在无条件进行 24h pH 值监测时才采用激发试验。

GERD 是一种上消化道运动、功能紊乱性疾病,近几年人们才对其有较深刻的认识和了解。不少医生,尤其是基层医生对其仍认识不足,故易按"常见疾病"进行诊治,加之本组临床表现极不典型,初次接诊的医生未想到本病而造成误诊误治。对每一例患者的病史询问不全面、不详细,同时又未能对查体、实验室检查、特殊检查结果进行综合分析,从而不能抓住可疑之处进一步检查,只是急于进行"症状治疗",也必然造成误诊。

因此,为防止误诊的发生,临床医生应全面正确掌握 GERD 的知识是避免和减少误诊误治的关键。多种因素可引起 GERD,如 LES 张力降低、一过性 LES 松弛、食管裂孔疝、食管清除反流胃内容物能力降低、胃排空延迟药物、食管本身的病变及其他因素的影响等。GERD 患者由于胃及十二指肠内容物反流入食管对食管黏膜刺激作用加强,从而导致食管及食管外组织损伤。其主要临床表现有:①咽部异物感、声音嘶哑、胃灼热、反酸、哮喘、胸部不适及胸骨后疼痛,重者可因食管溃疡形成而发生呕血、便血;②由于食管瘢痕形成或发生 Barrett 食管、食管腺癌而出现吞咽困难;③一些患者常以胸痛为主要症状,其胸痛特点酷似心绞痛发作,服硝酸甘油不能完全缓解,并且常在夜间发生,故易误诊为"变异型心绞痛";④部分患者由于反流的食管内容物吸入气管(多在夜间)而出现咳嗽、肺部感染及支气管哮喘。有报道,50% 的患者有非心脏病性胸痛,78% 的患者慢性声嘶,82% 的患者有哮喘,抗 GERD 药物或手术治疗后呼吸道症状可改善。GERD 常和食管裂孔疝同时存在,不少学者还认为 GERD 引起的食管改变在其修复过程中可发生 Barrett 食管,故有较高的癌变率,但也有人认为 Barrett 食管患者不会癌变。

GERD 的诊断依据:①有明确的胃食管反流症状。②内镜检查有典型的反流性食管炎表现,其可分为 4 级。Ⅰ级:呈现孤立糜烂灶、红斑和(或)渗出;Ⅱ级:散在糜烂和溃疡;Ⅲ级:糜烂和溃疡累及食管全周,未见狭窄;Ⅳ级:食管慢性溃疡或损伤,食管纤维化狭窄、短食管、柱状上皮化生。③钡餐造影、食管 pH 值监测、食管测压,尤其是后两者对内镜表现不典型、临床高度怀疑 GERD 者的诊断十分重要,而 24h 食管 pH 值监测被人们称为诊断 GERD 的金标准(最重要者为 24h 内 pH 值<4 的总时间)。④对高度怀疑 GERD 者,如无客观条件进行检查或检查后仍不能确诊时可行诊断性治疗,用强有力的质子泵抑制剂如奥美拉唑治疗,1～2 周后症状消失,即可确诊。

四、治疗

可以根据病情轻重酌情采取药物治疗、外科治疗、内镜下治疗几种方法。目前关于本病的药物治疗,主要是应用抑酸剂,包括最强的质子泵抑制剂奥美拉唑、兰索拉唑等,有食管炎者应首先选用质子泵抑制剂类药物,正规疗程应达到 8 周或以上,宜合用胃肠动力药物。轻中度患者可以选择廉价的 H_2 受体阻滞药,常能控制症状的发生。但是中至重度患者药物治疗存在用药有效、停药易复发,长期服药存在不良反应及费用昂贵等问题。

对于药物治疗无效的患者适宜选择外科治疗,包括腹腔镜下治疗。但其也属于有创治疗,仅适用于部分严重患者合并有严重食管裂孔疝的患者。内镜下治疗是近三四年开展的新技术,较药物治疗、传统的外科及腹腔镜治疗有其独到的优势,很可能成为中至重度胃食管反流病治疗的主要方法。

(一)一般治疗

生活方式的改变应作为治疗的基本措施。抬高床头 15～20cm 是简单而有效的方法,这样可在睡眠时利用重力作用加强酸清除能力,减少夜间反流。反流性食管炎患者应少食多餐,低脂少渣饮食,避免进食刺激性食物。肥胖者应减低体重。避免弯腰,减少胃、食管反流,防止恶心、呕吐。有 1/4 的患者经上述一般治疗后症状可获改善。

(二)药物治疗

如果通过改变生活方式不能改善反流症状者,应开始系统的药物治疗。治疗目的为减少反流缓解症状,降低反流物质对黏膜的损害,增强食管黏膜抗反流防御功能,达到治愈食管炎,防止复发,预防和治疗重要并发症的作用。

1.H_2受体拮抗药(H_2－RA)

H_2－RA 是目前临床治疗胃食管反流病的主要药物。西咪替丁,400mg,每日 2 次或 800mg,每晚 1 次;雷尼替丁,每次 150mg,每日 2 次;法莫替丁,每次 20mg,每日 2 次等。H_2－RA 能减少 24h 胃酸分泌 50%～70%,减轻反流物对食管的刺激。适用于轻至中症患者,2 次服药疗效优于 1 次服药,同一种药物大剂量优于小剂量,但随着剂量加大不良反应也增加。一般疗程 8～12 周。

2.质子泵抑制药(PPI)

PPI 包括奥美拉唑,每次 20mg,每日 1～2 次;兰索拉唑,每次 30mg,每日 1 次;潘妥拉唑,每次 20mg,每日 1～2 次;埃索美拉唑,每次 40mg,每日 1 次;雷贝拉唑,每次 20mg,每日 1～2 次。质子泵抑制剂有很强的抑酸作用,疗效优于 H_2 受体拮抗药,适用于中至重度反流性食管病患者,可与促胃肠动力药联合应用。疗程 8～12 周。

3.促动力药

胃食管反流病是一种动力障碍性疾病,常存在食管、胃运动功能异常,在上述药物治疗无效时,可应用促动力药。

促动力药治疗胃食管反流的疗效与 H_2 受体拮抗药相似,但对于伴随腹胀、嗳气等动力障碍症状者效果明显优于抑酸剂。目前临床主要用药如甲氧氯普胺、多潘立酮、西沙必利、左舒必利、红霉素等。可与抑酸剂联合应用。2~3 级食管炎患者经西咪替丁 1g/d 联合西沙必利 40mg/d 治疗 12 周后,症状的缓解及食管炎的愈合均较单用西咪替丁为佳。长时间的 pH 值监测显示,联用西沙必利和雷尼替丁能有效地减少反流总数、直立位反流及餐后反流,减少 GERD 的复发。

4.黏膜保护剂

硫糖铝作为一种局部作用制剂,能通过黏附于食管黏膜表面,提供物理屏障抵御反流的胃内容物,对胃酸有温和的缓冲作用,但不影响胃酸或胃蛋白酶的分泌,对 LES 压力没有影响。硫糖铝 1g/次,4 次/天服用,对胃食管反流病症状的控制和食管炎的愈合与标准剂量的 H_2 受体拮抗药的疗效相似。

但亦有学者认为,硫糖铝对胃食管反流病无效。铝碳酸镁能结合反流的胆酸,减少其对黏膜的损伤,并能作为物理屏障黏附于黏膜表面,现在临床广泛使用。

5.维持治疗

胃食管反流病具有慢性、复发性的特点,故应进行长期维持治疗,以避免反复发作及由此引起的并发症。上述药物均可作为维持治疗长期使用,其中质子泵抑制药疗效肯定。维持治疗应注重个体化,根据患者的反应,选择适合个体的药物和剂量。质子泵抑制药长期应用应注意抑酸后对胃动力及胃内细菌增生的影响。

(三)内镜治疗

内镜下治疗主要有内镜下缝合治疗、内镜下射频治疗、内镜下注射治疗。内镜下注射法治疗,是在内镜直视下将一种有机物注射入贲门口四周或下食管括约肌内,该方法 2003 年通过美国食品药品监督管理局(FDA)批准,是目前最简便的介入治疗方法。这些新技术主要特点为经胃镜于食管或胃腔内进行治疗,创伤很小、术程短、方便、安全性好,初步的疗效较高,并且术后易修改,一般不影响再次内镜治疗。但各项技术开展时间均较短,手术方式、长期疗效、随机对照等仍在研究总结之中。

第二节　慢性胃炎

慢性胃炎是由各种病因引起的胃黏膜慢性炎症。由内镜及病理组织学变化,将慢性胃炎分为非萎缩性(浅表性)胃炎及萎缩性胃炎两大基本类型和一些特殊类型胃炎。

一、流行病学

幽门螺杆菌(HP)感染为慢性非萎缩性胃炎的主要病因。大致上说来,慢性非萎缩性胃炎发病率与 HP 感染情况相平行,慢性非萎缩性胃炎流行情况因不同国家不同地区 HP 感染情况而异。一般 HP 感染率发展中国家高于发达国家,感染率随年龄增加而升高。我国属 HP

高感染率国家,估计人群中 HP 感染率为 40%～70%。慢性萎缩性胃炎是原因不明的慢性胃炎,在我国是一种常见病、多发病,在慢性胃炎中占 10%～20%。

二、病因

(一)慢性非萎缩性胃炎的常见病因

1.HP 感染

HP 感染是慢性非萎缩性胃炎最主要的病因,两者的关系符合 Koch 提出的确定病原体为感染性疾病病因的 4 项基本要求,即该病原体存在于该病的患者中,病原体的分布与体内病变分布一致,清除病原体后疾病可好转,在动物模型中该病原体可诱发与人相似的疾病。

研究表明,80%～95% 的慢性活动性胃炎患者胃黏膜中有 HP 感染,5%～20% 的 HP 阴性率反映了慢性胃炎病因的多样性;HP 相关胃炎者,HP 胃内分布与炎症分布一致;根除 HP 可使胃黏膜炎症消退,一般中性粒细胞消退较快,但淋巴细胞、浆细胞消退需要较长时间;志愿者和动物模型中已证实 HP 感染可引起胃炎。

HP 感染引起的慢性非萎缩性胃炎中胃窦为主全胃炎患者胃酸分泌可增加,十二指肠溃疡发生的危险度较高;而胃体为主全胃炎患者胃溃疡和胃癌发生的危险性增加。

2.胆汁和其他碱性肠液反流

幽门括约肌功能不全时含胆汁和胰液的十二指肠液反流入胃,可削弱胃黏膜屏障功能,使胃黏膜遭到消化液作用,产生炎症、糜烂、出血和上皮化生等病变。

3.其他外源因素

酗酒、服用 NSAID 等药物、某些刺激性食物等均可反复损伤胃黏膜。这类因素均可各自或与 HP 感染协同作用而引起或加重胃黏膜慢性炎症。

(二)慢性萎缩性胃炎的主要病因

1973 年 Strickland 将慢性萎缩性胃炎分为 A、B 两型,A 型是胃体弥散萎缩,导致胃酸分泌下降,影响维生素 B_{12} 及内因子的吸收,因此常合并恶性贫血,与自身免疫有关;B 型在胃窦部,少数人可发展成胃癌,与幽门螺杆菌、化学损伤(胆汁反流、非皮质激素消炎药、吸烟、酗酒等)有关,我国 80% 以上的属于第二类。

胃内攻击因子与防御修复因子失衡是慢性萎缩性胃炎发生的根本原因。具体病因与慢性非萎缩性胃炎相似,包括:HP 感染;长期饮浓茶、烈酒、咖啡、过热、过冷、过于粗糙的食物,可导致胃黏膜的反复损伤;长期大量服用非甾体抗炎药如阿司匹林、吲哚美辛等可抑制胃黏膜前列腺素的合成,破坏黏膜屏障;烟草中的尼古丁不仅影响胃黏膜的血液循环,还可导致幽门括约肌功能紊乱,造成胆汁反流;各种原因的胆汁反流均可破坏黏膜屏障造成胃黏膜慢性炎症改变。

比较特殊的是壁细胞抗原和抗体结合形成免疫复合体在补体参与下,破坏壁细胞;胃黏膜营养因子(如胃泌素、表皮生长因子等)缺乏;心力衰竭、动脉硬化、肝硬化合并门静脉高压、糖尿病、甲状腺病、慢性肾上腺皮质功能减退、尿毒症、干燥综合征、胃血流量不足,以及精神因素等均可导致胃黏膜萎缩。

三、病理生理学和病理学

(一)病理生理学

1.HP 感染

HP 感染途径为粪－口或口－口途径,其外壁靠黏附素而紧贴胃上皮细胞。

HP 感染的持续存在,致使腺体破坏,最终发展成为萎缩性胃炎。而感染 HP 后胃炎的严重程度则除了与细菌本身有关外,还决定与患者机体情况和外界环境。如带有空泡毒素(VacA)和细胞毒相关基因(CagA)者,胃黏膜损伤明显较重。患者的免疫应答反应强弱、其胃酸的分泌情况、血型、民族和年龄差异等也影响胃黏膜炎症程度。此外患者饮食情况也有一定作用。

2.自身免疫机制

研究早已证明,以胃体萎缩为主的 A 型萎缩性胃炎患者血清中,存在壁细胞抗体(PCA)和内因子抗体(IFA)。前者的抗原是壁细胞分泌小管微绒毛膜上的质子泵 H^+-K^+-ATP 酶,它破坏壁细胞而使胃酸分泌减少。而 IFA 则对抗内因子(壁细胞分泌的一种糖蛋白),使食物中的维生素 B_{12} 无法与后者结合被末端回肠吸收,最后引起维生素 B_{12} 吸收不良,甚至导致恶性贫血。IFA 具有特异性,几乎仅见于胃萎缩伴恶性贫血者。

造成胃酸和内因子分泌减少或丧失,恶性贫血是 A 型萎缩性胃炎的终末阶段,是自身免疫性胃炎最严重的标志。当泌酸腺完全萎缩时称为胃萎缩。

另外,近年发现 HP 感染者中也存在着自身免疫反应,其血清抗体能与宿主胃黏膜上皮,以及黏液起交叉反应,如菌体 LewisX 和 LewisY 抗原。

3.外源损伤因素破坏胃黏膜屏障

碱性十二指肠液反流等,可减弱胃黏膜屏障功能。致使胃腔内 H^+ 通过损害的屏障,反弥散入胃黏膜,使炎症不易消散。长期慢性炎症,又加重屏障功能的减退,如此恶性循环使慢性胃炎久治不愈。

4.生理因素和胃黏膜营养因子缺乏

萎缩性变化和肠化生等皆与衰老相关,而炎症细胞浸润程度与年龄关系不大。这主要是老龄者的退行性变—胃黏膜小血管扭曲,小动脉壁玻璃样变性,管腔狭窄导致黏膜营养不良、分泌功能下降。

新近研究证明,某些胃黏膜营养因子(胃泌素、表皮生长因子等)缺乏或胃黏膜感觉神经终器对这些因子不敏感可引起胃黏膜萎缩。如手术后残胃炎原因之一是 G 细胞数量减少,而引起胃泌素营养作用减弱。

5.遗传因素

萎缩性胃炎、低酸或无酸、维生素 B_{12} 吸收不良的患病率和 PCA、IFA 的阳性率很高,提示可能有遗传因素的影响。

(二)病理学

慢性胃炎病理变化是由胃黏膜损伤和修复过程所引起。病理组织学的描述包括活动性慢性炎症、萎缩和化生及异型增生等。此外,在慢性炎症过程中,胃黏膜也有反应性增生变化,如胃小凹上皮过形成、黏膜肌增厚、淋巴滤泡形成、纤维组织和腺管增生等。

近几年对于慢性胃炎尤其是慢性萎缩性胃炎的病理组织学,有不少新的进展。以下结合中华医学会消化病学分会的《全国第二次慢性胃炎共识会议》中制订的慢性胃炎诊治的共识意见,论述以下关键进展问题。

1.萎缩的定义

早年,新悉尼系统把萎缩定义为"腺体的丧失",这是模糊而易歧义的定义,反映了当时肠化是否属于萎缩,病理学家间有不同认识。其后国际上一个病理学家的自由组织——萎缩联谊会(Atrophy Club)进行了3次研讨会,并发表了对萎缩的新分类,12位作者中有8位也曾是悉尼系统的执笔者,故此意见可认为是悉尼系统的补充和发展,有很高的权威性。

萎缩联谊会把萎缩新定义为"萎缩是胃固有腺体的丧失",将萎缩分为3种情况:无萎缩、未确定萎缩和萎缩,进而将萎缩分两个类型:非化生性萎缩和化生性萎缩。前者的特点是腺体丧失伴有黏膜固有层中的纤维化或纤维肌增生;后者是胃黏膜腺体被化生的腺体所替换。这两类萎缩的程度分级仍用最初悉尼系统标准和新悉尼系统的模拟评分图,分为4级,即无、轻度、中度和重度萎缩。国际的萎缩新定义对我国来说不是新的,我国学者早年就认为"肠化或假幽门腺化生不是胃固有腺体,因此尽管胃腺体数量未减少,但也属萎缩",并在全国第一届慢性胃炎共识会议做了说明。

对于上述第二个问题,答案显然是肯定的。这是因为多灶性萎缩性胃炎的胃黏膜萎缩呈灶状分布,即使活检块数少,只要病理活检发现有萎缩,就可诊断为萎缩性胃炎。在此次全国慢性胃炎共识意见中强调,需注意取材于糜烂或溃疡边缘的组织易存在萎缩,但不能简单地视为萎缩性胃炎。此外,活检组织太浅、组织包埋方向不当等因素均可影响萎缩的判断。

"未确定萎缩"是国际新提出的观点,认为黏膜层炎症很明显时,单核细胞密集浸润造成腺体被取代、移置或隐匿,以致难以判断这些"看来似乎丧失"的腺体是否真正丧失,此时暂先诊断为"未确定萎缩",最后诊断延期到炎症明显消退(大部分在HP根除治疗3~6个月后),再取活检时做出。对萎缩的诊断采取了比较谨慎的态度。

目前,我国共识意见并未采用此概念。因为:①炎症明显时腺体被破坏、数量减少,在这个时点上,病理按照萎缩的定义可以诊断为萎缩,非病理不能;②一般临床希望活检后有病理结论,病理如不作诊断,会出现临床难出诊断、对治疗效果无法评价的情况。尤其在临床研究上,设立此诊断项会使治疗前或后失去相当一部分统计资料。慢性胃炎是个动态过程,炎症可以有两个结局:完全修复和不完全修复(纤维化和肠化),炎症明显期病理无责任预言今后趋向哪个结局。可以预料对萎缩采用的诊断标准不一,治疗有效率也不一,采用"未确定萎缩"的研究课题,因为事先去除了一部分可逆的萎缩,萎缩的可逆性就低。

2.肠化分型的临床意义与价值用

AB－PAS和HID－AB黏液染色能区分肠化亚型,然而,肠化分型的意义并未明了。传统观念认为,肠化亚型中的小肠型和完全型肠化无明显癌前病变意义,而大肠型肠化的胃癌发生危险性增高,从而引起临床的重视。支持肠化分型有意义的学者认为化生是细胞表型的一种非肿瘤性改变,通常在长期不利环境作用下出现。这种表型改变可以是干细胞内出现体细胞突变的结果,或是表现遗传修饰的变化导致后代细胞向不同方向分化的结果。胃内肠化生部位发现很多遗传改变,这些改变甚至可出现在异型增生前。

他们认为肠化生中不完全型结肠型者,具有大多数遗传学改变,有发生胃癌的危险性。但近年越来越多的临床资料显示,其预测胃癌价值有限而更强调重视肠化范围,肠化分布范围越广,其发生胃癌的危险性越高。10多年来罕有从大肠型肠化随访发展成癌的报道。另一方面,从病理检测的实际情况看,肠化以混合型多见,大肠型肠化的检出率与活检块数有密切的关系,即活检块数越多,大肠型肠化检出率越高。客观地讲,该型肠化生的遗传学改变和胃不典型增生(上皮内瘤)的改变相似。因此,对肠化分型的临床意义和价值的争论仍未有定论。

3.关于异型增生

异型增生(上皮内瘤变)是重要的胃癌癌前病变。分为轻度和重度(或低级别和高级别)两级。异型增生和上皮内瘤变是同义词,后者是 WHO 国际癌症研究协会推荐使用的术语。

4.萎缩和肠化发生过程是否存在不可逆转点

胃黏膜萎缩的产生主要有两种途径:一是干细胞区室和(或)腺体被破坏;二是选择性破坏特定的上皮,细胞而保留干细胞。这两种途径在慢性 HP 感染中均可发生。

萎缩与肠化的逆转报道已经不在少数,但是否所有病患均有逆转可能,是否在萎缩的发生与发展过程中存在某一不可逆转点。这一转折点是否可能为肠化生,已明确 HP 感染可诱发慢性胃炎,经历慢性炎症→萎缩→肠化→异型增生等多个步骤最终发展至胃癌(Correa 模式)。可否通过根除 HP 来降低胃癌发生危险性始终是近年来关注的热点。多数研究表明,根除 HP 可防止胃黏膜萎缩和肠化的进一步发展,但萎缩、肠化是否能得到逆转尚待更多研究证实。

Mera 和 Correa 等最新报道了一项长达 12 年的大型前瞻性随机对照研究,纳入 795 例具有胃癌前病变的成人患者,随机给予他们抗 HP 治疗和(或)抗氧化治疗。他们观察到,萎缩黏膜在 HP 根除后持续保持阴性 12 年后可以完全消退,而肠化黏膜也有逐渐消退的趋向,但可能需要随访更为长时间。他们认为通过抗 HP 治疗来进行胃癌的化学预防是可行的策略。

但是,部分学者认为在考虑萎缩的可逆性时,需区分缺失腺体的恢复和腺体内特定细胞的再生。在后一种情况下,干细胞区室被保留、去除有害因素可使壁细胞和主细胞再生,并完全恢复腺体功能。当腺体及干细胞被完全破坏后,腺体的恢复只能由周围未被破坏的腺窝单元来完成。

当萎缩伴有肠化生时,逆转机会进一步减小。如果肠化生是对不利因素的适应性反应,而且不利因素可以被确定和去除,此时肠化生有可能逆转。但是,肠化生还有很多其他原因,如胆汁反流、高盐饮食、乙醇。这意味着即使在 HP 感染个体,感染以外的其他因素亦可以引发或加速化生的发生。如果肠化生是稳定的干细胞内体细胞突变的结果,则改变黏膜的环境也许不能使肠化生逆转。

四、临床表现

流行病学研究表明,多数慢性非萎缩性胃炎患者无任何症状。少数患者可有上腹痛或不适、上腹胀、早饱嗳气、恶心等非特异性消化不良症状。某些慢性萎缩性胃炎患者可有上腹部灼痛、胀痛、钝痛或胀闷,且以餐后为著,食欲缺乏、恶心、嗳气、便秘或腹泻等症状。内镜检查和胃黏膜组织学检查结果与慢性胃炎患者症状的相关分析表明,患者的症状缺乏特异性,且症状之有无及严重程度与内镜所见及组织学分级并无肯定的相关性。

伴有胃黏膜糜烂者,可有少量或大量上消化道出血,长期少量出血可引起缺铁性贫血。胃体萎缩性胃炎可出现恶性贫血,常有全身衰弱、疲软、神情淡漠、隐性黄疸,消化道症状一般较少。

体征多不明显,有时上腹轻压痛,胃体胃炎严重时可有舌炎和贫血。

慢性萎缩性胃炎的临床表现不仅缺乏特异性,而且与病变程度并不完全一致。

五、辅助检查

(一)胃镜及活组织检查

1.胃镜检查

随着内镜器械的长足发展,内镜观察更加清晰。内镜下慢性非萎缩性胃炎可见红斑(点状、片状、条状),黏膜粗糙不平,出血点(斑),黏膜水肿及渗出等基本表现,尚可见糜烂及胆汁反流。萎缩性胃炎则主要表现为黏膜色泽白,不同程度的皱襞变平或消失。在不过度充气状态下,可透见血管纹,轻度萎缩时见到模糊的血管,重度时看到明显血管分支。内镜下肠化黏膜呈灰白色颗粒状小隆起,重者贴近观察有绒毛状变化。肠化也可以呈平坦或凹陷外观的。如果喷洒亚甲蓝色素,肠化区可能出现被染上蓝色,非肠化黏膜不着色。

胃黏膜血管脆性增加可致黏膜下出血,谓之壁内出血,表现为水肿或充血胃黏膜上见点状、斑状或线状出血,可多发、新鲜和陈旧性出血相混杂。如观察到黑色附着物常提示糜烂等致出血。

值得注意的是,少数HP感染性胃炎可有胃体部皱襞肥厚,甚至宽度达到5mm以上,且在适当充气后皱襞不能展平,用活检钳将黏膜提起时,可见帐篷征,这是和恶性浸润性病变鉴别点之一。

2.病理组织学检查

萎缩的确诊依赖于病理组织学检查。萎缩的肉眼与病理之符合率仅为38%~78%,这与萎缩或肠化甚至HP的分布都是非均匀的,或者说多灶性萎缩性胃炎的胃黏膜萎缩呈灶状分布有关。当然,只要病理活检发现有萎缩,就可诊断为萎缩性胃炎。但如果未能发现萎缩,却不能轻易排除之。如果不取足够多的标本或者内镜医生并未在病变最重部位(这也需要内镜医生的经验)活检,则势必可能遗漏病灶。反之,当在糜烂或溃疡边缘的组织活检时,即使病理发现了萎缩,却不能简单地视为萎缩性胃炎,这是因为活检组织太浅、组织包埋方向不当等因素均可影响萎缩的判断。还有,根除HP可使胃黏膜活动性炎症消退,慢性炎症程度减轻。一些因素可影响结果的判断,如:①活检部位的差异;②HP感染时胃黏膜大量炎症细胞浸润,形如萎缩;但根除HP后胃黏膜炎症细胞消退,黏膜萎缩、肠化可望恢复。然而,在胃镜活检取材多少问题上,病理学家的要求与内镜医生出现了矛盾。从病理组织学观点来看,5块或更多则有利于组织学的准确判断;然而,就内镜医生而言,考虑到患者的医疗费用,主张2~3块即可。

(二)HP检测

活组织病理学检查时可同时检测HP,并可在内镜检查时多取1块组织做快速尿素酶检查以增加诊断的可靠性。其他检查HP的方法包括:①胃黏膜直接涂片或组织切片,然后以Gram或Giemsa或Warthin-Starry染色(经典方法),甚至HE染色;免疫组化染色则有助于检测球形HP。②细菌培养,为金标准;需特殊培养基和微需氧环境,培养时间3~7d,阳性率可能不高但特异性高,且可做药物敏感试验。③血清HP抗体测定,多在流行病学调查时用。④尿素呼吸试验,是一种非侵入性诊断法,口服^{13}C或^{14}C标记的尿素后,检测患者呼气中的$^{13}CO_2$或$^{14}CO_2$量,结果准确。⑤聚合酶链式反应(PCR),能特异地检出不同来源标本中的 HP。

根除 HP 治疗后,可在胃镜复查时重复上述检查,亦可采用非侵入性检查手段,如[13]C 或[14]C 尿素呼气试验、粪便 HP 抗原检测及血清学检查。应注意,近期使用抗生素、质子泵抑制药、铋剂等药物,因有暂时抑制 HP 作用,会使上述检查(血清学检查除外)呈假阴性。

(三)X 线钡剂检查

主要是以很好地显示胃黏膜相的气钡双重造影。对于萎缩性胃炎,常常可见胃皱襞相对平坦和减少。但依靠 X 线诊断慢性胃炎价值不如胃镜和病理组织学。

(四)实验室检查

1.胃酸分泌功能测定

非萎缩性胃炎胃酸分泌常正常,有时可以增高。萎缩性胃炎病变局限于胃窦时,胃酸可正常或低酸,低酸是由泌酸细胞数量减少和 H^+ 向胃壁反弥散所致。测定基础胃液分泌量(BAO)及注射组胺或五肽胃泌素后测定最大泌酸量(MAO)和高峰泌酸量(PAO)以判断胃泌酸功能,有助于萎缩性胃炎的诊断及指导临床治疗。A 型慢性萎缩性胃炎患者多无酸或低酸,B 型慢性萎缩性胃炎患者可正常或低酸,往往在给予酸分泌刺激药后,亦不见胃液和胃酸分泌。

2.胃蛋白酶原(PG)测定

胃体黏膜萎缩时血清 PGⅠ水平及 PGⅠ/Ⅱ比例下降,严重时可伴餐后血清 G－17 水平升高;胃窦黏膜萎缩时餐后血清 G－17 水平下降,严重时可伴 PGⅠ水平及 PGⅠ/Ⅱ比例下降。然而,这主要是一种统计学上的差异。

日本学者发现无症状胃癌患者,本法 85% 阳性,PGI 或比值降低者,推荐进一步胃镜检查,以检出伴有萎缩性胃炎的胃癌。该试剂盒用于诊断萎缩性胃炎和判断胃癌倾向在欧洲国家应用要多于我国。

3.血清胃泌素测定

如果以放射免疫法检测血清胃泌素,则正常值应低于 100pg/mL。慢性萎缩性胃炎胃体为主者,因壁细胞分泌胃酸缺乏,反馈性地 G 细胞分泌胃泌素增多,致胃泌素中度升高。特别是当伴有恶性贫血时,该值可达 1000pg/mL 或更高。注意此时要与胃泌素瘤相鉴别,后者是高胃酸分泌。慢性萎缩性胃炎以胃窦为主时,空腹血清胃泌素正常或降低。

4.自身抗体

血清 PCA 和 IFA 阳性对诊断慢性胃体萎缩性胃炎有帮助,尽管血清 IFA 阳性率较低,但胃液中 IFA 的阳性,则十分有助于恶性贫血的诊断。

5.血清维生素 B_{12} 浓度和维生素 B_{12} 吸收试验

慢性胃体萎缩性胃炎时,维生素 B_{12} 缺乏,常低于 200ng/L。维生素 B_{12} 吸收试验(Schilling 试验)能检测维生素 B_{12} 在末端回肠吸收情况且可与回盲部疾病和严重肾功能障碍相鉴别。同时服用[58]Co 和[57]Co(加有内因子)标记的氰钴素胶囊。此后收集 24h 尿液。如两者排出率均＞10% 则正常,若尿中[58]Co 排出率低于 10%,而[57]Co 的排出率正常则常提示恶性贫血;而两者均降低的常常是回盲部疾病或者肾衰竭者。

六、诊断和鉴别诊断

(一)诊断

鉴于多数慢性胃炎患者无任何症状,或即使有症状也缺乏特异性,并且缺乏特异性体征,因此根据症状和体征难以做出慢性胃炎的正确诊断。慢性胃炎的确诊主要依赖于内镜检查和胃黏膜活检组织学检查,尤其是后者的诊断价值更大。

按照悉尼胃炎标准要求,完整的诊断应包括病因、部位和形态学 3 方面。例如,诊断为"胃窦为主慢性活动性 HP 胃炎""NSAID 相关性胃炎"。当胃窦和胃体炎症程度相差 2 级或以上时,加上"为主"修饰词,如"慢性(活动性)胃炎,胃窦显著"。当然这些诊断结论最好是在病理报告后给出,实际的临床工作中,胃镜医生可根据胃镜下表现给予初步诊断。

对于自身免疫性胃炎诊断,要予以足够的重视。因为胃体活检者甚少,或者很少开展 PCA 和 IFA 的检测,诊断该病者很少。为此,如果遇到以全身衰弱和贫血为主要表现,而上消化道症状往往不明显者,应做血清胃泌素测定和(或)胃液分析,异常者进一步做维生素 B_{12} 吸收试验,血清维生素 B_{12} 浓度测定可获确诊。注意,不能仅凭活检组织学诊断本病,特别是标本数少时,这是因为 HP 感染性胃炎后期胃窦肠化、HP 上移,胃体炎症变得显著,可与自身免疫性胃炎表现相重叠,但后者胃窦黏膜的变化很轻微。另外,淋巴细胞性胃炎也可出现类似的情况,而其并无泌酸腺萎缩。

(二)鉴别诊断

1.功能性消化不良

2006 年,在《我国慢性胃炎共识意见》中,其将消化不良症状与慢性胃炎做了对比。一方面,慢性胃炎患者可有消化不良的各种症状;另一方面,一部分有消化不良症状者如果胃镜和病理检查无明显阳性发现,可能仅仅为功能性消化不良。当然,少数功能性消化不良患者可同时伴有慢性胃炎。这样,在慢性胃炎与消化不良症状功能性消化不良之间形成较为错综复杂的关系。但一般说来,消化不良症状的有无和严重程度与慢性胃炎的内镜所见或组织学分级并无明显相关性。

2.早期胃癌和胃溃疡

几种疾病的症状有重叠或类似,但胃镜及病理检查可鉴别。重要的是,如遇到黏膜糜烂,尤其是隆起性糜烂,要多取活检和及时复查,以排除早期胃癌。这是因为,即使是病理组织学诊断,也有一定的局限性。主要原因:①胃黏膜组织学变化易受胃镜检查前夜的食物(如某些刺激性食物加重黏膜充血)性质、被检查者近日是否吸烟、胃镜操作者手法的熟练程度、患者恶心反应等诸种因素影响。②活检是点的调查,而慢性胃炎病变程度在整个黏膜面上并非一致,要多点活检才能做出全面估计,判断治疗效果时,尽量在黏膜病变较重的区域或部位活检。如系治疗前后比较,则应在相同或相近部位活检。③病理诊断易受病理医生主观经验的影响。

3.慢性胆囊炎与胆石症

其与慢性胃炎症状十分相似,同时并存者亦较多。对于中年女性患者诊断慢性胃炎时,要仔细询问病史,必要时行胆囊 B 超检查,以了解胆囊情况。

4.其他

慢性肝炎和慢性胰腺疾病等,也可出现与慢性胃炎类似的症状,在详询病史后,行必要的影像学检查和特异的实验室检查。

七、预后

慢性萎缩性胃炎常合并肠上皮化生。慢性萎缩性胃炎绝大多数预后良好,少数可癌变,其癌变率为1‰～3‰。目前认为慢性萎缩性胃炎若早期发现,及时积极治疗,病变部位萎缩的腺体是可以恢复的,其可转化为非萎缩性胃炎或被治愈,改变了以往人们对慢性萎缩性胃炎不可逆转的认识。根据萎缩性胃炎每年的癌变率为0.5%～1%,那么,胃镜和病理检查的随访间期定位多长才既提高早期胃癌的诊断率,又方便患者和符合医药经济学要求,这一直是不同地区和不同学者分歧较大的问题。在我国,城市和乡村由不同胃癌发生率和医疗条件差异。如果纯粹从疾病进展和预防角度考虑,一般认为,不伴有肠化和异型增生的萎缩性胃炎可1～2年做内镜和病理随访1次;活检有中至重度萎缩伴有肠化的萎缩性胃炎1年左右随访1次。伴有轻度异型增生并剔除取于癌旁者,根据内镜和临床情况缩短至6～12个月随访1次;而重度异型增生者需立即复查胃镜和病理,必要时手术治疗或内镜下局部治疗。

八、治疗

慢性非萎缩性胃炎的治疗目的是缓解消化不良症状和改善胃黏膜炎症。治疗应尽可能针对病因,遵循个体化原则。消化不良症状的处理与功能性消化不良相同。无症状、HP阴性的非萎缩性胃炎无须特殊治疗。

(一)一般治疗

慢性萎缩性胃炎患者,不论其病因如何,均应戒烟、忌酒,避免使用损害胃黏膜的药物,如NSAID,以及避免对胃黏膜有刺激性的食物和饮品,如过于酸、甜、咸、辛辣和过热、过冷食物,浓茶、咖啡等,饮食宜规律,少吃油炸、烟熏、腌制食物,不食腐烂变质的食物,多吃新鲜蔬菜和水果,所食食品要新鲜并富于营养,保证有足够的蛋白质、维生素(如维生素C和叶酸等)及铁质摄入,精神上乐观,生活要规律。

(二)针对病因或发病机制的治疗

1.根除HP

慢性非萎缩性胃炎的主要症状为消化不良,其症状应归属于功能性消化不良范畴。目前国内外均推荐对HP阳性的功能性消化不良行根除治疗。因此,有消化不良症状的HP阳性慢性非萎缩性胃炎患者均应根除HP。另外,如果伴有胃黏膜糜烂,也该根除HP。大量研究结果表明,根除HP可使胃黏膜组织学得到改善;对预防消化性溃疡和胃癌等有重要意义;对改善或消除消化不良症状具有费用一疗效比优势。

2.保护胃黏膜

关于胃黏膜屏障功能的研究由来已久。1964年美国密歇根大学 Horace Willard Davenport博士首次提出"胃黏膜具有阻止H^+自胃腔向黏膜内扩散的屏障作用"。1975年,美国密歇根州Upjohn公司的A. Robert博士发现前列腺素可明显防止或减轻NSAID和应激等对胃黏膜的损伤,其效果呈剂量依赖性。从而提出细胞保护的概念。1996年,加拿大的Wallace教授较全面阐述胃黏膜屏障,根据解剖和功能将胃黏膜的防御修复分为5个层次:黏液－HCO_3^-屏障、单层柱状上皮屏障、胃黏膜血流量、免疫细胞—炎症反应和修复重建因子作用等。至关重要的上皮屏障主要包括胃上皮细胞顶膜能抵御高浓度酸、胃上皮细胞之间紧密连接、胃上皮抗原递呈,免疫探及并限制潜在有害物质,并且它们大约每72h完全更新一次。这说明它起着关键作用。

近年来,有关前列腺素和胃黏膜血流量等成为胃黏膜保护领域的研究热点。这与NSAID药物的广泛应用带来的不良反应日益引起学者的重视有关。美国加州大学戴维斯分校的Tarnawski教授的研究显示,前列腺素保护胃黏膜抵抗致溃疡及致坏死因素损害的机制不仅是抑制胃酸分泌。当然表皮生长因子(EGF)、成纤维生长因子(bFGF)和血管内皮生长因子(VEGF)及热休克蛋白等都是重要的黏膜保护因子,在抵御黏膜损害中起重要作用。

然而,当机体遇到有害因素强烈攻击时,仅依靠自身的防御修复能力是不够的,强化黏膜防卫能力,促进黏膜的修复是治疗胃黏膜损伤的重要环节之一。具有保护和增强胃黏膜防御功能或者防止胃黏膜屏障受到损害的一类药物统称为胃黏膜保护药,包括铝碳酸镁、硫糖铝、胶体铋剂、米索前列醇、替普瑞酮、吉法酯(又名惠加强-G)、谷氨酰胺类(麦滋林-S)、瑞巴派特(膜固思达)等药物。另外,吉法酯能增加胃黏膜更新,提高细胞再生能力,增强胃黏膜对胃酸的抵抗能力,达到保护胃黏膜作用。

3.抑制胆汁反流

促动力药如多潘立酮可防止或减少胆汁反流;胃黏膜保护药,特别是有结合胆酸作用的铝碳酸镁制剂,可增强胃黏膜屏障、结合胆酸,从而减轻或消除胆汁反流所致的胃黏膜损害。考来烯胺可络合反流至胃内的胆盐,防止胆汁酸破坏胃黏膜屏障,方法为每次3~4g,每日3~4次。

(三)对症处理

消化不良症状的治疗由于临床症状与慢性非萎缩性胃炎之间并不存在明确关系,因此,症状治疗事实上属于功能性消化不良的经验性治疗。慢性胃炎伴胆汁反流者可应用促动力药(如多潘立酮)和(或)有结合胆酸作用的胃黏膜保护药(如铝碳酸镁制剂)。

(1)有胃黏膜糜烂和(或)以反酸、上腹痛等症状为主者,可根据病情或症状严重程度选用抗酸药、H_2受体拮抗药或质子泵抑制药。

(2)促动力药如多潘立酮、马来酸曲美布汀、莫沙必利、盐酸伊托必利主要用于上腹饱胀、恶心或呕吐等为主要症状者。

(3)胃黏膜保护药如硫糖铝、瑞巴派特、替普瑞酮、吉法酯、依卡倍特适用于有胆汁反流、胃黏膜损害和(或)症状明显者。

(4)抗抑郁药或抗焦虑治疗:可用于有明显精神因素的慢性胃炎伴消化不良症状的患者,同时应予耐心解释或心理治疗。

(5)助消化治疗:对于伴有腹胀、食欲缺乏等消化不良症而无明显上述胃灼热、反酸、上腹饥饿痛症状者,可选用含有胃酶、胰酶和肠酶等复合酶制剂治疗。

(6)其他对症治疗:包括解痉止痛、止吐、改善贫血等。

(7)对于贫血,若为缺铁,应补充铁剂。大细胞贫血者根据维生素B_{12}或叶酸缺乏分别给予补充。

第三节　急性胃炎

　　急性胃炎是由多种不同的病因引起的急性胃黏膜炎症,包括急性单纯性胃炎、急性糜烂出血性胃炎和吞服腐蚀物引起的急性腐蚀性胃炎与胃壁细菌感染所致的急性化脓性胃炎。其中,临床意义最大和发病率最高的是以胃黏膜糜烂、出血为主要表现的急性糜烂出血性胃炎。

一、流行病学

　　迄今为止,目前国内外尚缺乏有关急性胃炎的流行病学调查。

二、病因

　　急性胃炎的病因众多,大致有外源和内源两大类,包括急性应激、化学性损伤(如药物、乙醇、胆汁、胰液)和急性细菌感染等。

(一)外源因素

1.药物

　　各种非甾体抗炎药(NSAID),包括阿司匹林、吲哚美辛、吡罗昔康和多种含有该类成分复方药物。另外,常见的有糖皮质激素和某些抗生素及氯化钾等均可导致胃黏膜损伤。

2.乙醇

　　主要是大量酗酒可致急性胃黏膜胃糜烂甚或出血。

3.生物性因素

　　沙门菌、嗜盐菌和葡萄球菌等细菌或其毒素可使胃黏膜充血水肿和糜烂。HP 感染可引起急、慢性胃炎,发病机制类似,将在慢性胃炎节中叙述。

4.其他

　　某些机械性损伤(包括胃内异物或胃柿石等)可损伤胃黏膜。放射疗法可致胃黏膜受损。偶可见因吞服腐蚀性化学物质(强酸或强碱或来苏尔及氯化汞、砷、磷等)引起的腐蚀性胃炎。

(二)内源因素

1.应激因素

　　多种严重疾病,如严重创伤、烧伤或大手术及颅脑病变和重要脏器衰竭等可导致胃黏膜缺血、缺氧而损伤,通常称为应激性胃炎。系脑血管病变、头颅部外伤和脑手术后引起的胃、十二指肠急性溃疡,谓之 Cushing 溃疡,而大面积烧灼伤所致的溃疡称为 Curling 溃疡。

2.局部血供缺乏

　　局部血供缺乏主要是腹腔动脉栓塞治疗后或少数因动脉硬化致胃动脉的血栓形成或栓塞引起供血不足。另外,还可见于肝硬化门静脉高压并发上消化道出血者。

3.急性蜂窝织炎或化脓性胃炎

　　此两者甚少见。

三、病理生理学和病理组织学

(一)病理生理学

　　胃黏膜防御机制包括黏膜屏障、黏液屏障、黏膜上皮修复、黏膜和黏膜下层丰富的血流、前列腺素和肽类物质(表皮生长因子等)和自由基清除系统。上述结果破坏或保护因素减少,使胃腔中的 H^+ 逆弥散至胃壁,肥大细胞释放组胺,则血管充血甚或出血、黏膜水肿及间质液渗出,同时可刺激壁细胞分泌盐酸、主细胞分泌胃蛋白酶原。若致病因子损及腺颈部细胞,则胃黏膜修复延迟、更新受阻而出现糜烂。

严重创伤、大手术、大面积烧伤、脑血管意外和严重脏器衰竭及其休克或者败血症等所致的急性应激的发生机制为,急性应激→皮质→垂体前叶—肾上腺皮质轴活动亢进、交感副交感神经系统失衡→机体的代偿功能不足→不能维持胃黏膜微循环的正常运行→黏膜缺血、缺氧→黏液和碳酸氢盐分泌减少及内源性前列腺素合成不足→黏膜屏障破坏和氢离子反弥散→降低黏膜内 pH 值→进一步损伤血管与黏膜→糜烂和出血。

NSAID 所引起者则为抑制环氧合酶(COX)致使前列腺素产生减少,黏膜缺血缺氧。氯化钾和某些抗生素或抗肿瘤药等则可直接刺激胃黏膜引起浅表损伤。

乙醇可致上皮细胞损伤和破坏,黏膜水肿、糜烂和出血。另外,幽门关闭不全、胃切除(主要是 Billroth Ⅱ 式)术后可引起十二指肠—胃反流,则此时由胆汁和胰液等组成的碱性肠液中的胆盐、溶血磷脂酰胆碱、磷脂酶 A 和其他胰酶可破坏胃黏膜屏障,引起急性炎症。

门静脉高压可致胃黏膜毛细血管和小静脉扩张及黏膜水肿,组织学表现为只有轻度或无炎症细胞浸润,可有显性或非显性出血。

(二)病理学改变

急性胃炎主要病理和组织学表现以胃黏膜充血水肿,表面有片状渗出物或黏液覆盖为主。黏膜皱襞上可见局限性或弥散性陈旧性或新鲜出血与糜烂,糜烂加深可累及胃腺体。

显微镜下则可见黏膜固有层多少不等的中性粒细胞、淋巴细胞、浆细胞和少量嗜酸性粒细胞浸润,可有水肿。表面的单层柱状上皮细胞和固有腺体细胞出现变性与坏死。重者黏膜下层亦有水肿和充血。

对于腐蚀性胃炎若接触了高浓度的腐蚀物质且长时间,则胃黏膜出现凝固性坏死、糜烂和溃疡,重者穿孔或出血甚至腹膜炎。

另外,少见的化脓性胃炎可表现为整个胃壁(主要是黏膜下层)炎性增厚,大量中性粒细胞浸润,黏膜坏死。可有胃壁脓性蜂窝织炎或胃壁脓肿。

四、临床表现

(一)症状

部分患者可有上腹痛、腹胀、恶心、呕吐和嗳气及食欲缺乏等。如伴胃黏膜糜烂出血,则有呕血和(或)黑便,大量出血可引起出血性休克。有时上腹胀气明显。细菌感染致者可出现腹泻等。并有疼痛、吞咽困难和呼吸困难(由于喉头水肿)。腐蚀性胃炎可吐出血性黏液,严重者可发生食管或胃穿孔,引起胸膜炎或弥散性腹膜炎。化脓性胃炎起病常较急,有上腹剧痛、恶心和呕吐、寒战和高热,血压可下降,出现中毒性休克。

(二)体征

上腹部压痛是常见体征,尤其多见于严重疾病引起的急性胃炎出血者。腐蚀性胃炎因口腔黏膜、食管黏膜和胃黏膜都有损害,口腔、咽喉黏膜充血、水肿和糜烂。化脓性胃炎有时体征酷似急腹症。

五、辅助检查

急性糜烂出血性胃炎的确诊有赖于急诊胃镜检查,一般应在出血后24～48h内进行,可见到以多发性糜烂、浅表溃疡和出血灶为特征的急性胃黏膜病损。黏液糊或者可有新鲜或陈旧血液。一般急性应激所致的胃黏膜病损以胃体、胃底部为主,而NSAID或乙醇所致的则以胃窦部为主。注意X线钡剂检查并无诊断价值。出血者做呕吐物或大便隐血试验,红细胞计数和血红蛋白测定。感染因素引起者,白细胞计数和分类检查,大便常规和培养。

六、诊断和鉴别诊断

主要由病史和症状做出拟诊,而经胃镜检查得以确诊。但吞服腐蚀物质者禁忌胃镜检查。有长期服NSAID、酗酒及临床重危患者,均应想到急性胃炎的可能。对于鉴别诊断,腹痛为主者,应通过反复询问病史而与急性胰腺炎、胆囊炎和急性阑尾炎等急腹症甚至急性心肌梗死相鉴别。

七、治疗

(一)基础治疗

基础治疗包括给予镇静禁食、补液、解痉、止吐等对症支持治疗。此后给予流质或半流质饮食。

(二)针对病因治疗

针对病因治疗包括根除HP、去除NSAID或乙醇等诱因。

(三)对症处理

表现为反酸、上腹隐痛、烧灼感和嘈杂者,给予H_2受体拮抗药或质子泵抑制药。以恶心、呕吐或上腹胀闷为主者可选用甲氧氯普胺、多潘立酮或莫沙必利等促动力药。以痉挛性疼痛为主者,可给予莨菪碱等药物进行对症处理。

有胃黏膜糜烂、出血者,可用抑制胃酸分泌的H_2受体拮抗药或质子泵抑制药外,还可同时应用胃黏膜保护药如硫糖铝或铝碳酸镁等。

对于较大量的出血则应采取综合措施进行抢救。当并发大量出血时,可以冰水洗胃或在冰水中加去甲肾上腺素(每200mL冰水中加8mL),或同管内滴注碳酸氢钠,浓度为1000mmol/L,24h滴1L,使胃内pH值保持在5以上。凝血酶是有效的局部止血药,并有促进创面愈合作用,大剂量时止血作用显著。常规的止血药,如卡巴克络、抗血栓溶芳酸和酚磺乙胺等可静脉应用,但效果一般。内镜下止血往往可收到较好的效果。

八、并发症的诊断、预防和治疗

急性胃炎的并发症包括穿孔、腹膜炎、水电解质紊乱和酸碱失衡等。为预防细菌感染者选用抗生素治疗,因过度呕吐致脱水者及时补充水和电解质,并适时检测血气分析,必要时纠正酸碱平衡紊乱。对于穿孔或腹膜炎者,则必要时外科治疗。

九、预后

病因去除后,急性胃炎多在短期内恢复正常。相反病因长期持续存在,则可转为慢性胃炎。由于绝大多数慢性胃炎的发生与HP感染有关,而HP自发清除少见,故慢性胃炎可持续存在,但多数患者无症状。流行病学研究显示,部分HP相关性胃窦炎(<20%)可发生十二指肠溃疡。

第四节 消化性溃疡

一、概述

消化性溃疡(PU)是指在各种致病因子的作用下,黏膜发生的炎症与坏死性病变,病变深达黏膜肌层,常发生于胃酸分泌有关的消化道黏膜,其中以胃、十二指肠最为常见,包括胃溃疡(GU)及十二指肠溃疡(DU),是一种常见病、多发病,总发病率约占人口总数的10%~20%。但在不同国家、地区,其发病率有较大差异。20~50岁为高发年龄,10岁以下、60岁以上较少见。男女比例为(2~5):1,PU与GU比例为3:1。

PU病的发病机制主要与胃十二指肠黏膜的损害因素和黏膜自身防御—修复因素之间失平衡有关。黏膜防御因子包括黏液/碳酸氢盐屏障、黏膜屏障、黏膜血流、细胞更新、前列腺素、表皮生长因子等。黏膜损害因素包括胃酸、胃蛋白酶、胃泌素.HP感染、酒精、胆汁酸、吸烟、磷脂酰胆碱、非甾体抗炎药等。正常情况下,防御因子与损害因素处于平衡状态,因此不发生溃疡病。当防御因子减弱或损害因素增强,这种平衡被打破,易发生GU或PU。

GU和DU在发病机制上有所不同,前者主要是自身防御—修复因素的减弱,而后者主要是侵袭因素的增强。近20年的研究和临床资料充分证明了幽门螺杆菌感染是PU的主要病因,但最终形成均由胃酸和胃蛋白酶自身消化所致。

(一)胃酸在PU病的发病中的重要作用

1910年Schwartz提出"无酸、无溃疡"的概念,这是对消化性溃疡病因认识的起点,也是消化性溃疡治疗的理论基础之一,是现代医学对PU认识的第1次飞跃。PU的最终形成是由胃酸—胃蛋白酶自身消化所致,而胃蛋白酶的活性受到胃酸制约,胃酸的存在是溃疡发生的决定因素。许多PU患者都存在基础酸排量(BAO)、夜间酸分泌、五肽胃泌素刺激的最大酸排量、十二指肠酸负荷等增高的情况。GU患者往往存在胃排空障碍,食物在胃内潴留促进胃窦部分分泌胃泌素,从而引起胃酸分泌增加。

(二)幽门螺杆菌感染为PU病最重要的发病原因之一

幽门螺杆菌(HP)感染是损害胃十二指肠黏膜屏障导致PU形成的最常见病因。1983年Warren、Marshell发现,并提出"无HP、无溃疡",成为现代医学对PU认识的第二次飞跃。1990年悉尼会议命名为HP。1994年洛杉矶会议,明确为致病菌。其致病能力取决于引起组织损伤的毒力因子、宿主遗传易感性和环境因素。消化性溃疡患者中HP感染率高,HP是慢性胃窦炎主要病因,几乎所有DU均有慢性胃窦炎,大多数GU是在慢性胃窦炎基础上发生的。大量临床研究已证实,90%以上的PU,80%~90%的GU患者存在HP感染,而根除HP后溃疡复发率明显下降。由此认为HP感染是导致PU病的主要病因之一。

HP的毒力包括空泡毒素(VacA)蛋白、细胞毒素相关基因(CagA)蛋白、鞭毛的动力、黏附因子、脂多糖、尿素酶、蛋白水解酶、磷脂酶A和过氧化氢酶等。HP依靠其毒力因子的作用,在胃型黏膜(胃黏膜和有胃窦化生的十二指肠黏膜)定居繁殖,诱发局部炎症和免疫反应,损害局部黏膜的防御—修复机制,同时也可通过侵袭因素的增强而致病。不同部位的HP感染引起溃疡的机制有所不同。在以胃窦部感染为主的患者中,HP通过抑制D细胞活性,从而导致高胃泌素血症,引起胃酸分泌增加。同时,HP也可直接作用于肠嗜铬样细胞(ECL细胞),后者释放组胺引起壁细胞分泌增加,这种胃窦部的高酸状态易诱发PU。在以胃体部感染为主的患者中,HP直接作用于泌酸细胞,引起胃酸分泌减少,过低的胃酸状态易诱发胃腺癌。HP感染者中仅15%发生消化性溃疡病,说明除细菌毒力外,遗传易感性也发挥一定的作用,研究发现,一些细胞因子的遗传多态性与HP感染引发的PU病密切相关。

(三)NSAID是PU病的主要致病因素之一

NSAID和阿司匹林等药物应用日趋广泛,常作用于抗炎镇痛、风湿性疾病、骨关节炎、心血管疾病等,然而,其具有多种不良反应。流行病学调查显示,在服用NSAID的人群中,15%~30%可患PU病,其中GU发生率为12%~30%,十二指肠发生率为2%~19%。NSAID使溃疡出血、穿孔等并发症发生的危险性增加4~6倍,而老年人中,PU病及并发症发生率和病死率均与NSAID有关。NSAID溃疡发生的危险性除与所服的NSAID种类、剂量大小疗程长短有关外,还与患者年龄(>60岁)、HP感染、吸烟及合并使用糖皮质激素药物或抗凝剂、伴心血管疾病或肾病等因素有关。

(四)其他

药物,如糖皮质激素药物、抗肿瘤药物和抗凝药的使用也会诱发PU病,也是上消化道出血不可忽视的原因之一。遗传因素、精神因素(应激、焦虑等)、胃十二指肠运动异常(PU时胃排空加快,GU时胃排空延缓和十二指肠—胃反流),吸烟等因素在PU病的发生中也起一定的作用。

二、诊断

病史中典型的周期性和节律性上腹痛是诊断的主要线索,确诊靠内镜检查和X线钡餐检查。

(一)临床表现

典型的PU有慢性、周期性、节律性上腹痛的特点:①慢性过程呈反复发作,病史可达几年,甚至十几年;②发作呈周期性、季节性(秋季、冬春之交发病),可因精神情绪不良或服NSAID诱发;③发作时上腹痛呈节律性。中上腹痛、反酸是PU病的典型症状。

腹痛发生与餐后时间的关系认为是鉴别胃与PU病的临床依据。GU的疼痛特点为:"进食→疼痛→舒适";十二指肠球部溃疡的特点为:"疼痛→进食→舒适""疼痛→进食→缓解"及"夜间痛"是PU重要诊断线索。PU体征缺乏特异性。

(二)相关检查

1.胃镜检查及胃黏膜活组织检查

胃镜检查与X线钡餐检查可相互补充,胃镜检查是PU检查的金标准。内镜检查多为圆或椭圆形、直径多<1cm、边缘整齐的溃疡,底部充满灰黄色或白色渗出物,周围黏膜充血,水肿,皱襞向溃疡集中。

胃镜检查过程中应注意溃疡的部位、形态、大小、深度、病期及溃疡周围黏膜的情况,可发现X检查难以发现的表浅溃疡及愈合期溃疡,并可对溃疡进行分期(活动期,愈合期,瘢痕期),结合直视下黏膜活检及刷检,对判断溃疡的良、恶性有较大的价值。

(1)活动期(A,active stage):A_1期:溃疡的苔厚而污秽,周围黏膜肿胀,无黏膜皱襞集中。

A$_2$期:溃疡苔厚而清洁,溃疡四周出现上皮再生所形成的红晕,周围黏膜肿胀而逐渐消失,开始出现向溃疡集中的黏膜皱襞。

(2)愈合期(H,healing stage):愈合期的特征为溃疡苔变薄,溃疡缩小,四周有上皮再生形成的红晕,并有黏膜皱襞向溃疡集中,H$_1$与H$_2$的区别在于后者溃疡已接近完全愈合,但仍有少许薄白苔残留。

(3)瘢痕期(S,scarring stage):S$_1$:溃疡苔消失,中央充血,瘢痕呈红色,又称红色瘢痕期。S$_2$:红色完全消失,又称白色瘢痕期。溃疡治疗理想的愈合指标。必须指出,溃疡的形态改变对病变性质的鉴别都没有绝对界限。因此,对GU应常规进行活组织检查,对不典型或难愈合溃疡,要分析其原因,必要时行超声内镜检查或黏膜大块活检,以明确诊断。

2.X线钡餐检查

适用于对胃镜检查有禁忌或不愿意接受胃镜检查者(在PU的诊断,良、恶性溃疡的鉴别诊断的准确性方面,胃镜检查优于X线钡餐检查)。直接征象——龛影;间接征象——局部压痛,十二指肠球部激惹,球部畸形,胃大弯侧痉挛性切迹。

3.HP感染的检测

对消化性溃疡病鼓励常规进行尿素酶试验或核素标记C呼气等试验,以明确是否存在HP感染。其他检测方法包括血清抗HP抗体检查,聚合酶链反应(PCR)测定Hp-DNA,细菌培养(金标准)。

4.胃液分析和血清胃泌素测定

疑有Zollinger Ellison综合征时做鉴别诊断用。

三、鉴别诊断

(一)功能性消化不良

功能性消化不良多见于青年女性,检查可完全正常或只有轻度胃炎,与消化性溃疡的鉴别有赖于X线和胃镜检查。

(二)慢性胆囊炎和胆石症

疼痛与进食油腻食物有关,疼痛位于右上腹、并放射至背部,莫菲征阳性,症状不典型者需借助B超检查或内镜下逆行胆管造影检查。

(三)胃癌

X线内镜活组织病理检查,恶性溃疡。龛影多>2.5cm位于胃腔之内,边缘不整,周围胃壁强直,结节状,有融合中断现象;内镜下恶性溃疡形状不规则,底凹凸不平,污秽苔边缘呈结节状隆起。

四、并发症

(一)上消化道出血

上消化道出血为本病最常见的并发症,其发生率为20%～25%,也是上消化道出血的最常见原因。临床表现为呕血及黑便,如出血量大,可出现头晕、心悸、出汗、血压下降、昏厥,甚至休克。

(二)穿孔

急性穿孔急性腹膜炎(前壁多见);慢性穿孔-穿透性溃疡;亚急性穿孔-局限性腹膜炎(后

壁多见)。

(三)幽门梗阻

幽门炎症水肿和幽门痉挛急性,暂时性梗阻;幽门瘢痕收缩—慢性,持久性梗阻。

(四)癌变

GU 可发生癌变,故需要定期复查胃镜及病理。而 PU 则不会发生癌变。

五、治疗

(一)治疗目的

1.近期目标

缓解症状。

2.阶段性目标(DU6 周;GU8 周)

愈合溃疡,强调治疗后胃镜复查。

3.中长期目标

预防并发症。

4.预防复发

3 种维持治疗方案(正规维持治疗、间断全剂量治疗、按需短程治疗)。

(二)西药治疗

PU 病是自愈性疾病,在针对可能的病因治疗同时,要注意饮食、休息等一般治疗。在 PU 病活动期,要注意休息,减少不必要的活动,避免刺激性饮食,但无须少量多餐,每日正餐即可 PU 的内科治疗主要是药物治疗。目前治疗 PU 的疗法是在传统的酸中和、酸抑制、保护并促进溃疡面愈合、调节胃动力等基础上与抗菌药物联用。近年来,随着医疗科技工作者对胃壁细胞的泌酸功能和胃黏膜防御功能的深入研究,近 10 年来由于新型胃酸抑制剂的不断出现,如 H_2 受体抑制剂、PPI(奥美拉唑、兰索拉唑、泮托拉唑、雷贝拉唑等)等,几乎所有的 PU(恶性溃疡除外)都可经药物治愈。其中对单纯的溃疡来说,作用于壁细胞的抗胃酸分泌药和防御因子增强药已成为治疗的主要药物;而对由 HP 感染引起的 PU,则必须同时应用抗 HP 药物。

1.抗酸药

目前,公认胃内 pH 值维持在 3.5～4.0 是满意的溃疡愈合环境和必备的治疗条件。因此,抑制胃酸分泌,提高胃内 pH 值,是 PU 治疗的基础。抗酸药可以和盐酸作用生成盐和水,从而使胃酸度减低。目前常使用含铝、碳酸钙及碳酸镁的复方制剂。有研究表明,含铝等的抗酸剂能保护胃黏膜免受各种攻击因子的损伤,使胃黏膜释放前列腺素增加起到促使溃疡愈合的作用。抗酸剂目前主要用作溃疡治疗的辅助用药。

2.H_2 受体阻滞药(H_2RA)

H_2RA 有助于缓解 PU 病腹痛、反酸等症状,促进溃疡愈合。H_2RA 可以特异性地与壁细胞膜上的 H_2 受体结合而阻断组织胺与 H_2 受体结合,从而发挥较强的抑制胃壁细胞分泌盐酸的作用,能拮抗胃泌素和乙酰胆碱受体刺激的胃酸分泌,对应激性溃疡和上消化道出血也有明显疗效。目前应用于临床的共有三代 H_2RA,即第一代的西咪替丁,第二代的雷尼替丁,第三代的法莫替丁、罗沙替丁、尼扎替丁等。不同的 H_2RA 抑制胃酸的程度不同。H_2RA 治疗溃疡最初主张分次口服,近年来则多主张睡前一次服用,疗效与前者相仿,这是因为夜间胃酸分泌多,对 PU 的发生有重要关系,从而能发挥最大效果,且这种夜间适度抑酸,干扰胃肠生理功能较小,不影响患者的正常生活。H_2RA 治疗溃疡,其溃疡愈合率低于 PPI,内镜下溃疡愈合率为 65%～85%。H_2RA 的不良反应较小,发生率<3%。不良反应有白细胞减少,GPT 增高,男性性功能障碍和乳房增大,以及困倦、迟钝、定向障碍、幻觉、躁动等精神症状。其中第二代、第三代相对第一代 H_2RA 的不良反应要小得多。

3.质子泵抑制剂(PPI)

PPI 是治疗酸相关性溃疡的首选药物。其特点为作用快、持续时间长、抑酸效果好。与 H_2RA 相比较,PPI 通过抑制胃酸的最后分泌过程,抑制胃酸作用更强,可使溃疡愈合时间缩短 1/3～1/2。PPI 为苯并咪唑的衍生物,能迅速穿过胃壁细胞膜,聚积在强酸性分泌小管中,转化为次磺胺类化合物,后者可与壁细胞分泌小管和囊泡内 H^+-K^+-ATP 酶(又称质子泵)结合,使其不可逆地失去活性,使壁细胞内的 H^+ 不能移到胃腔中,从而阻滞胃酸的最后分泌过程。胃内酸度降低与溃疡愈合有直接的关系。如果抑制胃酸分泌,使胃内 pH 值升高>3,每天维持 18～20h,则可使几乎所有 PU 在 4 周内愈合。PU 病治疗通常采用标准剂量的 PPI,每日 1 次,早餐前半小时服药。治疗 PU 疗程为 4 周,GU 为 6～8 周,通常内镜下溃疡愈合率均在 90%以上。PPI 与抗 HP 抗生素联合应用,可明显提高 HP 的根治率。

PPI 发展较快,其第一代(奥美拉唑)药动学和药效学存在一定的缺陷。奥美拉唑的血药浓度与给药剂量呈非线性关系,在不同患者中具有明显差异,导致了该药对不同患者临床抑酸疗效的差异。给药时间、食物和抗酸药的存在均对第一代 PPI 的药效影响较明显。而第二代(兰索拉唑、尼扎拉唑),第三代(雷贝拉唑)PPI 这方面的影响较小。另外,第一代 PPI 还存在起效较慢,只有在多次给药后才能发挥最大的抑酸作用。

此外,还存在着某些局限性,如促进愈合和症状缓解作用不稳定、胃排空延迟、壁细胞肿胀及给药后有明显的胃酸高峰等,影响了相关疾病的治疗效果。

近年来问世的新一代 PPI 雷贝拉唑,已在不同程度上克服了原有同类产品的某些缺陷。其主要特点有:①临床抑酸效果好;②抑酸作用起效快;③昼夜均可维持较高的抑酸水平;④疗效确切,个体差异小;⑤与其他药物之间无相互影响;⑥不良反应小。新一代 PPI 与第一代 PPI 比较,能够更强、更快地发挥抑酸作用。

对 NSAID 溃疡的预防及治疗应首选 PPI,通过它高效抑制胃酸分泌作用,显著改善患者的胃肠道症状、预防消化道出血、提高胃黏膜对 NSAID 的耐受性等作用,并能促进溃疡愈合。PPI 疗程与剂量同消化性溃疡病。H_2RA 仅能预防 NSAID PU 的发生,但不能预防 NSAID GU 的发生。

PPI 治疗中存在的问题:①长期抑酸导致黏膜增生旺盛,有可能发展为高胃泌素血症;②动物实验有可能发生类癌样变,但人类如何尚不清楚;③长期应用使胃处于无酸状态,有利于胃内细菌繁殖,有亚硝酸铵等致癌物质增加的危险;④治疗原则是恢复胃的正常功能,过度抑酸处于非生理状态,因此认为,使用 PPI 治疗一般疗程不宜太长,剂量不宜太大。此外,类似药物还有泮托拉唑、拉贝拉唑等。

4.根除 HP 的药物治疗

根除 HP 应为 PU 病的基本治疗,它是溃疡愈合及预防复发的有效防治措施。HP 与 PU

的发生与预后密切相关,并且有证据显示 HP 感染与胃体、胃窦腺癌相关联。对 HP 阳性的胃及 PU,无论是初发还是复发,应全部接受 HP 的根除治疗。理想的 HP 根除方案应符合安全、有效(根除率超过 90%)、简便、经济的标准。目前推荐的各类根除 HP 治疗方案中最常用的是以 PPI 为基础的三联治疗方案(PPI、阿莫西林、克拉霉素),三种药物均采用常规剂量,疗程 7~14d。HP 根除率为 70%~90%,为提高根除率,在治疗 PU 病时建议采用 10 天疗法。1994 年 4 月,中华医学会消化病学会 HP 专题共识会的推荐方案如下。

(1)质子泵抑制剂(PPI)+两种抗生素:①PPI 标准剂量+克拉霉素 0.5g+阿莫西林 1.0g,均每日 2 次×1 周;②PPI 标准剂量+阿莫西林 1.0g+甲硝唑 0.4g,均每日 2 次×1 周;③PPI 标准剂量+克拉霉素 0.25g+甲硝唑 0.4g,均每日 2 次×1 周。

(2)铋剂+两种抗生素:①铋剂标准剂量+阿莫西林 0.5g+甲硝唑 0.4g,均每日 2 次×1 周;②铋剂标准剂量+四环素 0.5g+甲硝唑 0.4g,均每日 2 次×1 周;③铋剂标准剂量+克拉霉素 0.25g+甲硝唑 0.4g,均每日 2 次×1 周。

(3)其他方案:雷尼替丁枸橼酸钠(RBC)0.4g 替代推荐方案:①PPI 或 H_2 受体阻滞药(H_2RA)或 PPI+推荐方案;②组成四联疗法,疗程 1 周。

近年来,HP 耐药率迅速上升,甲硝唑为 30%以上,克拉霉素为 5%~10%,常导致 HP 清除失败。对于首次根除失败者,应采用二线、三线方案进行治疗。二线、三线方案常用四联疗法,可根据既往用药情况并联合药敏试验,采取补救治疗措施 PPI+2 种抗生素(如呋喃唑酮、左氧氟沙星等)。

中华医学会消化病学会 HP 学组"第三次全国幽门螺杆菌感染若干问题共识意见"。会议推荐治疗方案以桐城的共识意见为基础,借鉴了 2005 年欧洲 Maastricht 的意见,并且许多方案是以我国的多中心随机研究为依据,方案的制订严格的遵照循证医学的原则,加入了近年来 HP 研究新进展:如鉴于甲硝唑耐药率普遍增高,PPI 三联疗法随着时间的变迁 HP 的根除率越来越低,为了达到一个理想的 HP 根除率,防止继发耐药,建议 PPI 三联+铋剂的四联疗法可以用于一线治疗。推荐在补救治疗中加入呋喃唑酮、喹诺酮类抗生素,对于反复治疗失败的患者建议进行药物敏感试验。

序贯疗法治疗 HP 感染具有疗效高、耐受性和依从性好等优点。目前推荐的序贯疗法为 10 天;前 5 天,PPI+阿莫西林,后 5 天,PPI+克拉霉素+替硝唑;或前 5 天,PPI+克拉霉素,后 5 天,PPI+阿莫西林+呋喃唑酮。据报道序贯疗法有效率达 90%以上,且对耐药菌株根除率较其他方案为高。但对序贯疗法国内仍需积累更多的临床经验。

5.黏膜保护剂

PU 的愈合质量,要求愈合溃疡的瘢痕较厚,黏膜腺体结构较为正常,腺体间结缔组织较少。良好的愈合质量是预防溃疡复发的重要先决条件之一,为保证消化性溃疡的愈合质量,在根除 HP 和抑酸的同时应给予黏膜保护剂,此类药物多有中和胃酸和促进黏膜自身防御修复因素的作用。联合应用黏膜保护剂可提高 PU 病的愈合质量,有助于减少溃疡的复发率。主要有硫糖铝、铝碳酸镁、胶体铋、麦滋林、替普瑞酮和前列腺素类等药物。

(1)硫糖铝:一种含有 8 个硫酸根的蔗糖铝盐,其主要作用是口服后在酸性环境中,离子化形成硫酸蔗糖复合阴离子,紧密黏附在溃疡基底带正电荷的坏死组织的蛋白上,形成一层保护膜,阻止胃酸和胃蛋白酶对溃疡的消化作用。与胆盐和胃蛋白酶结合,降低其对黏膜的损伤作用,促进黏液和碳酸氢盐的分泌,增加黏液屏障,促进局部前列腺素的合成和释放,增加表皮生长因子的分泌,改善黏膜血流而起到保护黏膜的作用。常用剂量为每次 10mL,3 次/天,餐前口服。长期服用可出现便秘。

(2)铝碳酸镁:可覆盖溃疡形成保护膜、增加碳酸氢盐及黏液糖蛋白分泌、促进前列腺素释放、增加胃黏膜血流、清除氧自由基系统、增加 EGF 及 bFGF 释放,该药物尚有抗酸及吸附胆汁酸盐的作用,更适合伴有胆汁反流的患者。

(3)胶体铋:枸橼酸铋钾是氢氧化铋和枸橼酸的络合盐。其主要作用是在酸性环境下形成不溶性铋盐,覆盖于溃疡表面,阻断胃酸、胃蛋白酶的侵袭作用,促进前列腺素的合成并延缓其降解,刺激黏液和碳酸氢盐的分泌并增加黏膜血流量,可使表皮生长因子聚集于溃疡部位,促进愈合,杀灭 HP。因 CBS 含有铋剂,不宜长期服用。

(4)麦滋林:有效成分为 L-谷氨酰胺,是从卷心菜中分离出的氨基酸,作用为促进前列腺素合成、营养胃黏膜,促进细胞增生。不良反应偶有 GPT 升高、颜面潮红、便秘、腹泻等。

(5)替普瑞酮:为萜的衍生物,作用为促进胃黏液分泌,促进黏液糖蛋白及磷脂的合成、促进前列腺素合成、改善胃黏膜血流量,有时有便秘、腹泻、肝脏 GPT 升高、胆固醇升高、头痛等。

6.药物维持治疗

PU 维持治疗的目的:①预防和减少复发;②有效地控制或改善症状;③预防出现并发症。有临床观察提示,十二指肠球部溃疡经抗溃疡药物短期治疗后,给予或不给予持续性维持治疗,溃疡复发率差别很大。在药物选择上,凡是对溃疡病治疗有效的药物均可用于维持治疗。

而最常用的为 H₂受体阻滞药及 PPI 维持治疗方式为:①连续性维持治疗,即溃疡愈合后每日半量服药;②间歇全程给药,即出现症状给 4～8 周的全量治疗;③症状性自我疗法,症状出现时给药,症状消失即停药。以连续性维持治疗疗法最常用。根除 HP 后,溃疡复发率显著低于单用抑酸剂治疗组和未根除治疗组,提示 HP 是导致溃疡复发的主要因素,这其中包括未进行 HP 根除治疗和根除治疗后 HP 再次转为阳性,后者包括再燃和再感染两种可能。近年来多个研究表明,再燃可能是 HP 感染复发的主要因素,应对 HP 再次进行根除治疗。长期服用 NSAID 是导致消化性溃疡病复发的另一重要因素,如因原发的病情需要不能停药者,可更换环氧合酶(COX)-2 抑制剂,并同时服用 PPI。

7.NSAID 溃疡的治疗

对 NSAID 溃疡的预防及治疗应首选 PPI,通过它高效抑制胃酸分泌作用,显著改善患者的胃肠道症状、预防消化道出血、提高胃黏膜对 NSAID 的耐受性等作用,并能促进溃疡愈合。PPI 疗程与剂量同消化性溃疡病。H₂RA 仅能预防 NSAID Pu 的发生,但不能预防 NSAID GU 的发生。

六、有关问题

抗消化溃疡药已有多年的临床应用及研究,从抗酸药到最新的 PPI,从单一用药到联合用药,使 PU 的治愈率大大提高、复发率显著降低,同时也使某些难治性溃疡得以根治。根治 HP 已成为当前重要的研究课题,HP 根治后的年复发率可降至 10% 以下。1990 年末,Tarnawski 等提出愈合质量(QUH)的概念,使人们对 PU 复发和控制的认识发生了改变,更多的学者开始重视 PU QUH 的研究。完全治愈的溃疡复发率很低,QUH 的高低是影响其复发的重要因素之一。新的抗溃疡药的发展和药物的联合治疗,将会在人们治愈溃疡病和防止溃疡复发方面发挥更大的作用。

第五节 功能性消化不良

一、概述

功能性消化不良(FD)为一组持续或反复发作的上腹部疼痛或不适的消化不良症状,包括上腹胀痛、餐后饱胀、嗳气、早饱、腹痛、厌食、恶心呕吐等,经生化、内镜和影像检查排除了器质性疾病的临床综合征,是临床上最常见的一种功能性胃肠病,几乎每个人一生中都有过消化不良的症状,只是持续时间长短和对生活质量影响的程度不同而已。国内最新资料表明,采用罗马Ⅲ诊断标准对消化专科门诊:连续就诊消化不良的患者进行问卷调查,发现符合罗马Ⅲ诊断标准者占就诊患者的 28.52%,占接受胃镜检查患者的 7.2%。FD 的病因及发病机制尚未完全阐明,可能是多种因素综合作用的结果。目前认为其发病机制与胃肠运动功能障碍、内脏高敏感性、胃酸分泌、幽门螺杆菌感染、精神心理因素等有关,而内脏运动及感觉异常可能起主导作用,是 FD 的主要病理生理学基础。

二、诊断

(一)临床表现

FD 的临床症状无特异性,主要有上消化道症状,包括上腹痛、腹胀、早饱、嗳气、恶心、呕吐、反酸、胃灼热、厌食等,以上症状多因人而异,常以其中某一种或一组症状为主,在病程中这些症状及其严重程度多发生改变。起病缓慢,病程长短不一,症状常呈持续或反复发作,也可相当一段时间无任何症状,可因饮食精神因素和应激等诱发,多数无明显诱因。腹胀为 FD 最常见的症状,多数患者发生于餐后或进餐加重腹胀程度,早饱、嗳气也较常见。上腹痛也是 FD 的常见症状,上腹痛无规律性,可表现为弥散或烧灼样疼痛。少数可伴胃灼热反酸症状,但经内镜及 24h 食管 pH 值检测,不能诊断为胃食管反流病。恶心呕吐不常见,一般见于胃排空明显延迟的患者,呕吐多为干呕或呕出当餐胃内食物。有的还可伴有腹泻等下消化道症状。还有不少患者同时合并精神症状,如焦虑、抑郁、失眠、注意力不集中等。

(二)诊断标准

依据 FD 罗马Ⅲ诊断标准,FD 患者临床表现个体差异大,罗马Ⅲ标准根据患者的主要症状特点及其与症状相关的病理生理学机制及症状的模式将 FD 分为两个亚型,即餐后不适综合征(PDS)和上腹痛综合征(EPS),临床上两个亚型常有重叠,有时难以区分,但通过分型对不同亚型的病理生理机制的理解对选择治疗将有一定的帮助,在 FD 诊断中,还要注意 FD 与胃食管反流病和肠易激综合征等其他功能性胃肠病的重叠。

FD 的罗马Ⅲ诊断标准必须包括:①以下 1 项或多项:餐后饱胀;早饱感;上腹痛;上腹烧灼感。②无可以解释上述症状的结构性疾病的证据(包括胃镜检查),诊断前症状出现至少 6 个月,且近 3 个月符合以上诊断标准。

PDS诊断标准必须符合以下1项或2项：①正常进食后出现餐后饱胀不适，每周至少发生数次；②早饱阻碍正常进食，每周至少发生数次。诊断前症状出现至少6个月，近3个月症状符合以上标准。支持诊断标准是可能存在上腹胀气或餐后恶心或过度嗳气。可能同时存在EPS。

EPS诊断标准必须符合以下所有条件：①至少中等程度的上腹部疼痛或烧灼感，每周至少发生1次；②疼痛呈间断性；③疼痛非全腹性，不位于腹部其他部位或胸部；④排便或排气不能缓解症状；⑤不符合胆囊或Oddi括约肌功能障碍的诊断标准。诊断前症状出现至少6个月，近3个月症状符合以上标准。支持诊断标准是疼痛可以烧灼样，但无胸骨后痛。疼痛可由进餐诱发或缓解，但可能发生于禁食期间。可能同时存在PDS。

三、鉴别诊断

功能性消化不良和器质性消化不良都属于消化不良疾病，两者症状比较相似，因此需要注意鉴别。

(一)功能性消化不良

表现为反复发作的上腹部疼痛、上腹部胀气等症状。患者常合并精神心理障碍，易出现抑郁、焦虑，并影响睡眠质量。

(二)器质性消化不良

如果存在年龄>40岁、消瘦、黑便、贫血、进行性吞咽困难和早发的上消化道肿瘤家族史等，属于报警症状，应注意进一步通过内镜检查、影像学检查、实验室检查等排查有无器质性病变。

四、治疗

FD的治疗措施以对症治疗为主，目的是在于缓解或消除症状，改善患者的生活质量。

(一)药物治疗

1.抗酸药

抗酸剂如氢氧化铝、铝碳酸镁等可减轻症状，但疗效不及抑酸药，铝碳酸镁除抗酸外，还能吸附胆汁，伴有胆汁反流患者可选用。

2.抑酸药

目前广泛应用于FD的治疗，适用于非进餐相关的消化不良中以上腹痛、烧灼感为主要症状者。常用抑酸药包括H_2受体拮抗药(H_2RA)和质子泵抑制药(PPI)两大类。H_2RA常用药物有西咪替丁400mg，2～3次/天；雷尼替丁150mg，2次/天；法莫替丁20mg，2次/天，早、晚餐后服，或40mg每晚睡前服；罗沙替丁75mg，2次/天；尼扎替丁300mg睡前服。不同的H_2受体拮抗药抑制胃酸的强度各不相同，西咪替丁最弱，雷尼替丁和罗沙替丁比西咪替丁强5～10倍，法莫替丁较雷尼替丁强7.5倍。这类药主要经肝脏代谢，肾脏排出，因此肝肾功能损害者应减量，75岁以上老年人服用药物剂量应减少。PPI常用药物有奥美拉唑20mg，2次/天；兰索拉唑30mg，1次/天；雷贝拉唑10mg，1次/天；泮托拉唑40mg，1次/天；埃索美拉唑20mg，1次/天。

3.促动力药

促动力药可明显改善与进餐相关的上腹症状，如上腹饱胀、早饱等。常用的促动力剂包括多巴胺受体拮抗药、5-HT₄受体激动药及多离子通道调节剂等。多巴胺受体拮抗药常用药物有甲氧氯普胺5～10mg，3次/天，饭前半小时服；多潘立酮10mg，3次/天，饭前半小时服；

伊托必利 50mg,3 次/天口服。甲氧氯普胺可阻断延髓催吐化学敏感区的多巴胺受体而具有强大的中枢镇吐作用,还可以增加胃肠道平滑肌对乙酰胆碱的敏感性,从而促进胃运动功能,提高静止状态时胃肠道括约肌的张力,增加食管下端括约肌张力,防止胃内容物反流,增强胃和食管的蠕动,促进胃排空以及幽门和十二指肠的扩张,加速食物通过。主要的不良反应见于中枢神经系统,如头晕、嗜睡、倦怠、泌乳等,用量过大时,会出现锥体外系反应,表现为肌肉震颤、斜颈、发音困难、共济失调等。多潘立酮为选择性外周多巴胺 D_2 受体拮抗药,可增加食管下端括约肌的张力,增加胃运动,促进胃排空、止吐。不良反应轻,不引起锥体外系症状,偶有流涎、惊厥平衡失调、泌乳现象。伊托必利通过拮抗多巴胺 D_2 受体和抑制乙酰胆碱酯酶活性起作用,增加胃的内源性乙酰胆碱,促进胃排空。5-HT$_4$ 受体激动药常用药物为莫沙必利 5mg,3 次/天口服。莫沙必利选择性作用于上消化道,促进胃排空,目前未见心脏严重不良反应的报道,但对 5-HT$_4$ 受体激动药的心血管不良反应仍应引起重视。多离子通道调节剂药物为马来酸曲美布汀,常用量为 100～200mg,3 次/天口服。

该药对消化道运动的兴奋和抑制具有双向调节作用,不良反应轻微。红霉素具有胃动素作用,静脉给药可促进胃排空,主要用于胃轻瘫的治疗,不推荐作为 FD 治疗的首选药物。

4.助消化药

消化酶和微生态制剂可作为治疗消化不良的辅助用药。复方消化酶、益生菌制剂可改善与进餐相关的腹胀、食欲缺乏等症状。

5.根除幽门螺杆菌治疗

根除 HP 可使部分 FD 患者症状得以长期改善,对合并 HP 感染的 FD 患者,应用抑酸、促动力剂治疗无效时,建议向患者充分解释根除治疗的利弊,征得患者同意后给予根除 HP 治疗。根除 HP 治疗可使部分 FD 患者的症状得到长期改善,使胃黏膜炎症得到消退,而长期胃黏膜炎症则是消化性溃疡、胃黏膜萎缩/肠化生和胃癌发生的基础病变,根除 HP 可预防胃癌前病变进一步发展。

根据 2005 年欧洲幽门螺杆菌小组召开的第 3 次 MaastrichtⅢ共识会议意见,推荐在初级医疗中实施"检测和治疗"策略,即对年龄<45 岁、有持续消化不良症状的成人患者应用非侵入性试验(尿素呼气试验、粪便抗原试验)检测 HP,对 HP 阳性者进行根除治疗。包含 PPI、阿莫西林、克拉霉素或甲硝唑每日 2 次给药的三联疗法仍推荐作为首选疗法。包含铋剂的四联疗法,如可获得铋剂,也被推荐作为首选治疗选择。补救治疗应结合药敏试验结果。

对 PPI(标准剂量,2 次/天),克拉霉素(500mg,2 次/天),阿莫西林(1000mg,2 次/天)或甲硝唑 400mg 或 500mg2 次/天,组成的方案,疗程 14 天比 7 天更有效,在克拉霉素耐药率小于 15%～20%的地区,仍推荐 PPI 联合应用克拉霉素、阿莫西林/甲硝唑的三联短程疗法作为一线治疗方案。其中 PPI 联合克拉霉素和甲硝唑方案应当在人群甲硝唑耐药率<40%时才可应用,含铋剂四联治疗除了作为二线方案使用外,还可作为可供选择的一线方案。除了药敏感试验外,对于三线治疗不做特别推荐。喹诺酮类(左氧氟沙星、利福霉素、利福布汀)抗生素与 PPI 和阿莫西林合用作为一线疗法,而不是作为补救的治疗,被评估认为有较高的根除率,但利福布汀是一种选择分枝杆菌耐药的抗生素,必须谨慎使用。

6.黏膜保护药

FD发病原因中可能涉及胃黏膜防御功能减弱,作为辅助治疗,常用的胃黏膜保护药有硫糖铝、胶体铋、前列腺素E、复方谷氨酰胺等,联合抑酸药可提高疗效。硫糖铝餐前1h和睡前各服1.0g,肾功不全者不宜久服。枸橼酸铋钾一次剂量5mL加水至20mL或胶囊120mg,4次/天,于每餐前半小时和睡前一次口服,不宜久服,最长8周,老年人及肾功能障碍者慎用。已用于临床的人工合成的前列腺素为米索前列醇(喜克溃),常用剂量200mg,4次/天,主要不良反应为腹泻和子宫收缩,孕妇忌服。复方谷氨酰胺,常用量0.67g,3次/天,剂量可随年龄与症状适当增减。

(二)精神心理治疗

抗焦虑、抑郁药对FD有一定的疗效,对抑酸和促动力药治疗无效,且伴有明显精神心理障碍的患者,可选用三环类抗抑郁药或5-HT再摄取抑制药;除药物治疗外,行为治疗、认知疗法及心理干预等可能对这类患者也有益。精神心理治疗不但可以缓解症状,还可提高患者的生活质量。

第六节　肠结核

肠结核是临床上较为常见的肺外结核病,是因结核杆菌侵犯肠道而引起的慢性特异性感染。绝大多数继发于肠外结核,特别是开放性肺结核。发病年龄多为青壮年(20~40岁),女性略多于男性,比例约为1.85:1。

我国在20世纪60年代由于应用了有效的抗结核药物,结核病的发生率曾有明显的下降。20世纪90年代以后,由于耐药菌株的产生,发病率有上升的趋势。

一、病因和发病机制

肠结核多由人型结核杆菌引起,占90%以上。饮用未经消毒的带菌牛奶或乳制品,也可发生牛型结核杆菌肠结核。

结核杆菌侵犯肠道主要是经口感染。患者多有开放性肺结核或喉结核,因经常吞下含结核杆菌的痰液,可引起本病。或经常和开放性肺结核患者共餐,忽视餐具消毒隔离,也可致病。

结核杆菌进入肠道后,多在回盲部引起结核病变,可能和下列因素有关:①含结核杆菌的肠内容物在回盲部停留较久,结核杆菌有机会和肠黏膜密切接触,增加了肠黏膜的感染机会;②回盲部有丰富的淋巴组织,而结核杆菌容易侵犯淋巴组织。因此,回盲部成为肠结核的好发部位,但其他肠段有时亦可受累。

肠结核也可由血行播散引起,见于粟粒型结核经血行播散而侵犯肠道。肠结核还可由腹腔内结核病灶如输卵管结核、结核性腹膜炎、肠系膜淋巴结核等直接蔓延引起。此种感染系通过淋巴管播散。

结核病和其他许多疾病一样,是人体和结核杆菌(或其他致病因素)相互作用的结果。经上述途径而获得感染仅是致病的条件,只有当入侵的结核杆菌数量较多、毒力较大,并有人体免疫功能低下,肠功能紊乱引起局部抵抗力削弱时,才会发病。

二、病理

由于回盲部具有丰富的淋巴组织,所以约 85％的肠结核患者病变在回盲部和回肠,依次为升结肠、空肠、横结肠、降结肠、阑尾、十二指肠及乙状结肠等处,偶有位于直肠者。结核菌侵入肠道后。其病理变化随人体对结核杆菌的免疫力与变态反应的情况而定。

当感染菌量多,毒力大,机体变态反应强时,病变往往以渗出为主,并可有干酪样坏死并形成溃疡,称为溃疡型肠结核。若感染较轻,机体免疫力较强时,病变常为增生型,以肉芽组织增生为主,形成结核结节并进一步纤维化,称为增生型肠结核。实际上兼有溃疡与增生两种病变者,并不少见,此称为混合型或溃疡增生型肠结核。

(一)溃疡型

此型肠结核多见。受累部位多在回肠。病变起始时主要侵犯肠壁的淋巴组织,继而发生干酪样坏死,肠黏膜逐渐脱落而形成溃疡。溃疡的大小、深浅不同,常沿肠壁淋巴管方向顺肠管的横轴发展,在修复过程中产生肠管的环形狭窄。由于此型肠结核常累及多个小肠节段,故在狭窄之间夹有扩张的肠管,形似一串腊肠。因受累部位常有腹膜粘连,故很少导致穿孔。一旦有穿孔发生,则因周围粘连而使感染局限化。局限化的脓肿可穿破腹壁形成肠瘘。如穿孔不能局限,则导致弥散性腹膜炎。

(二)增生型

此型病变多位于回盲部。虽可同时累及邻近的盲肠和升结肠,但多数患者仅一处受累。其病理特征是肠黏膜下纤维组织高度增生,常伴有黏膜息肉形成。有时可见小而浅的溃疡,但不很显著。由于肠壁的增厚和病变周围的粘连,常导致肠腔狭窄和梗阻,但穿孔少见。

(三)混合型

溃疡型和增生型肠结核的分类不是绝对的,这两类病理变化常不同程度地同时存在。一般说来,溃疡型肠结核常伴有活动性肺结核,而增生型肠结核较少有肺部病灶。

三、临床表现

肠结核多数起病缓慢,病程较长。临床表现为腹痛、腹泻、便血及右下腹块,如伴有发热、盗汗等结核中毒症状和(或)肺结核病变,则强烈提示肠结核。虽然腹泻和便秘交替对肠结核并非特殊的诊断意义,但临床上述症状表现较多,亦可为临床诊断提出方向性诊断。肠结核典型的临床表现可归纳如下。

(一)腹痛

腹痛多位于右下腹,反映肠结核好发于回盲部。常有上腹或脐周疼痛,系回盲部病变引起的牵涉痛,经仔细检查可发现右下腹压痛点。

疼痛性质一般为隐痛或钝痛。有时在进餐时诱发,由于回盲部病变使胃回肠反射或胃结肠反射亢进,进食促使病变肠曲痉挛或蠕动加强,从而出现腹痛与排便,便后即有不同程度的缓解。

在增生型肠结核或并发肠梗阻时,有腹绞痛,常位于右下腹或脐周,伴有腹胀、肠鸣音亢进、肠型与蠕动波。

(二)排便规律异常

每日排便数次,粪便呈稀糊状,一般不含黏液或脓血,无里急后重。但严重病例,大便次数可达 10 余次,每次排出大量恶臭甚至含有黏液、脓或血的液状粪便。在初期或只有便秘而无腹泻。后来可有便秘与腹泻交替现象。增生型肠结核多以便秘为主要表现。

(三)腹部肿块

腹部肿块主要见于增生型肠结核。当溃疡型肠结核合并有局限性腹膜炎,病变肠曲和周围组织粘连,或同时有肠系膜淋巴结结核,也可出现腹部肿块。腹部肿块常位于右下腹,一般比较固定,中等质地,伴有轻度或中度压痛。

(四)全身症状和肠外结核的表现

溃疡型肠结核常有结核毒血症,表现为午后低热、不规则热、弛张热或稽留高热,伴有盗汗。患者倦怠、消瘦、苍白,随病程发展而出现维生素缺乏、脂肪肝、营养不良性水肿等表现。此外,可同时有肠外结核特别是活动性肺结核的临床表现。

增生型肠结核病程较长,全身情况一般较好,无发热或有时低热,多不伴有活动性肺结核或其他肠外结核证据。

四、检查诊断

出现以下表现者应考虑肠结核的可能:①具有腹痛、腹泻、便秘、腹部包块及肠梗阻等消化道症状同时出现发热、消瘦、乏力、盗汗等结核中毒症状;②肠道 X 线钡剂造影检查有激惹征、梗阻及充盈缺损等征象;③合并活动性肺结核;④结肠镜检查有肠道溃疡和增生性病变;⑤抗结核药物治疗有效。

虽然目前肠结核的诊断率较高,但临床上仍有不少漏诊、误诊。主要由于各专科临床医生知识面窄,习惯于本专业单一疾病的诊断,缺乏对有类似临床表现的相关疾病进行系统分析和综合鉴别诊断的能力。其次,临床诊断的操作规程不严谨、临床医生对各种辅助检查未进行综合分析,临床表现不典型是造成误诊的客观原因。

(一)血常规与血沉

白细胞总数一般正常,红细胞及血红蛋白常偏低,呈轻至中度贫血,以溃疡型患者为多见。在活动性病变患者中,血沉常增快。

(二)粪便检查

溃疡型肠结核常呈糊状,无脓血,镜检可见少量脓细胞及红细胞。

(三)X 线检查

在溃疡型肠结核,钡剂在病变肠段呈激惹现象,排空很快,充盈不佳,而在病变上下肠段的钡剂充盈良好,称为 X 线钡影跳跃征象。回肠末端有钡剂潴留积滞。病变肠段如能充盈,可见黏膜皱襞粗乱,肠壁边缘不规则,也可见肠腔狭窄、肠段收缩变形,回肠、盲肠正常角度消失。增生型肠结核的 X 线征象有肠段增生性狭窄,收缩与变形,可见钡影充盈缺损、黏膜皱襞粗乱,肠壁僵硬与结肠袋消失,或同时涉及升结肠和回肠末端。

(四)纤维结肠镜

纤维结肠镜可直接观察到肠结核病灶,有很大的诊断价值。如能取得病变标本,应用聚合酶链反应(PCR)技术对肠结核组织中的结核杆菌 DNA 进行检测,临床敏感性达 75.0%,特异性达 95.7%。

肠结核的临床表现缺乏特异性,确诊不易,应根据上述诊断方法综合考虑,在排除肿瘤的可能性时可试行抗结核的治疗性诊断方法,观察疗效。

五、鉴别诊断

(一)克罗恩病(CD)

克罗恩病是一种原因不明的肠道慢性肉芽肿性疾病,其与肠结核在临床表现、结肠镜下所见及病理改变等方面均有许多相似之处。因此,两者的鉴别诊断十分困难,是临床上的一大难题。

文献报道两者相互误诊率高达65%,目前尚缺乏理想的鉴别方法。以往不少学者从临床表现、内镜所见及病理特点等方面提出了许多鉴别指标,但临床运用中均显示出较大的局限性。最佳的鉴别方法是从肠组织中找到结核杆菌,然而,传统的抗酸杆菌染色及结核杆菌培养都因其敏感性、特异性及检测速度等方面的问题而远远不能满足临床需要。

国内相关医院消化内科将聚合酶链反应技术应用于克罗恩病与肠结核的鉴别诊断,结果令人鼓舞。他们对39例肠结核和30例克罗恩病的研究发现,该方法的敏感性为64.1%,特异性为100%,准确性为9.9%,阳性和阴性预测值分别是100%和68.2%,表明该方法是鉴别肠结核与克罗恩病极有价值的一种新方法。为防止PCR技术可能出现的假阳性和假阴性,他们采取了严格"无菌操作"、提高引物的特异性、设立阳性及阴性对照、重复实验等许多措施。

(二)右侧结肠癌

不同于肠结核的要点有以下几方面。

(1)本病发病年龄多为40岁以上中老年人。

(2)无长期低热、盗汗等结核毒血症及结核病史。

(3)病情进行性加重,消瘦、苍白、无力等全身症状明显。

(4)病情进展快,多无肠外结核病灶,且抗结核治疗无效。

(5)腹部肿块开始出现时移动性稍大且无压痛,但肿块比肠结核肿块表面坚硬,结节感明显,但对邻近肠段的影响不如肠结核大。

(6)X线检查主要有钡剂充盈缺损,病变局限,不累及回肠;有结肠癌的特异征象。

(7)肠梗阻较早、较多出现。

(8)纤维结肠镜检查和活体组织检查,可得到癌肿的证据。在临床上结肠癌的发病率较肠结核为高。

(三)局限性肠炎

局限性肠炎是一种较少见而病因未明的胃肠肉芽肿性病变,以回肠末端多见,临床表现极似肠结核。但局限性肠炎不伴有活动性结核,中毒症状少见或轻微,病变多局限于回肠,且可有钡剂检查的线样征等表现。抗结核治疗无效。

(四)阿米巴病或血吸虫病性肉芽肿

病变涉及盲肠者常和肠结核表现相似,但既往有相应的感染史,无结核病史,脓血便常见,可从粪便常规或孵化检查发现有关病原体,直肠乙状结肠镜检查多可证实诊断,相应特效治疗有明显疗效。

（五）其他

除上述疾病外，肠结核尚应与下列疾病鉴别。

以腹痛、腹泻为主要表现者应与腹型淋巴瘤、肠放线菌病相鉴别；以急性右下腹剧痛为主要表现者应注意避免误诊为急性阑尾炎；以慢性腹痛牵扯上腹部者易与消化性溃疡、慢性胆囊炎混淆；有稽留高热者需排除伤寒。

六、防治

肠结核常继发于肠外结核，故预防应着重在肠外结核特别是肺结核的早期诊断与积极治疗，使痰菌尽快阴转。临床证明，对肺结核患者进行早期发现及积极指导治疗，可大大减少肠结核的发病率。必须加强公共卫生宣传，强调有关结核病的卫生宣传教育。教育肺结核患者避免吞咽痰液及不随地吐痰，应保持排便通畅，并提倡用一次性筷进餐，饮用牛奶应经过充分灭菌消毒。此外，加强卫生管理，禁止随地吐痰，讲究饮食卫生，提高全民抗结核意识对其预防有一定意义。

随着抗结核药物的普及和发展，在加强支持疗法的基础上，肠结核经充分治疗一般可痊愈。除了早期用药外，合理选用抗结核药物，保证剂量充足、规律、全程用药，是决定预后的关键因素，加强支持治疗，提供幽静休息环境，清新的空气，易消化吸收、营养丰富、无污染的食物，补充维生素、微量元素，对肠结核的康复是必不可少的。

肠结核应早期采用有效药物治疗，联合用药，持续半年以上，有时可长达 1 年半。常用的化疗药物有异烟肼、利福平、乙胺丁醇、链霉素、吡嗪酰胺等。有时毒性症状过于严重，可加用糖皮质激素，待症状改善后逐步减量，至 6～8 周后应停药。大多数肠结核患者经非手术治疗可治愈，手术仅限于完全性肠梗阻、慢性肠穿孔形成肠瘘或周围脓肿、急性肠穿孔或肠道大量出血经积极抢救无效者。

手术方式根据病情而定，原则上应彻底切除病变肠段后行肠吻合术。如病变炎症浸润广泛而固定时，可先行末端回肠横结肠端侧吻合术，二期切除病变肠段。手术患者术后均需接受抗结核药物治疗。

（一）休息与营养

活动性肠结核患者应卧床休息，减少热量消耗。由于肠结核患者存在不同程度营养不良，临床病例中可见不等程度贫血、不等程度低蛋白血症者，故应积极改善营养、补充维生素（包括鱼肝油）、钙剂等。营养支持治疗是治疗的基础，可增强患者的抵抗力。

（二）对症治疗

腹痛可选用阿托品、颠茄（16mg，口服，3 次/天）等。钙剂对腹泻有效，可口服或静脉注射。腹泻严重者应注意补充钾盐和补液，维持水、电解质与酸碱平衡。有不全性肠梗阻的患者，须施行胃减压。合并完全性肠梗阻、急性穿孔及大出血者，应及时采用外科手术治疗。

（三）抗结核药物治疗

可供选用的药物根据其作用部位可分为对结核菌在细胞（吞噬细胞）内和细胞外作用。相仿的药物有异烟肼（INH）、利福平（RFP）、乙胺丁醇（EMB）等；细胞外作用大于细胞内者有链霉素（SM）和卡拉霉素；细胞内作用强于细胞外者有吡嗪酰胺（PZA）。

1.初治患者

特别有明显结核中毒症状者可采用 2～3 种药物联合治疗,治疗方案 INH 300～600mg/d,1 次顿服或加入葡萄糖液 40mL 静脉滴注,利福平 450～600mg/d,1 次顿服,链霉素 0.75～1g 肌内注射,连续肌内注射 2～3 个月,待病情好转,中毒症状消失,然后保留异烟肼、利福平加用乙胺丁醇 500～750mg/d 或吡嗪酰胺 1.5～2g/d 分 3～4 次服或异烟肼＋乙胺丁醇＋吡嗪酰胺,疗程共达 1～1.5 年。

2.复治患者或疗效欠佳者

说明有继发性或原发性耐药,需改用第二线药物,可用异烟肼＋利福平(450～600mg/d)＋吡嗪酰胺,或异烟肼＋乙胺丁醇(750～1000mg/d)＋吡嗪酰胺,或利福平＋卡那霉素,疗程为 6 个月,以后可采用间歇疗法延续 1 年。应用异烟肼＋利福平时,在治疗中,需注意监测肝功能的变化,如出现肝功能损害,应即停药。

3.间歇疗法

经体外试管观察,结核杆菌接触抗结核药物一定时间后再把药物除去,结核杆菌的生长仍受到一定程度的抑制。抗结核药中,除氨硫脲对结核菌无延缓生长期的作用以外,其余均可延缓结核菌的生长期。为了达到理想疗效,某些药物可在间歇应用时加大剂量,但链霉素及 PAS 毒性反应大,不能加大剂量。

七、预后

抗结核药物的临床应用已使结核病的预后大为改观,特别是对黏膜结核,包括肠结核在内的疗效尤为显著。肠结核的预后取决于早期诊断与及时治疗,当病变尚在渗出性阶段,经治疗后可以痊愈,预后良好。合理选用抗结核药物,保证充分剂量与足够疗程,也是决定预后的关键。

总之,临床上应积极治疗肠外结核特别是肺结核,肺结核患者应避免吞咽痰液,减少肠结核的发生。提高对本病的认识,减少误诊、漏诊,早期诊断与及时治疗,是改善肠结核患者预后的关键因素。

第七节　食管癌

食管癌是原发于食管的恶性肿瘤,以鳞状上皮癌多见,为常见的消化系统恶性肿瘤之一。我国华北地区为食管癌的高发区,发病率可达 180/10 万。

一、病因和发病机制

(一)亚硝胺类化合物

亚硝胺类化合物是一种强致癌物,能引起多种动物脏器的肿瘤。食管癌高发区调查发现,其饮水、食品(如酸菜)中亚硝胺的含量显著高于低发区,且在高发区人群胃液、唾液等体液中检测到了亚硝胺。

(二)真菌

某些真菌在繁殖过程中可产生毒素,这些毒素可诱发鼠的肝癌和胃癌。

(三)不良生活与饮食习惯

吸烟、进食粗硬食物、进食过快过烫、饮酒、咀嚼槟榔和营养缺乏均与食管癌发病有关。

(四)食管慢性炎症，

长期严重的反流性食管炎可出现 Barrett 食管，在后者基础上癌变为食管腺癌。

(五)微量元素

我国食管癌高发区人群环境中钼、铜锌、镍均较低。而水及食物中缺乏钼、锌、铜、氟等，对动物生长、发育和组织修复有一定影响，也可能使粮食、蔬菜中硝酸盐集聚，为亚硝胺合成前体物质。钼缺乏时，粮食易被黄曲霉菌污染，直接或间接与食管癌发生有关。

(六)遗传因素

食管癌具有明显家族史。遗传因素在食管癌的发病中作用重大。食管癌的好发部位为食管中段，约占 50%，其次为下段，上段最少。

根据临床、X 线和内镜表现特点可将早期食管癌分为隐伏型、糜烂型、斑块型和乳头型。中晚期食管癌可分为髓质型、蕈伞型、溃疡型、缩窄型和腔内型。90% 以上为鳞状细胞癌，其次为腺癌，后者多来自 Barrett 食管，占 3.8%~8.8%。其他类型少见，如基底细胞癌、黏液表皮样癌、燕麦细胞癌、腺棘癌。

食管癌可通过下列方式扩散和转移。

(1)直接外侵。

(2)食管壁内扩散。

(3)淋巴转移。

(4)血行转移。

二、临床表现

(一)早期症状

早期食管癌症状多不明显，易被忽视。90% 以上的患者经仔细询问病史都有不同的吞咽不适症状。轻微哽噎感，大口进食干硬食物时有一种梗阻感，日后多次重复出现。食管内刺痛感，诉进食时咽部或剑突下烧灼样或针刺样疼痛，但不影响进食。胸骨后隐痛常于咽下热食，或有刺激性食物时明显，食后减轻或消失，时轻时重，药物可暂时缓解，但可反复出现。食管内异物感患者多有清楚的主诉，认为某次吃粗糙食物时损伤了食管，而后常有食物咽不尽的感觉，饮水亦不能缓解。

(二)中晚期症状

1.进行性吞咽困难

开始为间断发生，以后间隔时间日渐缩短，症状日渐加重，先对固体食物而后发展至进食半流质、流质饮食亦有困难。通常肿瘤大小或病程长短并不绝对与吞咽困难呈正相关。病理分型中缩窄型病变症状出现早且明显，溃疡型者直至晚期咽下梗阻亦不明显，蕈伞型和髓质型肿瘤很大，而梗阻相对较轻，说明吞咽困难的进展与加重与病理类型有较大联系。

2.疼痛

疼痛常发生在进食时，也可与进食无关，为胸骨后持续钝痛、灼痛，特别是在摄入过热或酸性食物时更明显,片刻可自行缓解。这是由癌肿糜烂、溃疡或近段食管炎所致,疼痛可向面、颈、肩胛、背部放射,持续性、固定性或穿孔样胸背部疼痛,一般来自癌的外侵或有椎体转移。

3.反流与呕吐

随着肿瘤的发展,食管腔梗阻加重,梗阻近端扩张,食物残渣潴留,加之局部炎性刺激,引起黏膜分泌增加,患者常出现反流与呕吐,吐出物多为食物、唾液、黏液,有时呈血性,甚至可见坏死溃烂组织。

4.其他

长期进食困难伴有恶心、呕吐可出现慢性脱水、营养不良、消瘦、体重下降及恶病质。可有左锁骨上淋巴结肿大,或因癌扩散转移出现其他表现,如喉返神经受侵出现声音嘶哑;侵犯膈神经出现呃逆、膈神经麻痹;压迫颈交感神经节可出现 Horner 综合征(颈交感神经麻痹综合征);癌穿入气管、支气管或肺,可致食管或支气管瘘,引起呛咳、咯血或肺脓肿。

三、辅助检查

(一)影像学检查

1.X 线检查

X 线钡剂造影在早期食管癌中不易显示病变,中晚期病例征象明显,钡剂检查多有明显的狭窄、龛影、充盈缺损和梗阻等表现。

2.CT 检查

CT 检查可以显示食管壁与周围脏器的关系。

(二)内镜检查

内镜与活组织检查是确诊食管癌的主要手段。

(三)超声内镜检查

超声内镜检查是运用内镜手段,将微型高频探头送入腔内进行超声断层扫描,可以判断食管癌的浸润程度,周围器官的受累情况,局部淋巴结有无转移。对于术前进行 TNM 分期,估计切除率有重要意义。

(四)其他

脱落细胞学检查。

四、诊断和鉴别诊断

本病的早期发现与早期诊断十分重要。凡年龄在 50 岁以上(高发区 40 岁以上),有食管癌家族史,既往有食管疾病的症状和病史,有大量烟酒史,有食管长期刺激或损伤史,出现进食后胸骨后停滞感或咽下困难者,应及时进行有关检查,以明确诊断。

本病需与食管裂孔疝并发反流性食管炎、食管良性肿瘤、Barrett 食管、贲门失弛缓症、食管良性狭窄、食管憩室及食管结核、外压性狭窄、食管运动失调、慢性咽炎、咽喉部肿瘤等相鉴别。

五、治疗

(一)外科治疗

外科手术是食管癌的主要治疗手段。

(二)放射治疗

1.单纯性放射治疗

主要适用于上段食管癌和不宜手术的中下段食管癌,病变较局限,全身情况尚可的患者。

2.与手术治疗配合应用

术前照射可提高手术切除率,减少术中肿瘤的播散,对术中切除不完全的病变,局部可留置银夹标记,术后2～4周再做放射治疗。

(三)化学治疗

食管癌对化疗的敏感性低,可能与食管增生细胞较少,生长比例较小有关系。常与其他疗法配合应用,以提高疗效。目前多采用联合化疗,有效率在50%左右,且能使生存期延长。

(四)内镜治疗

早期食管癌可运用内镜下高频电凝切除术来治疗,适用于直径<2cm,无淋巴结转移的黏膜内癌。

(五)综合治疗

食管癌在确诊时多数患者已经有邻近器官的侵犯和亚临床转移,单纯手术治疗难以显著提高生存率。

现提倡以手术为主的综合治疗,主要包括术前放疗、术后放疗、术前化疗、术后化疗及术后放疗加化疗。另外,生物疗法在提高患者抗肿瘤免疫能力、延长生存期等方面也获得了一定的疗效。

第八节　肠易激综合征

肠易激综合征(IBS)是一种常见的、病因未明的功能性疾病。好发于中青年,女性多见。其突出的病理生理变化为肠运动功能异常和感觉过敏。临床上以腹痛或腹部不适伴排便习惯改变为特征。本征患者的生活质量明显低于健康人,耗费大量的医疗资源。近年来,本征病理生理、诊断与治疗均取得了长足进展。

一、流行病学

因本征目前仍然是根据症状及排除器质性病症来进行诊断,流行病学调查又多使用问卷的方式进行,故存在标准不统一、文化背景差异等方法学上的问题。有可能目前的流行病学数据存在一定的偏差,但学者们仍认为还是能反映其基本的流行病学趋势。IBS的流行病学特征有以下几方面。

(1)欧美等经济、文化发达地区发病率较高,达8%～23%,而亚非等经济发展中地区较低为5%～10%。

(2)中青年人好发,女性较男性更易罹患,唯有印度有报告男性多见。

(3)就社会经济情况而论,受教育程度高者、经济收入较高者为发病危险因素。在我国,城市人口的发病率高于农村。

(4)本征仅有少部分患者就医,就医率为10%～50%。但在消化病专科门诊中20%～40%为IBS患者。

二、病因与发病机制

(一)病因

本征的病因不明。可能的高危因素有精神因素、应激事件、内分泌功能紊乱、肠道感染性病后、食物过敏、不良生活习惯等。

(二)发病机制

迄今，仍未发现 IBS 者有明显的形态学、组织学、血清学、病原生物学等方面的异常，但近来功能性磁共振及正电子体层扫描(PET)的研究发现，IBS 患者在脑功能代谢方面不同于对照组。

目前认为 IBS 的主要病理生理改变可归纳为胃肠动力异常和感觉功能障碍两大类。

1.胃肠动力异常

迄今为止，已发现的 IBS 胃肠动力异常有多种类型，但没有一种见于所有的 IBS 患者，也没有一种能解释患者所有的症状。另一方面，部分患者在不同的时期可能出现不同的动力学异常。胃肠动力紊乱与 IBS 的临床类型有关。在便秘型 IBS 慢波频率明显增加；高幅收缩波减少；回一盲肠通过时间延长。而在腹泻型 IBS 则正好相反。

2.感觉异常

IBS 感觉异常的研究是最近的热点之一。研究涉及末梢、脊神经直至中枢神经系统。IBS 直肠容量感觉检查的结果表明，患者对容量的感知、不适感觉的阈值均明显低于正常对照组。脊髓对末梢传入的刺激可能存在泛化、扩大化、易化的作用。功能性磁共振和正电子体层扫描的研究表明，IBS 患者脑前扣带回、前额叶及边缘系统的代谢活性明显高于对照组，而这些区域与感觉功能密切相关。

三、临床表现

本征起病隐匿，部分患者发病前曾有细菌性痢疾病史，少数患者幼年时可能有负性心理事件史。症状反复发作或慢性迁延，病程可长达数十年之久。本征虽可严重影响患者的生活质量、耗费大量的卫生资源，但对患者的全身健康状况却影响不大。精神因素、饮食不当、劳累等是症状发作或加重的常见原因。常见的临床表现为腹痛及排便习惯和粪便性状的异常。

(一)腹痛

腹痛多位于左下腹、下腹或脐周，不固定且定位不精确。其性质多为隐痛，程度较轻。也有呈绞痛、刺痛，程度较重者。腹痛几乎不发生在夜间入眠后。腹痛多发生在餐后或便前，排便或排气后腹痛可缓解或减轻。

(二)排便习惯及粪便性状改变

本征之排便习惯改变分便秘、腹泻、腹泻便秘交替 3 种类型。便秘者，多伴排便困难，其粪便干结成团块状，表面可附有黏液。腹泻者，一般每日排便 3~5 次，呈稀糊至稀水样。便秘腹泻交替者，可交替出现上述便秘腹泻之特征。

还有部分患者，在一次排便中，初起为干结硬便，随后为稀糊，甚至稀水样便。也有患者述伴有排便不尽感和排便窘迫感。

(三)其他症状

部分患者可有失眠、焦虑、抑郁、疑病妄想等精神症状或头昏、头痛等。但不会有贫血、消瘦、营养不良等全身症状。其他腹部症状还有腹胀、腹鸣、嗳气等。

(四)体征

本征无明显体征,多仅有腹痛相应部位之压痛,但绝无肌紧张和反跳痛。肠鸣音多正常或稍增强。

四、诊断与分型

目前,在临床实践中,IBS 的诊断仍然是建立在医生对症状评价的基础之上。但对伴有发热、体重下降便血、贫血、腹部包块、血沉增快等报警征象者,应行相应检查,以排除器质性疾病。必须强调,对临床诊断或拟诊 IBS 的患者,无论有无报警征象,无论其对治疗的反应如何,都应随访,以排除潜在的器质性疾病。

(一)罗马标准Ⅲ

反复发作的腹痛或不适,最近 3 个月内每个月至少有 3 天出现症状,合并以下 2 条或多条:

(1)排便后症状缓解。

(2)发作时伴有排便频率改变。

(3)发作时伴有大便性状(外观)改变。

(4)不适意味着感觉不舒服而非疼痛。在病理生理学研究和临床试验中,筛选可评估的患者,疼痛和(或)不适出现的频率至少为每周 2 天。

(5)诊断前症状出现至少 6 个月,近 3 个月满足以上标准。

罗马Ⅲ标准提出了支持的症状的概念其包括:

(1)排便次数改变:排便每周≤3 次或每天>3 次。

(2)粪便性状变化:呈块状便、硬便或松散便、稀水便。

(3)排便费力。

(4)排便急迫感或排便不尽感。

(5)排黏液便。

(6)腹胀。

(二)Manning 标准

其标准包括以下 6 项内容。

(1)腹痛便后缓解。

(2)腹痛初起时排便频率增加。

(3)腹痛初起时排稀便。

(4)腹胀。

(5)黏液便。

(6)排便不尽感。

五、治疗

IBS 治疗应强调综合治疗和个体化治疗的原则。治疗药物的选择主要在于能去除或阻止诱因;阻断发病机制的某个环节;纠正病理生理变化;缓解症状。

(一)一般治疗

建立相互信任的医患关系,教育患者了解本病的本质、特点以及治疗等相关知识,是 IBS 治疗的基础。建立良好的生活习惯,是 lBS 治疗的第一步。

一般而言,IBS 者的食谱应是清淡、易消化、含有足够的营养物质。应避免可能引起过敏的食物。便秘者,应摄入高纤维素食物。腹胀者应少摄取豆类等易产气的食品。

(二)按临床类型治疗

1.IBS-D 的治疗

可选用吸附剂蒙脱石(商品名思密达)、药用炭等。5-羟色胺 3(5-HT3)受体抑制剂阿洛司琼对 IBS-D 有较好疗效,但伴发缺血性肠病的发生率较高,目前 FDA 仅限于在医生的严密观察下使用,此药尚未在我国上市。小檗碱和微生态制剂也可用于此型的治疗,但需更多的研究来评价其有效性。

应该强调,如无明显继发感染的证据,不应使用抗菌药物。洛派丁胺等止泻剂仅用于腹泻频繁、严重影响生活者,切忌大剂量、长期应用。匹维溴铵、曲美布汀对腹泻型或便秘型都有一定疗效。

2.IBS-C 的治疗

并非所有的泻剂都适合于便秘性 IBS 的治疗。大量的研究结果推荐用 5-HT,受体部分激动剂替加色罗(商品名泽马可)、渗透性或容积性泻剂来治疗 IBS-C。刺激性泻剂,特别是含蒽醌类化合物的中药,如大黄、番泻叶等,长期应用能破坏肠神经,不能长期使用。

临床研究表明,替加色罗片 6mg,每日 2 次,不仅对女性 IBS-C,有较好的疗效,而且对男性患者也是安全有效的。常用的渗透性泻剂有聚乙二醇 4000(商品名:福松)和乳果糖,但部分患者可引起腹泻。容积性泻剂可用甲基纤维素等。

(三)对症治疗

1.腹痛

腹痛是 IBS 最常见的症状,也是就诊的主要原因。匹维溴铵、曲美布汀这些作用于胃肠道平滑肌细胞膜上离子通道的药物对腹痛有较好疗效。替加色罗对 IBS-C 伴腹痛者效果较好,对以腹痛为主者也有一定疗效。抗胆碱能药阿托品、654-2 也可用于腹痛者,但不良反应较多。对顽固性腹痛,上述药物治疗效果不佳者,可试用抗抑郁药或行为疗法。

2.腹胀

饮食疗法至关重要,应尽可能少摄入豆类、乳类等易产气的食品,摄入易消化的食物。有夜间经口呼吸者,应予以纠正。匹维溴铵、曲美布汀、替加色罗对这一症状也有一定的疗效。微生态制剂也选用,常用者有金双歧、双歧三联活菌(培菲康)、丽珠肠乐等。

3.腹泻与便秘

见分型治疗。

4.抗抑郁治疗

对有明显抑郁、焦虑、疑病等精神因素者,或是对其他治疗无明显疗效者,可行抗抑郁治疗。

临床较为常用者为三环类药物[如丙米嗪、阿米替林、多塞平(多虑平)、阿莫沙平等]及 5

—羟色胺再摄取抑制剂[如氟西汀(百忧解)帕罗西汀(赛乐特)等]。此类药物缓解 IBS 症状起效较慢,多在 1～2 周以后,故在施行此疗法前,应与患者沟通,说明用药的必要性,取得患者的信赖,增加其依从性,对于长期失眠的患者,可给予催眠、镇静治疗。

第三章　神经系统疾病

第一节　腔隙性脑梗死

腔隙性脑梗死是指大脑半球深部白质和脑干等中线部位,由直径为 $100\sim400\mu m$ 的穿支动脉血管闭塞导致的脑梗死。所引起的病灶为 $0.5\sim15.0mm^2$ 的梗死灶。大多由大脑前动脉、大脑中动脉、前脉络膜动脉和基底动脉的穿支动脉闭塞所引起。脑深部穿动脉闭塞导致相应灌注区脑组织缺血、坏死、液化,由吞噬细胞将该处组织移走而形成小腔隙。好发于基底节、丘脑、内囊、脑桥的大脑皮质贯通动脉供血区。反复发生多个腔隙性脑梗死,称多发性腔隙性脑梗死。临床引起相应的综合征,常见的有纯运动性轻偏瘫、纯感觉性脑卒中、构音障碍—手笨拙综合征、共济失调性轻偏瘫和感觉运动性脑卒中。高血压和糖尿病是主要原因,特别是高血压尤为重要。腔隙性脑梗死占脑梗死的 $20\%\sim30\%$。

一、病因与发病机制

(一)病因

真正的病因和发病机制尚未完全清楚,但与下列因素有关。

1.高血压

长期高血压作用于小动脉及微小动脉壁,致脂质透明变性,管腔闭塞,产生腔隙性病变。舒张压增高是多发性腔隙性脑梗死的常见原因。

2.糖尿病

糖尿病时血浆低密度脂蛋白及极低密度脂蛋白的浓度增高,引起脂质代谢障碍,促进胆固醇合成,从而加速、加重动脉硬化的形成。

3.微栓子(无动脉病变)

各种类型小栓子阻塞小动脉导致腔隙性脑梗死,如胆固醇、红细胞增多症、纤维蛋白等。

4.血液成分异常

如红细胞增多症、血小板增多症和高凝状态,也可导致发病。

(二)发病机制

腔隙性脑梗死的发病机制还不完全清楚。微小动脉粥样硬化被认为是症状性腔隙性脑梗死常见的发病机制。在慢性高血压患者中,在粥样硬化斑为 $100\sim400\mu m$ 的小动脉中,也能发现动脉狭窄和闭塞。颈动脉粥样斑块,尤其是多发性斑块,可能会导致腔隙性脑梗死;脑深部穿动脉闭塞,导致相应灌注区脑组织缺血、坏死,由吞噬细胞将该处脑组织移走,遗留小腔,因而导致该部位神经功能缺损。

二、病理

腔隙性脑梗死灶呈不规则圆形、卵圆形或狭长形。累及管径在 $100\sim400\mu m$ 的穿动脉,梗死部位主要在基底节(特别是壳核和丘脑)、内囊和脑桥的白质。大多数腔隙性脑梗死位于豆纹动脉分支、大脑后动脉的丘脑深穿支、基底动脉的旁中央支供血区。阻塞常发生在深穿支的前半部分,因而梗死灶均较小,大多数直径为 0.2~15mm。病变血管可见透明变性、玻璃样脂肪变、玻璃样小动脉坏死、血管壁坏死和小动脉硬化等。

三、临床表现

本病常见于 40~60 岁以上的中老年人。腔隙性脑梗死患者中高血压的发病率约为75%,糖尿病的发病率为 25%~35%,有 TIA 史者约有 20%。

(一)症状和体征

临床症状一般较轻,体征单一,一般无头痛、颅内高压症状和意识障碍。由于病灶小,又常位于脑的静区,故许多腔隙性脑梗死在临床上无症状。

(二)临床综合征

Fisher 根据病因、病理和临床表现,归纳为 21 种综合征,常见的有以下几种。

1.纯运动性轻偏瘫(PMH)

最常见,约占 60%,有病灶对侧轻偏瘫,而不伴失语、感觉障碍和视野缺损,病灶多在内囊和脑干。

2.纯感觉性脑卒中(PSS)

约占 10%,表现为病灶对侧偏身感觉障碍,也可伴有感觉异常,如麻木、烧灼和刺痛感。病灶在丘脑腹后外侧核或内囊后肢。

3.构音障碍—手笨拙综合征(DCHS)

约占 20%,表现为构音障碍、吞咽困难,病灶对侧轻度中枢性面、舌瘫,手的精细运动欠灵活,指鼻试验欠稳。病灶在脑桥基底部或内囊前肢及膝部。

4.共济失调性轻偏瘫(AH)

病灶同侧共济失调和病灶对侧轻偏瘫,下肢重于上肢,伴有锥体束征。病灶多在放射冠汇集至内囊处,或脑桥基底部皮质脑桥束受损所致。

5.感觉运动性脑卒中(SMS)

少见,以偏身感觉障碍起病,再出现轻偏瘫,病灶位于丘脑腹后核及邻近内囊后肢。

6.腔隙状态

由 Marie 提出,由于多次腔隙性脑梗死后,有进行性加重的偏瘫、严重的精神障碍、痴呆、平衡障碍二便失禁、假性延髓性麻痹、双侧锥体束征和类帕金森综合征等。近年由于有效控制血压及治疗的进步,现在已很少见。

四、辅助检查

(一)神经影像学检查

1.颅脑 CT

非增强 CT 扫描显示为基底节区或丘脑呈卵圆形低密度灶,边界清楚,直径为 10~15mm。由于病灶小,占位效应轻微,一般仅为相邻脑室局部受压,多无中线移位,梗死密度随时间逐渐减低,4 周后接近脑脊液密度,并出现萎缩性改变。增强扫描于梗死后 3 日至 1 个月可能发生均一或斑块性强化,以 2~3 周明显,待达到脑脊液密度时,则不再强化。

2.颅脑 MRI

MRI 显示比 CT 优越,尤其是对脑桥的腔隙性脑梗死和新旧腔隙性脑梗死的鉴别有意义,增强后能提高阳性率。颅脑 MRI 检查在 T2W 像上显示高信号,是小动脉阻塞后新的或陈旧的病灶。T_1WI 和 T_2WI 分别表现为低信号和高信号斑点状或斑片状病灶,呈圆形、椭圆形或裂隙形,最大直径常为数毫米,一般不超过 1cm,急性期 T_1WI 的低信号和 T_2WI 的高信号,常不及慢性期明显,由于水肿的存在,使病灶看起来常大于实际梗死灶。注射对比剂后,T_1WI 急性期、亚急性期和慢性期病灶显示增强,呈椭圆形、圆形,也可呈环形。

3.CT 血管成像(CTA)、磁共振血管成像(MRA)

了解颈内动脉有无狭窄及闭塞程度。

(二)超声检查

经颅多普勒超声(TCD)了解颈内动脉狭窄及闭塞程度。三维 B 超检查,了解颈内动脉粥样硬化斑块的大小和厚度。

(三)血液学检查

了解有无糖尿病和高脂血症等。

五、诊断与鉴别诊断

(一)诊断

(1)中老年人发病,多数患者有高血压病史,部分患者有糖尿病史或 TIA 史。

(2)急性或亚急性起病,症状比较轻,体征比较单一。

(3)临床表现符合 Fisher 描述的常见综合征之一。

(4)颅脑 CT 或 MRI 发现与临床神经功能缺损一致的病灶。

(5)预后较好,恢复较快,大多数患者不遗留后遗症状和体征。

(二)鉴别诊断

1.小量脑出血

均为中老年发病,有高血压和急起的偏瘫和偏身感觉障碍。但小量脑出血头颅 CT 显示高密度灶即可鉴别。

2.脑囊虫病

CT 均表现为低信号病灶。但是,脑囊虫病 CT 呈多灶性、小灶性和混合灶性病灶,临床表现常有头痛和癫痫发作,血和脑脊液囊虫抗体阳性,可供鉴别。

六、治疗

(一)抗血小板聚集药物

抗血小板聚集药物是预防和治疗腔隙性脑梗死的有效药物。

1.肠溶阿司匹林(或拜阿司匹林)

每次 100mg,每日 1 次,口服,可连用 6～12 个月。

2.氯吡格雷

每次 50～75mg,每日 1 次,口服,可连用半年。

3.西洛他唑

每次 50～100mg,每日 2 次,口服。

4.曲克芦丁

每次 200mg,每日 3 次,口服;或每次 400～600mg 加入 5% 的葡萄糖注射液或 0.9% 的氯化钠注射液 500mL 中静脉滴注,每日 1 次,可连用 20 日。

(二)钙通道阻滞剂

1.氟桂利嗪

每次 5～10mg,睡前口服。

2.尼莫地平

每次 20～30mg,每日 3 次,口服。

3.尼卡地平

每次 20mg,每日 3 次,口服。

(三)血管扩张药

1.丁苯酞

每次 200mg,每日 3 次,口服。偶见恶心、腹部不适,有严重出血倾向者忌用。

2.丁咯地尔

每次 200mg 加入 5% 的葡萄糖注射液或 0.9% 的氯化钠注射液 250mL 中静脉滴注,每日 1 次,连用 10～14d;或每次 200mg,每日 3 次,口服。可有头痛、头晕、恶心等不良反应。

3.倍他司汀

每次 6～12mg,每日 3 次,口服。可有恶心、呕吐等不良反应。

(四)内科病的处理

有效控制高血压、糖尿病、高脂血症等,坚持药物治疗,定期检查血压,血糖、血脂、心电图和有关血液流变学指标。

七、预后与预防

(一)预后

Marie 和 Fisher 认为腔隙性脑梗死一般预后良好,下述几种情况影响本病的预后:

(1)梗死灶的部位和大小,如腔隙性脑梗死发生在脑的重要部位——脑桥和丘脑,以及大的和多发性腔隙性脑梗死者预后不良。

(2)有反复 TIA 发作,有高血压、糖尿病和严重心脏病(缺血性心脏病、心房颤动、心脏瓣膜病等),症状没有得到很好控制者预后不良。据报道,1 年内腔隙性脑梗死的复发率为 10%～18%;腔隙性脑梗死,特别是多发性腔隙性脑梗死半年后约有 23% 的患者发展为血管性痴呆。

(二)预防

控制高血压、防治糖尿病和 TIA 是预防腔隙性脑梗死发生和复发的关键。

(1)积极处理危险因素。血压的调控:长期高血压是腔隙性脑梗死主要的危险因素之一。在降血压药物方面无统一规定应用的药物。选用降血压药物的原则是既要有效和持久的降低血压,又不至于影响重要器官的血流量。可选用钙离子通道阻滞剂,如硝苯地平缓释片,每次 20mg,每日 2 次,口服;或尼莫地平,每次 30mg,每日 1 次,口服。也可选用血管紧张素转换酶抑制剂(ACEI),如卡托普利,每次 12.5～25mg,每日 3 次,口服;或贝拉普利,每次 5～10mg,每日 1

次,口服;调控血糖:糖尿病也是腔隙性脑梗死主要的危险因素之一;调控高血脂:可选用辛伐他汀(或舒降之),每次 10~20mg,每日 1 次,口服;或洛伐他汀(又名美降之),每次 20~40mg,每日 1~2 次,口服;积极防治心脏病:要减轻心脏负荷,避免或慎用增加心脏负荷的药物,注意补液速度及补液量;对有心肌缺血、心肌梗死者应在心血管内科医生的协助下进行药物治疗。

(2)可以较长时期应用抗血小板聚集药物,如阿司匹林、氯吡格雷和中药活血化瘀药物。

(3)生活规律,心情舒畅,饮食清淡,适宜的体育锻炼。

第二节　血栓形成性脑梗死

血栓形成性脑梗死主要是由脑动脉主干或皮质支动脉粥样硬化导致血管增厚、管腔狭窄闭塞和血栓形成;还可见于动脉血管内膜炎症、先天性血管畸形、真性红细胞增多症及血液高凝状态、血流动力学异常等,均可致血栓形成,引起脑局部血流减少或供血中断,脑组织缺血、缺氧导致软化坏死,出现局灶性神经系统症状和体征,如偏瘫、偏身感觉障碍和偏盲等。大面积脑梗死还有颅内高压症状,严重者可发生昏迷和脑疝。约 90% 的血栓形成性脑梗死是在动脉粥样硬化的基础上发生的,因此称动脉粥样硬化性血栓形成性脑梗死。

脑梗死的发病率约为 110/10 万,占全部脑卒中的 60%~80%;其中血栓形成性脑梗死占脑梗死的 60%~80%。

一、病因与发病机制

(一)病因

1.动脉壁病变

血栓形成性脑梗死最常见的病因为动脉粥样硬化,常伴高血压,与动脉粥样硬化互为因果。其次为各种原因引起的动脉炎、血管异常(如夹层动脉瘤、先天性动脉瘤)等。

2.血液成分异常

血液黏度增高,以及真性红细胞增多症、血小板增多症、高脂血症等,都可使血液黏度增高,血液瘀滞,引起血栓形成。如果没有血管壁的病变为基础,不会发生血栓。

3.血流动力学异常

在动脉粥样硬化的基础上,当血压下降、血流缓慢、脱水、严重心律失常及心功能不全时,可导致灌注压下降,有利于血栓形成。

(二)发病机制

主要是动脉内膜深层的脂肪变性和胆固醇沉积,形成粥样硬化斑块及各种继发病变,使管腔狭窄甚至阻塞。病变逐渐发展,则内膜分裂,内膜下出血和形成内膜溃疡。内膜溃疡易发生血栓形成,使管腔进一步狭窄或闭塞。由于动脉粥样硬化好发于大动脉的分叉处及拐弯处,故脑血栓的好发部位为大脑中动脉、颈内动脉的虹吸部及起始部、椎动脉及基底动脉的中下段等。由于脑动脉有丰富的侧支循环,管腔狭窄需达到 80% 以上才会影响脑血流量。逐渐发生的动脉硬化斑块一般不会出现症状,当内膜损伤破裂形成溃疡后,血小板及纤维素等血中有形成分黏附、聚集,沉着形成血栓。当血压下降、血流缓慢、脱水等血液黏度增加,致供血减少或促进血栓形成的情况下,即出现急性缺血症状。

病理生理学研究发现,脑的耗氧量约为总耗氧量的 20%,故脑组织缺血缺氧是以血栓形成性脑梗死为代表的缺血性脑血管疾病的核心发病机制。脑组织缺血缺氧将会引起神经细胞肿胀、变性、坏死、凋亡,以及胶质细胞肿胀、增生等一系列继发反应。脑血流阻断 1min 后神经元活动停止,缺血缺氧 4min 即可造成神经元死亡。脑缺血的程度不同而神经元损伤的程度也不同。脑神经元损伤导致局部脑组织及其功能的损害。缺血性脑血管疾病的发病是多方面而且相当复杂的过程,脑缺血损害也是一个渐进的过程,神经功能障碍随缺血时间的延长而加重。目前的研究发现氧自由基的形成、钙离子超载、一氧化氮(NO)和一氧化氮合成酶的作用、兴奋性氨基酸毒性作用、炎症细胞因子损害、凋亡调控基因的激活、缺血半暗带功能障碍等方面参与了其发生机制。这些机制作用于多种生理、病理过程的不同环节,对脑功能演变和细胞凋亡给予调节,同时也受到多种基因的调节和制约,构成一种复杂的相互调节与制约的网络关系。

1.氧自由基损伤

脑缺血时氧供应下降和 ATP 减少,导致过氧化氢、羟自由基,以及起主要作用的过氧化物等氧自由基的过度产生和超氧化物歧化酶等清除自由基的动态平衡状态遭到破坏,攻击膜结构和 DNA,破坏内皮细胞膜,使离子转运,生物能的产生和细胞器的功能发生一系列病理生理改变,导致神经细胞、胶质细胞和血管内皮细胞损伤,增加血-脑屏障通透性。自由基损伤可加重脑缺血后的神经细胞损伤。

2.钙离子超载

研究认为,Ca^{2+} 超载及其一系列有害代谢反应是导致神经细胞死亡的最后共同通路。细胞内 Ca^{2+} 超载有多种原因:一是在蛋白激酶 C 等的作用下,兴奋性氨基酸(EAA)、内皮素和NO 等物质释放增加,导致受体依赖性钙通道开放,使大量 Ca^{2+} 内流。二是细胞内 Ca^{2+} 浓度升高可激活磷脂酶、三磷酸酯醇等物质,使细胞内储存的 Ca^{2+} 释放,导致 Ca^{2+} 超载。三是ATP 合成减少,Na^+-K^+-ATP 酶功能降低而不能维持正常的离子梯度,大量 Na^+ 内流和 K^+外流,细胞膜电位下降产生去极化,导致电压依赖性钙通道开放,大量 Ca^{2+} 内流。四是自由基使细胞膜发生脂质过氧化反应,细胞膜通透性发生改变和离子运转,引起 Ca^{2+} 内流使神经细胞内 Ca^{2+} 浓度异常升高。五是多巴胺、5 羟色胺和乙酰胆碱等水平升高,使 Ca^{2+} 内流和胞内 Ca^{2+} 释放。Ca^{2+} 内流进一步干扰了线粒体氧化磷酸化过程,且大量激活钙依赖性酶类,如磷脂酶、核酸酶及蛋白酶,以及自由基形成、能量耗竭等一系列生化反应,最终导致细胞死亡。

3.一氧化氮(NO)和一氧化氮合成酶的作用

有研究发现,NO 作为生物体内重要的信使分子和效应分子,具有神经毒性和脑保护双重作用,即低浓度 NO 通过激活鸟苷酸环化酶使环鸟苷酸(cGMP)水平升高,扩张血管,抑制血小板聚集,白细胞-内皮细胞的聚集和黏附,阻断 NMDA 受体,减弱其介导的神经毒性作用起保护作用;而高浓度 NO 与超氧自由基作用形成过氧亚硝酸盐或者氧化产生亚硝酸阴离子,加强脂质过氧化,使 ATP 酶活性降低,细胞蛋白质损伤,且能使各种含铁硫的酶失活,从而阻断 DNA 复制及靶细胞内的能量合成和能量衰竭,亦可通过抑制线粒体呼吸功能实现其毒性作用而加重缺血脑组织的损害。

4.兴奋性氨基酸毒性作用

兴奋性氨基酸（EAA）是广泛存在于哺乳动物中枢神经系统的正常兴奋性神经递质,参与传递兴奋性信息,同时又是一种神经毒素,以谷氨酸（Glu）和天冬氨酸（Asp）为代表。脑缺血使物质转化(尤其是氧和葡萄糖)发生障碍,使维持离子梯度所必需的能量衰竭和生成障碍。因为能量缺乏,膜电位消失,细胞外液中谷氨酸异常增高导致神经元、血管内皮细胞和神经胶质细胞持续去极化,并有谷氨酸从突触前神经末梢释放。胶质细胞和神经元对神经递质的再摄取一般均需耗能,神经末梢释放的谷氨酸发生转运和再摄取障碍,导致细胞间隙 EAA 异常堆积,产生神经毒性作用。EAA 毒性可以直接导致急性细胞死亡,也可通过其他途径导致细胞凋亡。

5.炎症细胞因子损害

脑缺血后炎症级联反应是一种缺血区内各种细胞相互作用的动态过程,是造成脑缺血后的第 2 次损伤。在脑缺血后,由于缺氧及自由基增加等因素均可通过诱导相关转录因子合成,淋巴细胞、内皮细胞、多形核白细胞和巨噬细胞、小胶质细胞,以及星形胶质细胞等一些具有免疫活性的细胞均能产生细胞因子,如肿瘤坏死因子（TNF-α）、血小板活化因子（PAF）、白细胞介素（IL）系列、转化生长因子（TGF）-β_1等,细胞因子对白细胞又有趋化作用,诱导内皮细胞表达细胞间黏附分子（ICAM-1）、P 选择素等黏附分子,白细胞通过其毒性产物、巨噬细胞作用和免疫反应加重缺血性损伤。

6.凋亡调控基因的激活

细胞凋亡是由体内外某种信号触发细胞内预存的死亡程序而导致的、以细胞 DNA 早期降解为特征的主动性自杀过程。细胞凋亡在形态学和生化特征上表现为细胞皱缩、细胞核染色质浓缩、DNA 片段化,而细胞的膜结构和细胞器仍然完整。脑缺血后,神经元生存的内外环境均发生变化,多种因素如过量的谷氨酸受体的激活、氧自由基释放和细胞内 Ca^{2+} 超载等,通过激活与调控凋亡相关基因、启动细胞死亡信号转导通路,最终导致细胞凋亡。缺血性脑损伤所致的细胞凋亡可分 3 个阶段:信号传递阶段、中央调控阶段和结构改变阶段。

7.缺血半暗带功能障碍

缺血半暗带（IP）是无灌注的中心(坏死区)和正常组织间的移行区。IP 是不完全梗死,其组织结构存在,但有选择性神经元损伤。围绕脑梗死中心的缺血性脑组织的电活动中止,但保持正常的离子平衡和结构上的完整。假如再适当增加局部脑血流量,至少在急性阶段突触传递能完全恢复,即 IP 内缺血性脑组织的功能是可以恢复的。缺血半暗带是兴奋性细胞毒性、梗死周围去极化、炎症反应、细胞凋亡起作用的地方,使该区迅速发展成梗死灶。缺血半暗带的最初损害表现为功能障碍,有独特的代谢紊乱。主要表现在葡萄糖代谢和脑氧代谢这两方面:一是当血流速度下降时,蛋白质合成抑制,启动无氧糖酵解、神经递质释放和能量代谢紊乱。二是急性脑缺血缺氧时,神经元和神经胶质细胞由于能量缺乏、K^+ 释放和谷氨酸在细胞外积聚而去极化,缺血中心区的细胞只去极化而不复极;而缺血半暗带的细胞以能量消耗为代价可复极,如果细胞外的 K^+ 和谷氨酸增加,这些细胞也只去极化,随着去极化细胞数量的增大,梗死灶范围也不断扩大。

尽管对缺血性脑血管疾病一直进行着研究,但对其病理生理机制尚不够深入,希望随着中西医结合对缺血性脑损伤治疗的研究进展,其发病机制也随之更深入地阐明,从而更好地为临床和理论研究服务。

二、病理

动脉闭塞 6h 以内脑组织改变尚不明显,属可逆性,8～48h 缺血最重的中心部位发生软化,并出现脑组织肿胀、变软,灰白质界限不清。如病变范围扩大、脑组织高度肿胀时,可向对侧移位,甚至形成脑疝。镜下见组织结构不清、神经细胞及胶质细胞坏死、毛细血管轻度扩张,周围可见液体和红细胞渗出,此期为坏死期。动脉阻塞 2～3d 后,特别是 7～14d,脑组织开始液化,脑组织水肿明显,病变区明显变软,神经细胞消失,吞噬细胞大量出现,星形胶质细胞增生,此期为软化期。3～4 周后液化的坏死组织被吞噬和移走,胶质增生,小病灶形成胶质瘢痕,大病灶形成脑卒中囊。此期称恢复期,可持续数月至 1～2 年。上述病理改变称白色梗死。少数梗死区,由于血管丰富,于再灌流时可继发出血,呈现出血性梗死或称红色梗死。

三、临床表现

(一)症状与体征

多在 50 岁以后发病,常伴有高血压;多在睡眠中发病,醒来才发现肢体偏瘫。部分患者先有头昏、头痛、眩晕、肢体麻木、无力等短暂性脑缺血发作的前驱症状,多数经数小时甚至 1～2d 症状达高峰,通常意识清楚,但大面积脑梗死或基底动脉闭塞可有意识障碍,甚至发生脑疝等危重症状。神经系统定位体征视脑血管闭塞的部位及梗死的范围而定。

(二)临床分型

有的根据病情程度分型,如完全性缺血性脑卒中,系指起病 6h 内病情即达高峰,一般较重,可有意识障碍。还有的根据病程进展分型,如进展型缺血性脑卒中,则指局限性脑缺血逐渐进展,数天内呈阶梯式加重。

1.按病程和病情分型

(1)进展型:局限性脑缺血症状逐渐加重,呈阶梯式加重,可持续 6h 至数日。

(2)缓慢进展型:在起病后 1～2 周症状仍逐渐加重,血栓逐渐发展,脑缺血和脑水肿的范围继续扩大,症状由轻变重,直到出现对侧偏瘫、意识障碍,甚至发生脑疝,类似于颅内肿瘤,又称类脑瘤型。

(3)大块梗死型:又称爆发型,如颈内动脉或大脑中动脉主干等较大动脉的急性脑血栓形成,往往症状出现快,伴有明显脑水肿、颅内压增高,患者头痛、呕吐、病灶对侧偏瘫,常伴意识障碍,很快进入昏迷,有时发生脑疝,类似脑出血,又称类脑出血型。

(4)可逆性缺血性神经功能缺损(RIND):此型患者症状、体征持续超过 24h,但在 2～3 周内完全恢复,不留后遗症。病灶多数发生于大脑半球半卵圆中心,可能由于该区尤其是非优势半球侧侧支循环迅速而充分地代偿,缺血尚未导致不可逆的神经细胞损害,也可能是一种较轻的梗死。

2.OCSP 分型

即英国牛津郡社区脑卒中研究规划(OCSP)的分型。

(1)完全前循环梗死(TACD):表现为三联征,即完全大脑中动脉(MCA)综合征的表现。

大脑高级神经活动障碍(意识障碍、失语、失算、空间定向力障碍等);同向偏盲;对侧三个部位(面、上肢和下肢)较严重的运动和(或)感觉障碍。多为 MCA 近段主干,少数为颈内动脉虹吸段闭塞引起的大面积脑梗死。

(2)部分前循环梗死(PACD):有以上三联征中的两个,或只有高级神经活动障碍,或感觉运动缺损较 TACI 局限。提示是 MCA 远段主干、各级分支或 ACA 及分支闭塞引起的中、小梗死。

(3)后循环梗死(POCI):表现为各种不同程度的椎-基底动脉综合征-可表现为同侧脑神经瘫痪及对侧感觉运动障碍;双侧感觉运动障碍;双眼协同活动及小脑功能障碍,无长束征或视野缺损等。为椎-基底动脉及分支闭塞引起的大小不等的脑干、小脑梗死。

(4)腔隙性梗死(LACD):表现为腔隙综合征,如纯运动性偏瘫、纯感觉性脑卒中、共济失调性轻偏瘫、手笨拙—构音不良综合征等。大多是基底节或脑桥小穿支病变引起的小腔陈灶。

OCSP 分型方法简便,更加符合临床实际的需要,临床医生不必依赖影像或病理结果即可对急性脑梗死迅速分出亚型,并做出有针对性的处理。

(三)临床综合征

1.颈内动脉闭塞综合征

指颈内动脉血栓形成,主干闭塞。病史中可有头痛、头晕、晕厥、半身感觉异常或轻偏瘫;病变对侧有偏瘫,偏身感觉障碍和偏盲;可有精神症状,严重时有意识障碍;病变侧有视力减退,有的还有视盘萎缩;病灶侧有 Horner 综合征;病灶侧颈动脉搏动减弱或消失;优势半球受累可有失语,非优势半球受累可出现体象障碍。

2.大脑中动脉闭塞综合征

指大脑中动脉血栓形成,大脑中动脉主干闭塞,引起病灶对侧偏瘫、偏身感觉障碍和偏盲,优势半球受累还有失语。累及非优势半球可有失用、失认和体象障碍等顶叶症状。病灶广泛,可引起脑肿胀,甚至死亡。

(1)皮质支闭塞:引起病灶对侧偏瘫、偏身感觉障碍,面部及上肢重于下肢,优势半球病变有运动性失语,非优势半球病变有体象障碍。

(2)深穿支闭塞:出现对侧偏瘫和偏身感觉障碍,优势半球病变可出现运动性失语。

3.大脑前动脉闭塞综合征

指大脑前动脉血栓形成,大脑前动脉主干闭塞。在前交通动脉以前发生阻塞时,因为病损脑组织可通过对侧前交通动脉得到血供,故不出现临床症状;在前交通动脉分出之后阻塞时,可出现对侧中枢性偏瘫,以面瘫和下肢瘫为重,可伴轻微偏身感觉障碍;并可有排尿障碍(旁中央小叶受损);精神障碍(额极与胼胝体受损);强握及吸吮反射(额叶受损)等。

(1)皮质支闭塞:引起对侧下肢运动及感觉障碍;轻微共济运动障碍;排尿障碍和精神障碍。

(2)深穿支闭塞:引起对侧中枢性面、舌及上肢瘫。

4.大脑后动脉闭塞综合征

指大脑后动脉血栓形成。约70%的患者两条大脑后动脉来自基底动脉,并有后交通动脉与颈内动脉联系交通。有20%~25%的人一条大脑后动脉来自基底动脉,另一条来自颈内动脉;其余的人中,两条大脑后动脉均来自于颈内动脉。

大脑后动脉供应颞叶的后部和基底面、枕叶的内侧及基底面,并发出丘脑膝状体及丘脑穿动脉供应丘脑血液。

(1)主干闭塞:引起对侧同向性偏盲,上部视野受损较重,黄斑回避(黄斑视觉皮质代表区为大脑中、后动脉双重血液供应,故黄斑视力不受累)。

(2)中脑水平大脑后动脉起始处闭塞:可见垂直性凝视麻痹、动眼神经麻痹、眼球垂直性歪扭斜视。

(3)双侧大脑后动脉闭塞:有皮质盲、记忆障碍(累及颞叶)、不能识别熟悉面孔(面容失认症)、幻视和行为综合征。

(4)深穿支闭塞:丘脑穿动脉闭塞则引起红核丘脑综合征,病侧有小脑性共济失调,意向性震颤。舞蹈样不自主运动和对侧感觉障碍。丘脑膝状体动脉闭塞则引起丘脑综合征,病变对侧偏身感觉障碍(深感觉障碍较浅感觉障碍为重),病变对侧偏身自发性疼痛、轻偏瘫,共济失调和舞蹈－手足徐动症。

5.椎－基底动脉闭塞综合征

指椎－基底动脉血栓形成。椎－基底动脉实为一连续的脑血管干,并有着共同的神经支配,无论是结构、功能还是临床病症的表现,两侧互为影响,实难予以完全分开,故常总称为"椎－基底动脉系疾病"。

(1)基底动脉主干闭塞综合征:基底动脉主干血栓形成。发病虽然不如脑桥出血那么急,但病情常迅速恶化,出现眩晕呕吐、四肢瘫痪、共济失调、昏迷和高热等。大多数在短期内死亡。

(2)双侧脑桥正中动脉闭塞综合征:双侧脑桥正中动脉血栓形成,为典型的闭锁综合征,表现为四肢瘫痪、假性延髓性麻痹、双侧周围性面瘫、双眼球外展麻痹、两侧的侧视中枢麻痹。但患者意识清楚,视力、听力和眼球垂直运动正常,所以,患者通过听觉、视觉和眼球上下运动表示意识和交流。

(3)基底动脉尖综合征:基底动脉尖分出两对动脉—小脑上动脉和大脑后动脉,分支供应中脑、丘脑、小脑上部、颞叶内侧及枕叶。血栓性闭塞多发生于基底动脉中部,栓塞性病变通常发生在基底动脉尖。

栓塞性病变导致眼球运动及瞳孔异常,表现为单侧或双侧动眼神经部分或完全麻痹、眼球上视不能(上丘受累)、光反射迟钝而调节反射存在(顶盖前区病损)一过性或持续性意识障碍(中脑或丘脑网状激活系统受累)、对侧偏盲或皮质盲(枕叶受累)、严重记忆障碍(颞叶内侧受累)。如果是中老年人突发意识障碍又较快恢复,有瞳孔改变、动眼神经麻痹、垂直注视障碍、无明显肢体瘫痪和感觉障碍应想到该综合征的可能。如果还有皮质盲或偏盲、严重记忆障碍更支持本综合征的诊断,需做头部 CT 或 MRI 检查,若发现有双侧丘脑、枕叶、颞叶和中脑病灶则可确诊。

(4)中脑穿动脉综合征:中脑穿动脉血栓形成,亦称 Weber 综合征,病变位于大脑脚底,损害锥体束及动眼神经,引起病灶侧动眼神经麻痹和对侧中枢性偏瘫。中脑穿动脉闭塞还可引起 Benedikt 综合征,累及动眼神经髓内纤维及黑质,引起病灶侧动眼神经麻痹及对侧锥体外系症状。

(5)脑桥支闭塞综合征:脑桥支血栓形成引起的 Millard-Gubler 综合征,病变位于脑桥的腹外侧部,累及展神经核和面神经核及锥体束,引起病灶侧眼球外直肌麻痹、周围性面神经麻痹和对侧中枢性偏瘫。

(6)内听动脉闭塞综合征:内听动脉血栓形成(内耳脑卒中)。内耳的内听动脉有两个分支,较大的耳蜗动脉供应耳蜗及前庭迷路下部;较小的耳蜗动脉供应前庭迷路上部,包括水平半规管及椭圆囊斑。由于口径较小的前庭动脉缺乏侧支循环,以致前庭迷路上部对缺血选择性敏感,故迷路缺血常出现严重眩晕、恶心呕吐。若耳蜗支同时受累则有耳鸣、耳聋。耳蜗支单独梗死则会突发耳聋。

(7)小脑后下动脉闭塞综合征:小脑后下动脉血栓形成,也称 Wallenberg 综合征。表现为急性起病的头晕、眩晕、呕吐(前庭神经核受损)、交叉性感觉障碍,即病侧面部感觉减退、对侧肢体痛觉、温度觉障碍(病侧三叉神经脊束核及对侧交叉的脊髓丘脑束受损),同侧 Horner 综合征(下行交感神经纤维受损),同侧小脑性共济失调(绳状体或小脑受损),声音嘶哑、吞咽困难(疑核受损)。小脑后下动脉常有解剖变异,常见不典型临床表现。

四、辅助检查

(一)影像学检查

1.胸部 X 线检查

X 线检查可帮助了解心脏情况及肺部有无感染和癌肿等。

2.CT 检查

CT 不仅可确定梗死的部位及范围,而且可明确是单发还是多发。在缺血性脑梗死发病 12～24h 内,CT 常没有明显的阳性表现。梗死灶最初表现为不规则的稍低密度区,病变与血管分布区一致。常累及基底节区,如为多发灶,亦可连成一片。病灶大、水肿明显时可有占位效应。在发病后 2～5d,病灶边界清晰,呈楔形或扇形等。1～2 周,水肿消失,边界更清,密度更低。发病第 2 周,可出现梗死灶边界不清楚,边缘出现等密度或稍低密度,即模糊效应;在增强扫描后往往呈脑回样增强,有助于诊断。4～5 周,部分小病灶可消失,而大片状梗死灶密度进一步降低和囊变,后者 CT 值接近脑脊液。

在基底节和内囊等处的小梗死灶(一般在 15mm 以内)称为腔隙性脑梗死,病灶亦可发生在脑室旁深部白质、丘脑及脑干。

在 CT 排除脑出血并证实为脑梗死后,CT 血管成像(CTA)对探测颈动脉及其各主干分支的狭窄准确性较高。

3.MRI 检查

MRI 是对病灶较 CT 敏感性、准确性更高的一种检测方法,其无辐射、无骨伪迹、更易早期发现小脑、脑干等部位的梗死灶,并于脑梗死后 6h 左右便可检测到由于细胞毒性水肿造成 T_1 和 T_2 加权延长引起的 MRI 信号变化。近年除常规应用 SE 法的 T_1 和 T_2 加权以影像对比度原理诊断外,更需采用功能性磁共振成像,如弥散成像(DWI)和表观弥散系数(ADC)、液体衰减反转恢复序列(FLAIR)等进行水平位和冠状位检查,往往在脑缺血发生后 1～1.5h 便可发现脑组织水含量增加引起的 MRI 信号变化,并随即可进一步行磁共振血管成像(MRA)、

CT 血管成像(CTA)或数字减影血管造影(DSA)以了解梗死血管部位,为超早期施行动脉内介入溶栓治疗创造条件,有时还可发现血管畸形等非动脉硬化性血管病变。

(1)超早期:脑梗死临床发病后 1h 内,DWI 便可描出高信号梗死灶,ADC 序列显示暗区。实际上,DWI 显示的高信号灶仅是血流低下引起的缺血灶。随着缺血的进一步进展,DWI 从高信号渐转为等信号或低信号,病灶范围渐增大;PW1、FLAIR 及 T_2WI 均显示高信号病灶区。值得注意的是,DWI 对超早期脑干缺血性病灶,在水平位不易发现,而往往在冠状位可清楚显示。

(2)急性期:血-脑屏障尚未明显破坏,缺血区有大量水分子聚集,T_1WI 和 T_2WI 明显延长,T_1WI 呈低信号,T_2WI 呈高信号。

(3)亚急性期及慢性期:由于正血红铁蛋白游离,T_1WI 呈边界清楚的低信号,T_2WI 和 FLAIR 均呈高信号;至病灶区水肿消除,坏死组织逐渐产生,囊性区形成,乃致脑组织萎缩,FLAIR 呈低信号或低信号与高信号混杂区,中线结构移向病侧。

(二)脑脊液检查

脑梗死患者脑脊液检查一般正常,大块梗死型患者可有压力增高和蛋白含量增高;出血性梗死时可见红细胞。

(三)经颅多普勒超声

TCD 是诊断颅内动脉狭窄和闭塞的手段之一,对脑底动脉严重狭窄($>65\%$)的检测有肯定的价值。局部脑血流速度改变与频谱图形异常是脑血管狭窄最基本的 TCD 改变。三维 B 超检查可协助发现颈内动脉粥样硬化斑块的大小和厚度、有没有管腔狭窄及严重程度。

(四)心电图检查

进一步了解心脏情况。

(五)血液学检查

1.血常规、血沉、抗"O"和凝血功能检查

了解有无感染征象、活动风湿和凝血功能情况。

2.血糖

了解有无糖尿病。

3.血清脂质

包括总胆固醇和三酰甘油(三酰甘油)有无增高。

4.脂蛋白

低密度脂蛋白胆固醇(LDL-C)由极低密度脂蛋白胆固醇(VLDL-C)转化而来。通常情况下,LDL-C 从血浆中清除,其所含胆固醇酯由脂肪酸水解,当体内 LDL-C 显著升高时,LDL-C 附着到动脉的内皮细胞与 LDL 受体结合,而易被巨噬细胞摄取,沉积在动脉内膜上形成动脉硬化。有一组报道正常人组 LDL-C(2.051 ± 0.853)mmol/L,脑梗死患者组为(3.432 ± 1.042)mol/L。

5.载脂蛋白 B

载脂蛋白 B(ApoB)是血浆低密度脂蛋白(LDL)和极低密度脂蛋白(VLDL)的主要载脂蛋白,其含量能精确反映出 LDL 的水平,与动脉粥样硬化(AS)的发生关系密切。在 AS 的硬化斑块中,胆固醇并不是孤立地沉积于动脉壁上,而是以 LDL 整个颗粒形成沉积物;ApoB 能促

进沉积物与氨基多糖结合成复合物,沉积于动脉内膜上,从而加速 AS 形成。对总胆固醇(TC)、LDLC 均正常的脑血栓形成患者,ApoB 仍然表现出较好的差别性。

ApoA-I 的主要生物学作用是激活卵磷脂胆固醇转移酶,此酶在血浆胆固醇(Ch)酯化和 HDL 成熟(即 HDL→HDL$_2$→HDL$_3$)过程中起着极为重要的作用。ApoA-I 与 HDL$_2$ 可逆结合以完成 Ch 从外周组织转移到肝脏。因此,ApoA-I 显著下降时,可形成 AS。

6.血小板聚集功能

近些年来的研究提示血小板聚集功能亢进参与体内多种病理反应过程,尤其是对缺血性脑血管疾病的发生、发展和转归起重要作用。血小板最大聚集率(PMA)、解聚型出现率(PDC)和双相曲线型出现率(PBC),发现缺血型脑血管疾病 PMA 显著高于对照组,PDC 明显低于对照组。

7.血栓烷 A$_2$ 和前列环素

许多文献强调花生四烯酸(AA)的代谢产物在影响脑血液循环中起着重要作用,其中血栓烷 A$_2$(TXA$_2$)和前列环素(PGI$_2$)的平衡更引人注目。脑组织细胞和血小板等质膜有丰富的不饱和脂肪酸,脑缺氧时,磷脂酶 A$_2$ 被激活,分解膜磷脂使 AA 释放增加。后者在环氧化酶的作用下血小板和血管内皮细胞分别生成 TXA$_2$ 和 PGI$_2$。TXA$_2$ 和 PGI$_2$ 水平改变在缺血性脑血管疾病的发生上是原发还是继发的问题,目前还不清楚。TXA$_2$ 大量产生,PGI$_2$ 的生成受到抑制,使正常情况下 TXA$_2$ 与 PGI$_2$ 之间的动态平衡受到破坏。TXA$_2$ 强烈的缩血管和促进血小板聚集作用因失去对抗而占优势,对于缺血性低灌流的发生起着重要作用。

8.血液流变学

缺血性脑血管疾病全血黏度、血浆比黏度、血细胞压积升高,血小板电泳和红细胞电泳时间延长。通过对脑血管疾病进行 133 例脑血流(CBF)测定,并将黏度相关的几个变量因素与 CBF 做了统计学处理,发现全部患者的 CBF 均低于正常,证实了血液黏度因素与 CBF 的关系。有学者把血液流变学各项异常作为脑梗死的危险因素之一。

红细胞表面带有负电荷,其所带电荷越少,电泳速度就越慢。有一组报道显示,脑梗死组红细胞电泳速度明显慢于正常对照组,说明急性脑梗死患者红细胞表面电荷减少,聚集性强,可能与动脉硬化性脑梗死的发病有关。

五、诊断与鉴别诊断

(一)诊断

(1)血栓形成性脑梗死为中年以后发病。

(2)常伴有高血压。

(3)部分患者发病前有 TIA 史。

(4)常在安静休息时发病,醒后发现症状。

(5)症状、体征可归为某一动脉供血区的脑功能受损,如病灶对侧偏瘫,偏身感觉障碍和偏盲,优势半球病变还有语言功能障碍。

(6)多无明显头痛、呕吐和意识障碍。

(7)大面积脑梗死有颅内高压症状,头痛呕吐或昏迷,严重时发生脑疝。

(8)脑脊液检查多属正常。

(9)发病 12～48h 后 CT 出现低密度灶。

(10)MRI 检查可更早发现梗死灶。

(二)鉴别诊断

1.脑出血

血栓形成性脑梗死和脑出血均为在中老年人中多见的急性起病的脑血管疾病,必须进行 CT/MRI 检查予以鉴别。

2.脑栓塞

血栓形成性脑梗死和脑栓塞同属脑梗死范畴,且均为急性起病,后者多有心脏病史,或有其他肢体栓塞史,心电图检查可发现心房颤动等,以供鉴别诊断。

3.颅内占位性病变

少数颅内肿瘤、慢性硬膜下血肿和脑脓肿患者可以突然发病,表现局灶性神经功能缺失症状,而易与脑梗死相混淆。但颅内占位性病变常有颅内高压症状和逐渐加重的临床经过,颅脑 CT 对鉴别诊断有确切的价值。

4.脑寄生虫病

如脑囊虫病、脑型血吸虫病,也可在癫痫发作后,急性起病偏瘫。寄生虫的有关免疫学检查和神经影像学检查可帮助鉴别。

六、治疗

欧洲脑卒中组织(ESO)缺血性脑卒中和短暂性脑缺血发作处理指南[欧洲脑卒中促进会(EUSI),2008 年]推荐所有急性缺血性脑卒中患者都应在脑卒中单元内接受以下治疗。

(一)溶栓治疗

理想的治疗方法如下在缺血组织出现坏死之前,尽早清除栓子,早期使闭塞脑血管再开通和缺血区的供血重建,以减轻神经组织的损害,正因为如此,溶栓治疗脑梗死一直引起人们的广泛关注。国外早在 1958 年即有溶栓治疗脑梗死的报道,由于有脑出血等并发症,益处不大,溶栓疗法一度停止使用。近 30 多年来,由于溶栓治疗急性心肌梗死的患者取得了很大的成功,大大减少了心肌梗死的范围,病死率下降 20%～50%。溶栓治疗脑梗死又受到了很大的鼓舞。再者,CT 扫描能及时排除颅内出血,可在早期或超早期进行溶栓治疗,因而提高了疗效和减少脑出血等并发症。

1.病例选择

(1)临床诊断符合急性脑梗死。

(2)头颅 CT 扫描排除颅内出血和大面积脑梗死。

(3)治疗前收缩压不宜>180mmHg,舒张压不宜>110mmHg。

(4)无出血素质或出血性疾病。

(5)年龄>18 岁及<75 岁。

(6)溶栓最佳时机为发病后 6h 内,特别是在 3h 内。

(7)获得患者家属的书面知情同意。

2.禁忌证

(1)病史和体检符合蛛网膜下腔出血。

（2）CT 扫描有颅内出血、肿瘤、动静脉畸形或动脉瘤。

（3）两次降压治疗后血压仍＞180/110mmHg。

（4）过去 30d 内有手术史或外伤史，3 个月内有脑外伤史。

（5）病史有血液疾病、出血素质、凝血功能障碍或使用抗凝药物史，凝血酶原时间（PT）＞15s，部分凝血活酶时间（APTT）＞40s，国际标准化比值（INR）＞1.4，血小板计数＜100×10^9/L。

（6）脑卒中发病时有癫痫发作的患者。

3.治疗时间窗

前循环脑卒中的治疗时间窗一般认为在发病后 6h 内（使用阿替普酶为 3h 内），后循环闭塞时的治疗时间窗适当放宽到 12h。这一方面是因为脑干对缺血耐受性更强，另一方面是由于后循环闭塞后预后较差，更积极的治疗有可能挽救患者的生命。许多研究者尝试放宽治疗时限，有认为脑梗死 12～24h 内早期溶栓治疗有可能对少部分患者有效。但美国脑卒中协会（ASA）和欧洲脑卒中促进会（EUSI）都赞同认真选择在缺血性脑卒中发作后 3h 内早期恢复缺血脑的血流灌注，才可获得良好的转归。两个指南也讨论了超过治疗时间窗溶栓的效果，EUSI 的结论是目前仅能作为临床试验的组成部分。对于不能可靠地确定脑卒中发病时间的患者，包括睡眠觉醒时发现脑卒中发病的病例，两个指南均不推荐进行静脉溶栓治疗。

4.溶栓药物

（1）尿激酶：从健康人新鲜尿液中提取分离，然后再进行高度精制而得到的蛋白质，没有抗原性，不引起变态反应。其溶栓特点为不仅溶解血栓表面，而且深入栓子内部，但对陈旧性血栓则难起作用。尿激酶是非特异性溶栓药，与纤维蛋白的亲和力差，常易引起出血并发症。尿激酶的剂量和疗程目前尚无统一标准，剂量波动范围也大。

静脉滴注法：尿激酶每次 100 万～150 万 IU 溶于 0.9％的氯化钠注射液 500～1000mL，静脉滴注，仅用 1 次。另外，还可每次尿激酶 20 万～50 万 IU 溶于 0.9％的氯化钠注射液 500mL 中静脉滴注，每日 1 次，可连用 7～10d。

动脉滴注法：选择性动脉给药有两种途径，一是超选择性脑动脉注射法，即经股动脉或肘动脉穿刺后，先进行脑血管造影，明确血栓所在的部位，再将导管插至颈动脉或椎－基底动脉的分支，直接将药物注入血栓所在的动脉或直接注入血栓处，达到较准确的选择性溶栓作用。在注入溶栓药后，还可立即再进行血管造影了解溶栓的效果。二是采用颈动脉注射法，常规颈动脉穿刺后，将溶栓药注入发生血栓的颈动脉，起到溶栓的效果。动脉溶栓尿激酶的剂量一般是 10 万～30 万 IU，有学者报道，药物剂量还可适当加大。但急性脑梗死取得疗效的关键是掌握最佳的治疗时间窗，才会取得更好的效果，治疗时间窗比给药途径更重要。

（2）阿替普酶（rt-PA）：rt-PA 是第一种获得 FDA 批准的溶栓药，特异性作用于纤溶酶原，激活血块上的纤溶酶原，而对血循环中的纤溶酶原亲和力小。因纤溶酶赖氨酸结合部位已被纤维蛋白占据，血栓表面的 α_2 抗纤溶酶作用很弱，但血中的纤溶酶赖氨酸结合部位未被占据，故可被 α_2－抗纤溶酶很快灭活。因此，rt-PA 的优点为局部溶栓，很少产生全身抗凝、纤溶状态，而且无抗原性。但 rt-PA 半衰期短（3～5min），而且血循环中纤维蛋白原激活抑制物的活性高于 rt-PA，会有一定的血管再闭塞，故临床溶栓必须用大剂量连续静脉滴注。rt-PA 治疗剂量是 0.85~0.90mg/kg,总剂量<90mg,10%的剂量先予静脉推注,其余 90%的剂量在 24h 内静脉滴注。

(二)降纤治疗

降纤治疗可以降解血栓蛋白质,增加纤溶系统的活性,抑制血栓形成或促进血栓溶解。此类药物亦应早期应用,最好是在发病后 6h 内,但没有溶栓药物严格,特别适应于合并高纤维蛋白原血症者。目前,国内纤溶药物种类很多,现介绍下面几种。

1.巴曲酶

巴曲酶又名东菱克栓酶,能分解纤维蛋白原,抑制血栓形成,促进纤溶酶的生成,而纤溶酶是溶解血栓的重要物质。巴曲酶的剂量和用法:第 1 日 10BU,第 3 日和第 5 日各为 5~10BU 稀释于 100~250mL 0.9%的氯化钠注射液中,静脉滴注 1h 以上。对治疗前纤维蛋白原在 4g/L 以上和突发性耳聋(内耳脑卒中)的患者,首次剂量为 15~20BU,以后隔日 5BU,疗程 1 周,必要时可增至 3 周。

2.精纯链激酶

此药又名注射用降纤酶,是以我国尖吻蝮蛇(又名五步蛇)的蛇毒为原料,经现代生物技术分离、纯化而精制的蛇毒制剂。本品为缬氨酸蛋白水解酶,能直接作用于血中的纤维蛋白 α 链释放出肽 A。此时生成的肽 A 血纤维蛋白体的纤维系统,诱发 tPA 的释放,增加 t-PA 的活性,促进纤溶酶的生成,使已形成的血栓得以迅速溶解。本品不含出血毒素,因此很少引起出血并发症。剂量和用法:首次 10IU 稀释于 100mL 0.9%的氯化钠注射液中缓慢静脉滴注,第 2 日 10IU,第 3 日 5~10IU。必要时可适当延长疗程,1 次 5~10IU,隔日静脉滴注 1 次。

3.降纤酶

降纤酶曾用名蝮蛇抗栓酶、精纯抗栓酶和去纤酶。取材于东北白眉蝮蛇蛇毒,是单一成分蛋白水解酶。剂量和用法:急性缺血性脑卒中,首次 10IU 加入 0.9%的氯化钠注射液 100~250mL 中静脉滴注,以后每日或隔日 1 次,连用 2 周。

4.注射用纤溶酶

此药从蝮蛇蛇毒中提取纤溶酶并制成制剂,其原理是利用抗体最重要的生物学特性—抗体与抗原能特异性结合,即抗体分子只与其相应的抗原发生结合。纤溶酶单克隆抗体纯化技术,就是用纤溶酶抗体与纤溶酶进行特异性结合,从而达到分离纯化纤溶酶,同时去除蛇毒中的出血毒素和神经毒。剂量和用法:对急性脑梗死(发病后 72h 内)第 1~3 日每次 300IU 加入 5%的葡萄糖注射液或 0.9%的氯化钠注射液 250mL 中静脉滴注,第 4~14 日每次 100~300IU。

5.安康乐得

安康乐得是马来西亚一种蝮蛇毒液的提纯物,是一种蛋白水解酶,能迅速有效地降低血纤维蛋白原,并可裂解纤维蛋白肽 A,导致低纤维蛋白血症。剂量和用法:2~5AU/kg,溶于 250~500mL 0.9%的氯化钠注射液中,6~8h 静脉滴注完,每日 1 次,连用 7d。

《中国脑血管病防治指南》建议:脑梗死早期(特别是 12h 以内)可选用降纤治疗,高纤维蛋白血症更应积极降纤治疗;应严格掌握适应证和禁忌证。

(三)抗血小板聚集药

抗血小板聚集药又称血小板功能抑制剂。随着对血栓性疾病发生机制认识的加深,发现血小板在血栓形成中起着重要的作用。近年来,抗血小板聚集药在预防和治疗脑梗死方面越来越引起人们的重视。抗血小板聚集药主要包括血栓烷 A_2 抑制剂(阿司匹林)、ADP 受体拮抗剂(噻氯匹定、氯吡格雷)、磷酸二酯酶抑制剂(双嘧达莫)、糖蛋白(GP)Ⅱb/Ⅲa 受体拮抗剂和其他抗血小板药物。

1.阿司匹林

阿司匹林是一种强效的血小板聚集抑制剂。阿司匹林抗栓作用的机制,主要是基于对环氧化酶的不可逆性抑制,使血小板内花生四烯酸转化为血栓烷 A_2(TXA_2)受阻,因为 TXA_2 可使血小板聚集和血管平滑肌收缩。在脑梗死发生后,TXA_2 可增加脑血管阻力、促进脑水肿形成。小剂量阿司匹林,可以最大限度地抑制 TXA_2 和最小限度地影响前列环素(PGI_2),从而达到比较理想的效果。国际脑卒中实验协作组和 CAST 协作组两项非盲法随机干预研究表明,脑卒中发病后 48h 内应用阿司匹林是安全有效的。

阿司匹林预防和治疗缺血性脑卒中效果的不恒定,可能与用药剂量有关。有些研究者认为,每日给 75～325mg 最为合适。有学者分别给患者口服阿司匹林每日 50mg、100mg、325mg 和 1000mg,进行比较,发现 50mg/d 即可完全抑制 TXA 生成,出血时间从 5.03min 延长到6.96min,100mg/d 出血时间 7.78min,但 1000mg/d 反而缩减至 6.88min。也有人观察到口服阿司匹林 45mg/d,尿内 TXA_2 代谢产物能被抑制 95%,而尿内 PGI_2 代谢产物基本不受影响;每日 100mg,则尿内 TXA 代谢产物完全被抑制,而尿内 PGI_2 代谢产物保持基线的 25%～40%;若用 1000mg/d,则上述两项代谢产物完全被抑制。根据以上实验结果和临床体会提示,阿司匹林每日 100～150mg 最为合适,既能达到预防和治疗的目的,又能避免发生不良反应。

《中国脑血管病防治指南》建议:多数无禁忌证的未溶栓患者,应在脑卒中后尽早(最好48h 内)开始使用阿司匹林;溶栓患者应在溶栓 24h 后,使用阿司匹林,或阿司匹林与双嘧达莫缓释剂的复合制剂;阿司匹林的推荐剂量为 150～ 300mg/d,分 2 次服用,2～4 周后改为预防剂量(50～150mg/d)。

2.氯吡格雷

由于噻氯匹定有明显的不良反应,已基本被淘汰,被第 2 代 ADP 受体拮抗剂氯吡格雷所取代。氯吡格雷和噻氯匹定一样对 ADP 诱导的血小板聚集有较强的抑制作用,对花生四烯酸、胶原、凝血酶、肾上腺素和血小板活化因子诱导的血小板聚集也有一定的抑制作用。与阿司匹林不同的是,它们对 ADP 诱导的血小板Ⅰ相和Ⅱ相的聚集均有抑制作用,且有一定的解聚作用。它还可以与红细胞膜结合,降低红细胞在低渗溶液中的溶解倾向,改变红细胞的变形能力。

氯吡格雷和阿司匹林均可作为治疗缺血性脑卒中的一线药物,多项研究都说明氯吡格雷的效果优于阿司匹林。氯吡格雷与阿司匹林合用防治缺血性脑卒中,比单用效果更好。氯吡格雷可用于预防颈动脉粥样硬化高危患者急性缺血事件。有文献报道 23 例颈动脉狭窄患者,在颈动脉支架值入术前常规服用阿司匹林 100mg/d,介入治疗前晚给予负荷剂量氯吡格雷300mg,术后服用氯吡格雷 75mg/d,3 个月后经颈动脉彩超发现,新生血管内皮已完全覆盖支架,无血管闭塞和支架内再狭窄。

氯吡格雷的使用剂量为每次 50～75mg,每日 1 次。它的不良反应与阿司匹林相比较,发生胃肠道出血的风险明显降低,发生腹泻和皮疹的风险略有增加,但明显低于噻氯匹定。主要不良反应有头昏、头胀、恶心、腹泻,偶有出血倾向。氯吡格雷禁用于对本品过敏者及近期有活动性出血者。

3.双嘧达莫

此药又名潘生丁,通过抑制磷酸二酯酶活性,阻止环腺苷酸(cAMP)的降解,提高血小板 cAMP 的水平,具有抗血小板黏附聚集的能力。双嘧达莫已作为预防和治疗冠心病、心绞痛的药物,而用于防治缺血性脑卒中的效果仍有争议。欧洲脑卒中预防研究(ESPS)大宗 RCT 研究认为,双嘧达莫与阿司匹林联合防治缺血性脑卒中,疗效是单用阿司匹林或双嘧达莫的 2 倍,并不会导致更多的出血不良反应。

FDA 最近批准了阿司匹林和双嘧达莫复方制剂用于预防脑卒中。这一复方制剂每片含阿司匹林 50mg 和缓释双嘧达莫 400mg。一项单中心大规模随机试验发现,与单用小剂量阿司匹林比较,这种复方制剂可使脑卒中发生率降低 22%,但这项资料的价值仍有争论。

双嘧达莫的不良反应轻而短暂,长期服用可有头痛、头晕、呕吐、腹泻、面红、皮疹和皮瘙痒等。

4.血小板糖蛋白(GP)Ⅱb/Ⅲa 受体拮抗剂

GPⅡb/Ⅲa 受体拮抗剂是一种新型抗血小板药,其通过阻断 GPⅡb/Ⅲa 受体与纤维蛋白原配体的特异性结合,有效抑制各种血小板激活剂诱导的血小板聚集,进而防止血栓形成。GPⅡb/Ⅲa 受体是一种血小板膜蛋白,是血小板活化和聚集反应的最后通路。GPⅡb/Ⅲa 受体拮抗剂能完全抑制血小板聚集反应,是作用最强的抗血小板药。

GPⅡb/Ⅲa 受体拮抗剂分 3 类,即抗体类如阿昔单抗、肽类如依替巴肽和非肽类如替罗非班。这 3 种药物均获 FDA 批准应用。

该药还能抑制动脉粥样硬化斑块的其他成分,对预防动脉粥样硬化和修复受损血管壁起重要作用。

GPⅡb/ⅢMa 受体拮抗剂在缺血性脑卒中二级预防中的剂量给药途径、时间、监护措施,以及安全性等目前仍在探讨之中。

有报道对于阿替普酶(rt-PA)溶栓和球囊血管成形术机械溶栓无效的大血管闭塞和急性缺血性脑卒中患者,GPⅡb/Ⅲa 受体拮抗剂能够提高治疗效果。阿昔单抗的抗原性虽已减低,但仍有部分患者可引起变态反应。

5.西洛他唑

此药又名培达,可抑制磷酸二酯酶(PDE),特别是 PDEⅡ,提高 cAMP 水平,从而起到扩张血管和抗血小板聚集的作用,常用剂量为每次 50～100mg,每日 2 次。

为了检测西洛他唑对颅内动脉狭窄进展的影响,Kwan 进行了一项多中心双盲随机与安慰剂对照研究,将 135 例大脑中动脉 M1 段或基底动脉狭窄有急性症状者随机分为两组,一组接受西洛他唑 200mg/d 治疗,另一组给予安慰剂治疗,所有患者均口服阿司匹林 100mg/d,在进入试验和 6 个月后分别做 MRA 和 TCD 对颅内动脉狭窄程度进行评价。主要转归指标为

MRA 上有症状颅内动脉狭窄的进展,次要转归指标为临床事件和 TCD 的狭窄进展。西洛他唑组,45 例有症状颅内动脉狭窄者中有 3 例(6.7%)进展、11 例(24.4%)缓解;而安慰剂组 15 例(28.8%)进展.8 例(15.4%)缓解,两组差异有显著性意义。

有症状颅内动脉狭窄是一个动态变化的过程,西洛他唑有可能防止颅内动脉狭窄的进展。西洛他唑的不良反应可有皮疹、头晕、头痛、心悸、恶心、呕吐,偶有消化道出血、尿路出血等。

6.三氟柳

三氟柳的抗血栓形成作用是通过干扰血小板聚集的多种途径实现的,如不可逆性抑制环氧化酶(CoX)和阻断血栓素 A_2(TXA$_2$)的形成。三氟柳抑制内皮细胞 CoX 的作用极弱,不影响前列腺素合成。另外,三氟柳及其代谢产物 2-羟基-4-三氟甲基苯甲酸可抑制磷酸二酯酶,增加血小板和内皮细胞内 cAMP 的浓度,增强血小板的抗聚集效应,该药应用于人体时不会延长出血时间。

有研究将 2113 例 TIA 或脑卒中患者随机分组,进行三氟柳(600mg/d)或阿司匹林(325mg/d)治疗,平均随访 30.1 个月,主要转归指标为非致死性缺血性脑卒中、非致死性心肌梗死和血管性疾病死亡的联合终点,结果两组联合终点发生率、各个终点事件发生率和存活率均无明显差异,三氟柳组出血性事件发生率明显低于阿司匹林组。

7.沙格雷酯

此药又名安步乐克,是 5-HT$_2$ 受体阻滞剂,具有抑制由 5-HT 增强的血小板聚集作用和由 5-HT 引起的血管收缩的作用,增加被减少的侧支循环血流量,改善周围循环障碍等。口服沙格雷酯后 1~5h 即有抑制血小板的聚集作用,可持续 4~6h。口服每次 100mg,每日 3 次。不良反应较少,可有皮疹、恶心、呕吐和胃部灼热感等。

8.曲克芦丁

此药又名维脑路通,能抑制血小板聚集,防止血栓形成,同时能对抗 5-HT、缓激肽引起的血管损伤,增加毛细血管抵抗力,降低毛细血管通透性等。每次 200mg,每日 3 次,口服;或每次 400~600mg 加入 5% 的葡萄糖注射液或 0.9% 的氯化钠注射液 250~500mL 中静脉滴注,每日 1 次,可连用 15~30d。不良反应较少,偶有恶心和便秘。

(四)扩血管治疗

扩张血管药目前仍然是广泛应用的药物,但脑梗死急性期不宜使用,因为脑梗死病灶后的血管处于血管麻痹状态,此时应用血管扩张药,能扩张正常血管,对病灶区的血管不但不能扩张,还要从病灶区盗血,称"偷漏现象"。因此,血管扩张药应在脑梗死发病 2 周后才应用。常用的扩张血管药有以下:

1.丁苯酞

每次 200mg,每日 3 次,口服。偶见恶心、腹部不适,有严重出血倾向者忌用。

2.倍他司汀

每次 20mg 加入 5% 的葡萄糖注射液 500mL 中静脉滴注,每日 1 次,连用 10~15d;或每次 8mg,每日 3 次,口服。有些患者会出现恶心、呕吐和皮疹等不良反应。

3.盐酸法舒地尔注射液

每次 60mg(2 支)加入 5% 的葡萄糖注射液或 0.9% 的氯化钠注射液 250mL 中静脉滴注,

每日 1 次,连用 10～14d。可有一过性颜面潮红、低血压和皮疹等不良反应。

4.丁咯地尔

每次 200mg 加入 5％的葡萄糖注射液或 0.9％的氯化钠注射液 250～500mL 中,缓慢静脉滴注,每日 1 次,连用 10～14d。可有头痛、头晕、肠胃道不适等不良反应。

5.银杏达莫注射液

每次 20mL 加入 5％的葡萄糖注射液或 0.9％的氯化钠注射液 500mL 中静脉滴注,每日 1 次,可连用 14d。偶有头痛、头晕、恶心等不良反应。

6.葛根素注射液

每次 500mg 加入 5％的葡萄糖注射液或 0.9％的氯化钠注射液 500mL 中静脉滴注,每日 1 次,连用 14d。少数患者可出现皮肤瘙痒、头痛、头昏、皮疹等不良反应,停药后可自行消失。

7.灯盏花素注射液

每次 20mL(含灯盏花乙素 50g)加入 5％的葡萄糖注射液或 0.9％的氯化钠注射液 250mL 中静脉滴注,每日 1 次,连用 14d。偶有头痛、头昏等不良反应。

(五)钙通道阻滞剂

钙通道阻滞剂是继 β 受体阻滞剂之后,脑血管疾病治疗中最重要的进展之一。正常时细胞内钙离子浓度为 10^{-9} mol/L,细胞外钙离子浓度比细胞内大 10 000 倍。在病理情况下,钙离子迅速内流到细胞内,使原有的细胞内外钙离子平衡破坏,结果造成:由于血管平滑肌细胞内钙离子增多,导致血管痉挛,加重缺血、缺氧;由于大量钙离子激活 ATP 酶,使 ATP 酶加速消耗,结果细胞内能量不足,多种代谢无法维持;由于大量钙离子破坏了细胞膜的稳定性,使许多有害物质释放出来;由于神经细胞内钙离子陡增,可加速已经衰竭的细胞死亡。使用钙通道阻滞剂的目的在于阻止钙离子内流到细胞内,阻断上述病理过程。

钙通道阻滞剂改善脑缺血和解除脑血管痉挛的机制可能是:解除缺血灶中的血管痉挛;抑制肾上腺素能受体介导的血管收缩,增加脑组织葡萄糖利用率,继而增加脑血流量;有梗死的半球内血液重新分布,缺血区脑血流量增加,高血流区血流量减少,对临界区脑组织有保护作用。几种常用的钙通道阻滞剂有:

1.尼莫地平

为选择性扩张脑血管作用最强的钙通道阻滞剂。口服,每次 40mg,每日 3～4 次。注射液,每次 24mg,溶于 5％的葡萄糖注射液 1500mL 中静脉滴注,开始注射时,1mg/h,若患者能耐受,1h 后增至 2mg/h,每日 1 次,连续用药 10d,以后改用口服。德国 Bayer 药厂生产的尼莫同,每次口服 30～60mg,每日 3 次,可连用 1 个月。注射液开始 2h 可按照 0.5mg/h 静脉滴注,如果耐受性良好,尤其血压无明显下降时,可增至 1mg/h,连用 7～10d 后改为口服。该药规格为尼莫同注射液 50mL 含尼莫地平 10mg,一般每日静脉滴注 10mg。不良反应比较轻微,口服时可有一过性消化道不适、头晕、嗜睡和皮肤瘙痒等。静脉给药可有血压下降(尤其是治疗前有高血压者)、头痛、头晕、皮肤潮红、多汗、心率减慢或心率加快等。

2.尼卡地平

对脑血管的扩张作用强于外周血管的作用。每次口服 20mg,每日 3～4 次,连用 1～2 个月。可有胃肠道不适、皮肤潮红等不良反应。

3.氟桂利嗪

又名西比灵,每次 5～10mg,睡前服。有嗜睡、乏力等不良反应。

4.桂利嗪

又名脑益嗪,每次口服 25mg,每日 3 次。有嗜睡、乏力等不良反应。

(六)防治脑水肿

大面积脑梗死、出血性梗死的患者多有脑水肿,应给予降低颅压处理,如床头抬高 30°角,避免有害刺激、解除疼痛、适当吸氧和恢复正常体温等基本处理;有条件行颅内压测定者,脑灌注压应保持在 70mmHg 以上;避免使用低渗和含糖溶液,如脑水肿明显者应快速给予降颅压处理。

1.甘露醇

甘露醇对缩小脑梗死面积与减轻病残有一定的作用。甘露醇除降低颅内压外,还可降低血液黏度、增加红细胞变形性、减少红细胞聚集、减少脑血管阻力、增加灌注压、提高灌注量、改善脑的微循环。同时,还可提高心排血量。每次 125～250mL 静脉滴注,6h 1 次,连用 7～10d。甘露醇治疗脑水肿疗效快、效果好。

不良反应:降颅压有反跳现象,可能引起心力衰竭、肾功能损害、电解质紊乱等。

2.复方甘油注射液

此药能选择性脱出脑组织中的水分,可减轻脑水肿;在体内参加三羧酸循环代谢后转换成能量,供给脑组织,增加脑血流量,改善脑循环,因而有利于脑缺血病灶的恢复。每日 500mL 静脉滴注,每日 2 次,可连用 15～30d。静脉滴注速度应控制在 2mL/min,以免发生溶血反应。由于要控制静脉滴速,并不能用于急救。有大面积脑梗死的患者,有明显脑水肿甚至发生脑疝,一定要应用足量的甘露醇,或甘露醇与复方甘油同时或交替用药,这样可以维持恒定的降颅压作用和减少甘露醇的用量,从而减少甘露醇的不良反应。

3.七叶皂苷钠注射液

有抗渗出、消水肿、增加静脉张力、改善微循环和促进脑功能恢复的作用。每次 25mg 加入 5%的葡萄糖注射液或 0.9%的氯化钠注射液 250～500mL 中静脉滴注,每日 1 次,连用 10～14d。

4.手术减压治疗

主要适用于恶性大脑中动脉(MCA)梗死和小脑梗死。

(七)提高血氧和辅助循环

高压氧是有价值的辅助疗法,在脑梗死的急性期和恢复期都有治疗作用。最近研究提示,脑广泛缺血后,纠正脑的乳酸中毒或脑代谢产物积聚,可恢复神经功能。高压氧向脑缺血区域弥散,可使这些区域的细胞在恢复正常灌注前得以生存,从而减轻缺血缺氧后引起的病理改变,保护受损的脑组织。

(八)神经细胞活化剂

据一些药物实验研究报告,这类药物有一定的营养神经细胞和促进神经细胞活化的作用,但确切的效果,尚待进一步大宗临床验证和评价。

1.胞磷胆碱

参与体内卵磷脂的合成,有改善脑细胞代谢的作用和促进意识的恢复。每次 750mg 加入

5%的葡萄糖注射液 250mL 中静脉滴注,每日 1 次,连用 15～30d。

2.三磷酸胞苷二钠

其主要药效成分是三磷酸胞苷,该物质不仅能直接参与磷脂与核酸的合成,而且还间接参与磷脂与核酸合成过程中的能量代谢,有神经营养、调节物质代谢和抗血管硬化的作用。每次 60～120mg 加入 5%的葡萄糖注射液 250mL 中静脉滴注,每日 1 次,可连用 10～14d。

3.小牛血去蛋白提取物

此药又名爱维治,是一种小分子肽、核苷酸和寡糖类物质,不含蛋白质和致热原。爱维治可促进细胞对氧和葡萄糖的摄取和利用,使葡萄糖的无氧代谢转向为有氧代谢,使能量物质生成增多,延长细胞生存时间,促进组织细胞代谢、功能恢复和组织修复。每次 1200～1600mg 加入 5%的葡萄糖注射液 500mL 中静脉滴注,每日 1 次,可连用 15～30d。

4.依达拉奉

依达拉奉是一种自由基清除剂,有抑制脂自由基的生成、抑制细胞膜脂质过氧化连锁反应及抑制自由基介导的蛋白质、核酸不可逆的破坏作用,是一种脑保护药物。每次 30mg 加入 5%的葡萄糖注射液 250mL 中静脉滴注,每日 2 次,连用 14d。

(九)其他内科治疗

1.调节和稳定血压

急性脑梗死患者的血压检测和治疗是一个存在争议的领域。因为血压偏低会减少脑血流灌注,加重脑梗死。在急性期,患者会出现不同程度的血压升高。原因是多方面的,如脑卒中后的应激反应、膀胱充盈、疼痛及机体对脑缺氧和颅内压升高的代偿反应等,且其升高的程度与脑梗死病灶大小和部位、疾病前是否患高血压有关。脑梗死早期的高血压处理取决于血压升高的程度及患者的整体情况。

美国脑卒中学会(ASA)和欧洲脑卒中促进会(EUSI)都赞同:收缩压超过 220mmHg 或舒张压超过 120mmHg 以上,则应给予谨慎缓慢降压治疗,并严密观察血压变化,防止血压降得过低。然而,有一些脑血管治疗中心,主张只有在出现下列情况才考虑降压治疗,如合并夹层动脉瘤、肾衰竭、心力衰竭及高血压脑病时。但在溶栓治疗时,需及时降压治疗,应避免收缩压 >185mmHg,以防止继发性出血。降压推荐使用微输液泵静脉注射硝普钠,可迅速平稳地降低血压至所需水平,也可用利喜定(压宁定)、卡维地洛等。血压过低对脑梗死不利,应适当提高血压。

2.控制血糖

糖尿病是脑卒中的危险因素之一,并可加重急性脑梗死和局灶性缺血再灌注损伤。欧洲脑卒中组织(ESO)《缺血性脑卒中和短暂性脑缺血发作处理指南》[欧洲脑卒中促进会(EUSI),2008 年]指出,已证实急性脑卒中后高血糖与大面积脑梗死、皮质受累及其功能转归不良有关,但积极降低血糖能否改善患者的临床转归,尚缺乏足够证据。如果过去没有糖尿病史,只是急性脑卒中后血糖应激性升高,则不必应用降糖措施,只需输液中尽量不用葡萄糖注射液似可降低血糖水平;有糖尿病史的患者必须同时应用降糖药适当控制高血糖;血糖超过 10mmol/L(180mg/dL)时需降糖处理。

3.心脏疾病的防治

对并发心脏疾病的患者要采取相应防治措施,如果要应用甘露醇脱水治疗,则必须加用呋塞米以减少心脏负荷。

4.防治感染

对有吞咽困难或意识障碍的脑梗死患者,常常容易合并肺部感染,应给予相应的抗生素和止咳化痰药物,必要时行气管切开,以利吸痰。

5.保证营养和水、电解质的平衡

特别是对有吞咽困难和意识障碍的患者,应采用鼻饲,保证营养、水与电解质的补充。

6.体温管理

在实验室脑卒中模型中,发热与脑梗死体积增大和转归不良有关。体温升高可能是中枢性高热或继发感染的结果,均与临床转归不良有关。应积极迅速找出感染灶并予以适当治疗,并可使用乙酰氨基酚进行退热治疗。

(十)康复治疗

脑梗死患者只要生命体征稳定,应尽早开始康复治疗,主要目的是促进神经功能的恢复。早期进行瘫痪肢体的功能锻炼和语言训练,防止关节挛缩和足下垂,可采用针灸、按摩、理疗和被动运动等措施。

七、预后与预防

(一)预后

(1)如果得到及时的治疗,特别是能及时在脑卒中单元获得早期溶栓疗法等系统规范的中西医结合治疗,可提高疗效,减少致残率,30%～50%以上的患者能自理生活,甚至恢复工作能力。

(2)脑梗死的国外病死率为6.9%～20%,其中颈内动脉系梗死为17%,椎－基底动脉系梗死为18%。

秦震等观察随访经 CT 证实的脑梗死1～7年的预后,发现:累计生存率,6 个月为96.8%,12 个月为91%,2 年为81.7%,3 年为81.7%,4 年为76.5%,5 年为76.5%,6 年为71%,7 年为71%。急性期病死率为22.3%,其中颈内动脉系22%,椎－基底动脉系25%。意识障碍、肢体瘫痪和继发肺部感染是影响预后的主要因素;累计病死率在开始半年内迅速上升,一年半达高峰。说明发病后一年半不能恢复自理者,继续恢复的可能性较小。

(二)预防

1.一级预防

一级预防是指发病前的预防,即通过早期改变不健康的生活方式,积极主动地控制危险因素,从而达到使脑血管疾病不发生或发病年龄推迟的目的。从流行病学角度看,只有一级预防才能降低人群发病率,所以对于病死率及致残率很高的脑血管疾病来说,重视并加强开展一级预防的意义远远大于二级预防。

对血栓形成性脑梗死的危险因素及其干预管理有下述几方面:服用降血压药物,有效控制高血压,防治心脏病,冠心病患者应服用小剂量阿司匹林,定期监测血糖和血脂,合理饮食和应用降糖药物和降脂药物,不抽烟、不酗酒,对动脉狭窄患者及无症状颈内动脉狭窄患者一般不推荐手术治疗或血管内介入治疗,对重度颈动脉狭窄(≥70%)的患者在有条件的医院可以考虑行颈动脉内膜切除术或血管内介入治疗。

2.二级预防

脑卒中首次发病后应尽早开展二级预防工作,可预防或降低再次发生率。二级预防有下述几个方面:首先要对第 1 次发病机制正确评估,管理和控制血压、血糖、血脂和心脏病,应用抗血小板聚集药物,颈内动脉狭窄的干预同一级预防,有效降低同型半胱氨酸水平等。

第三节　脑栓塞

脑栓塞以前称栓塞性脑梗死,是指来自身体各部位的栓子,经颈动脉或椎动脉进入颅内,阻塞脑部血管,中断血流,导致该动脉供血区域的脑组织缺血缺氧而软化坏死及相应的脑功能障碍。临床表现出相应的神经系统功能缺损症状和体征,如急骤起病的偏瘫、偏身感觉障碍和偏盲等。大面积脑梗死还有颅内高压症状,严重时可发生昏迷和脑疝。脑栓塞约占脑梗死的 15%。

一、病因与发病机制

(一)病因

脑栓塞按其栓子来源不同,可分为心源性脑栓塞、非心源性脑栓塞及来源不明的脑栓塞。心源性栓子占脑栓塞的 60%～75%。

1.心源性

风湿性心脏病引起的脑栓塞,占整个脑栓塞的 50% 以上。二尖瓣狭窄或二尖瓣狭窄合并闭锁不全者最易发生脑栓塞,因二尖瓣狭窄时,左心房扩张,血流缓慢瘀滞,又有涡流,易于形成附壁血栓,血流的不规则更易使之脱落成栓子,故心房颤动时更易发生脑栓塞。慢性心房颤动是脑栓塞形成最常见的原因。其他还有心肌梗死、心肌病的附壁血栓,以及细菌性心内膜炎时瓣膜上的炎性赘生物脱落、心脏黏液瘤和心脏手术等病因。

2.非心源性

主动脉及发出的大血管粥样硬化斑块和附着物脱落引起的血栓栓塞也是脑栓塞的常见原因。另外,还有炎症的脓栓、骨折的脂肪栓、人工气胸和气腹的空气栓、癌栓、虫栓和异物栓等。还有来源不明的栓子等。

(二)发病机制

各个部位的栓子通过颈动脉系统或椎动脉系统时,栓子阻塞血管的某一分支,造成缺血、梗死和坏死,产生相应的临床表现;还有栓子造成远端的急性供血中断,该区脑组织发生缺血性变性、坏死及水肿。

另外,由于栓子的刺激,该段动脉和周围小动脉反射性痉挛,结果不仅造成该栓塞的动脉供血区的缺血,同时因其周围的动脉痉挛,进一步加重脑缺血损害的范围。

二、病理

脑栓塞的病理改变与脑血栓形成基本相同。但是,有以下几点不同:①脑栓塞的栓子与动脉壁不粘连;而脑血栓形成是在动脉壁上形成的,所以栓子与动脉壁粘连不易分开。②脑栓塞的栓子可以向远端移行,而脑血栓形成的栓子不能。③脑栓塞所致的梗死灶,有60%以上合并出血性梗死;脑血栓形成所致的梗死灶合并出血性梗死较少。④脑栓塞往往为多发病灶,脑血栓形成常为一个病灶。另外,炎性栓子可见局灶性脑炎或脑脓肿,寄生虫栓子在栓塞处无内容可翻译。

三、临床表现

(一)发病年龄

风湿性心脏病引起者以中青年为多,冠心病及大动脉病变引起者以中老年人为多。

(二)发病情况

发病急骤,在数秒钟或数分钟之内达高峰,是所有脑卒中发病最快者,有少数患者因反复栓塞可在数日内呈阶梯式加重。一般发病无明显诱因,安静和活动时均可发病。

(三)症状与体征

约有4/5的脑栓塞发生于前循环,特别是大脑中动脉,病变对侧出现偏瘫偏身感觉障碍和偏盲,优势半球病变还有失语。癫痫发作很常见,因大血管栓塞,常引起脑血管痉挛,有部分性发作或全面性发作。

椎－基底动脉栓塞约占1/5,起病有眩晕、呕吐、复视、交叉性瘫痪、共济失调、构音障碍和吞咽困难等。栓子进入一侧或两侧大脑后动脉有同向性偏盲或皮质盲。基底动脉主干栓塞会导致昏迷、四肢瘫痪,可引起闭锁综合征及基底动脉尖综合征。

心源性栓塞患者有心慌、胸闷、心律失常和呼吸困难等。

四、辅助检查

(一)胸部X线检查

可发现心脏肥大。

(二)心电图检查

可发现陈旧或新鲜心肌梗死、心律失常等。

(三)超声心动图检查

超声心动图检查是评价心源性脑栓塞的重要依据之一,能够显示心脏立体解剖结构,包括瓣膜反流和运动、心室壁的功能和心腔内的肿块。

(四)多普勒超声检查

有助于测量血流通过狭窄瓣膜的压差及狭窄的严重程度。彩色多普勒超声血流图可检测瓣膜反流程度并可研究与血管造影的相关性。

(五)经颅多普勒超声(TCD)

TCD可检测颅内血流情况,评价血管狭窄的程度及闭塞血管的部位,也可检测动脉粥样硬化的斑块及微栓子的部位。

(六)神经影像学检查

头颅CT和MRI检查可显示缺血性梗死和出血性梗死改变。合并出血性梗死高度支持脑栓塞的诊断,许多患者继发出血性梗死临床症状并未加重,发病3~5d内复查CT可早期发现继发性梗死后出血。

早期脑梗死CT难于发现,常规MRI假阳性率较高,MRI弥散成像(DWI)和灌注成像(PWI)可以发现超急性期脑梗死。磁共振血管成像(MRA)是一种无创伤性显示脑血管狭窄或阻塞的方法,造影特异性较高。数字减影血管造影(DSA)可更好地显示脑血管狭窄的部位、范围和程度。

(七)腰椎穿刺脑脊液检查

脑栓塞引起的大面积脑梗死可有压力增高和蛋白含量增高。出血性脑梗死时可见红细胞。

五、诊断与鉴别诊断

(一)诊断

(1)多为急骤发病。

(2)多数无前驱症状。

(3)一般意识清楚或有短暂意识障碍。

(4)有颈内动脉系统或椎-基底动脉系统症状和体征。

(5)腰椎穿刺脑脊液检查一般不应含血,若有红细胞可考虑出血性脑栓塞。

(6)栓子的来源可为心源性或非心源性,也可同时伴有脏器栓塞症状。

(7)头颅CT和MRI检查有梗死灶或出血性梗死灶。

(二)鉴别诊断

1.血栓形成性脑梗死

均为急性起病的偏瘫、偏身感觉障碍,但血栓形成性脑梗死发病较慢,短期内症状可逐渐进展,一般无心房颤动等心脏病症状,头颅CT很少有出血性梗死灶,以资鉴别。

2.脑出血

均为急骤起病的偏瘫,但脑出血多数有高血压、头痛、呕吐和意识障碍,头颅CT为高密度灶可以鉴别。

六、治疗

(一)抗凝治疗

对抗凝治疗预防心源性脑栓塞复发的利弊,仍存在争议。有的学者认为,脑栓塞容易发生出血性脑梗死和大面积脑梗死,可有明显的脑水肿,所以在急性期不主张应用较强的抗凝药物,以免引起出血性梗死,或并发脑出血及加重脑水肿。也有学者认为,抗凝治疗是预防随后再发栓塞性脑卒中的重要手段。心房颤动或有再栓塞风险的心源性病因、动脉夹层或动脉高度狭窄的患者,可应用抗凝药物预防再栓塞。栓塞复发的高风险可完全抵消发生出血的风险。常用的抗凝药物有以下几种。

1.肝素

有妨碍凝血活酶的形成作用;能增强抗凝血酶、中和活性凝血因子及纤溶酶;还有消除血小板的凝集作用,通过抑制透明质酸酶的活性而发挥抗凝作用。肝素每次12500~25000IU(100~200mg)加入5%的葡萄糖注射液或0.9%的氯化钠注射液1000mL中,缓慢静脉滴注或微泵注入,以每分钟 10～20 滴为宜,维持 48h,同时第 1 日开始口服抗凝药。

有颅内出血、严重高血压、肝肾功能障碍、消化道溃疡、急性细菌性心内膜炎和出血倾向者禁用。根据部分凝血活酶时间(APTT)调整剂量,维持治疗前 APTT 值的 1.5～2.5 倍,及时检测凝血活酶时间及活动度。用量过大,可导致严重自发性出血。

2.那曲肝素钙

此药又名低分子肝素钙,是一种由普通肝素通过硝酸分解纯化而得到的低分子肝素钙盐,其平均分子量为 4500。目前认为低分子肝素钙是通过抑制凝血酶的生长而发挥作用。另外,还可溶解血栓和改善血流动力学。对血小板的功能影响明显小于肝素,很少引起出血并发症。因此,那曲肝素钙是一种比较安全的抗凝药。每次 4000～5000IU(WHO 单位),腹部脐下外侧皮下垂直注射,每日 1～2 次,连用 7～10d,注意不能用于肌内注射。可能引起注射部位出血性瘀斑、皮下瘀血、血尿和过敏性皮疹。

3.华法林

华法林为香豆素衍生物钠盐,通过拮抗维生素 K 的作用,使凝血因子Ⅱ、Ⅶ、Ⅸ和Ⅹ的前体物质不能活化,在体内发挥竞争性的抑制作用,为一种间接性的中效抗凝剂。第 1 日给予 5～10mg 口服,第 2 日半量;第 3 日根据复查的凝血酶原时间及活动度结果调整剂量,凝血酶原活动度维持在 25%～40%给予维持剂量,一般维持量为每日 2.5～5mg,可用 3～6 个月。不良反应可有牙龈出血、血尿、发热、恶心、呕吐、腹泻等。

(二)脱水降颅压药物

脑栓塞患者常为大面积脑梗死、出血性脑梗死,常有明显脑水肿,甚至发生脑疝的危险,对此必须立即应用降颅压药物。心源性脑栓塞应用甘露醇可增加心脏负荷,有引起急性肺水肿的风险。20%的甘露醇每次只能给 125mL 静脉滴注,每日 4～6 次。为增强甘露醇的脱水力度,同时必须加用呋塞米,每次 40mg 静脉注射,每日 2 次,可减轻心脏负荷,达到保护心脏的作用,保证甘露醇的脱水治疗;甘油果糖每次 250～500mL 缓慢静脉滴注,每日 2 次。

(三)扩张血管药物

1.丁苯酞

每次 200mg,每日 3 次,口服。

2.葛根素注射液

每次 500mg 加入 5%的葡萄糖注射液或 0.9%的氯化钠注射液 250mL 中静脉滴注,每日 1 次,可连用 10～14d。

3.复方丹参注射液

每次 2 支(4mL)加入 5%的葡萄糖注射液或 0.9%的氯化钠注射液 250mL 中静脉滴注,每日 1 次,可连用 10～14d。

4.川芎嗪注射液

每次 100mg 加入 5%的葡萄糖注射液或 0.9%的氯化钠注射液 250mL 中静脉滴注,每日 1 次,可连用 10～15d,有脑水肿和出血倾向者忌用。

(四)抗血小板聚集药物

早期暂不应用,特别是已有出血性梗死者急性期不宜应用。当急性期过后,为预防血栓栓塞的复发,可较长期应用阿司匹林或氯吡格雷。

(五)原发病治疗

对感染性心内膜炎(亚急性细菌性心内膜炎),在病原菌未培养出来时,给予青霉素每次320万～400万IU加入5％的葡萄糖注射液或0.9％的氯化钠注射液250mL中静脉滴注,每日4～6次;已知病原微生物,对青霉素敏感的首选青霉素,对青霉素不敏感者选用头孢曲松钠,每次2g加入5％葡萄糖注射液250～500mL中静脉滴注,12h滴完,每日2次。对青霉素过敏和过敏体质者慎用,对头孢菌素类药物过敏者禁用。对青霉素和头孢菌素类抗生素不敏感者可应用去甲万古霉素,30mg/(kg·d),分2次静脉滴注,每0.8g药物至少加200mL液体,在1h以上时间内缓慢滴入,可用4～6周,24h内最大剂量不超过2g,此药有明显的耳毒性和肾毒性。

七、预后与预防

(一)预后

脑栓塞急性期病死率为5％～15％,多死于严重脑水肿、脑疝。心肌梗死引起的脑栓塞预后较差,多遗留严重的后遗症。如栓子来源不消除,半数以上患者可能复发,约2/3的在1年内复发,复发的病死率更高。10％～20％的脑栓塞患者可能在病后10d内发生第2次栓塞,病死率极高。栓子较小、症状较轻、及时治疗的患者,神经功能障碍可以部分或完全缓解。

(二)预防

最重要的是预防脑栓塞的复发。目前认为对于心房颤动、心肌梗死、二尖瓣脱垂患者可首选华法林作为二级预防的药物,阿司匹林也有效,但效果低于华法林。华法林的剂量一般为每日2.5～3.0mg,老年人每日1.5～2.5mg,并可采用国际标准化比值(INR)为标准进行治疗,既可获效,又可减少出血的危险性。

1993年,欧洲13个国家108个医疗中心联合进行了一组临床试验,共入选1007例非风湿性心房颤动发生TIA或小卒中的患者,分为3组,一组应用香豆素,一组用阿司匹林,另一组用安慰剂,随访2～3年,计算脑卒中或其他部位栓塞的发生率。结果发现应用香豆素组每年可减少9％的脑卒中发生率,阿司匹林组减少4％。前者出血发生率为2.8％(每年),后者为0.9％(每年)。

关于脑栓塞发生后何时开始应用抗凝剂仍有不同看法。有的学者认为,过早应用可增加出血的危险性,因此建议发病后数周再开始应用抗凝剂比较安全。据临床研究结果表明,高血压是引起出血的主要危险因素,如能严格控制高血压,华法林的剂量强度控制在INR2.0～3.0,则其出血发生率可以降低。

因此,目前认为华法林可以作为某些心源性脑栓塞的预防药物。

第四节 脑出血

脑出血(ICH)也称脑溢血,系指原发性非外伤性脑实质内出血,故又称原发性或自发性脑出血。脑出血系脑内的血管病变破裂而引起的出血,绝大多数是高血压伴发小动脉微动脉瘤在血压骤升时破裂所致,称为高血压性脑出血。主要病理特点为局部脑血流变化、炎症反应,以及脑出血后脑血肿的形成和血肿周边组织受压、水肿、神经细胞凋亡。80%的脑出血发生在大脑半球,20%发生在脑干和小脑。脑出血起病急骤,临床表现为头痛呕吐、意识障碍、偏瘫、偏身感觉障碍等。在所有脑血管疾病患者中,脑出血占20%～30%,年发病率为60/10万～80/10万,急性期病死率为30%～40%,是病死率和致残率很高的常见疾病。该病常发生于40～70岁,其中＞50岁的人群发病率最高,达93.6%,但近年来发病年龄有越来越年轻的趋势。

一、病因与发病机制

(一)病因

高血压及高血压合并小动脉硬化是 ICH 的最常见病因,约95%的 ICH 患者患有高血压。其他病因有先天性动静脉畸形或动脉瘤破裂、脑动脉炎血管壁坏死、脑瘤出血、血液病并发脑内出血、Moyamoya 病、脑淀粉样血管病变、梗死性脑出血、药物滥用、抗凝或溶栓治疗等。

(二)发病机制

尚不完全清楚,与下列因素相关。

1.高血压

持续性高血压引起脑内小动脉或深穿支动脉壁脂质透明样变性和纤维蛋白样坏死,使小动脉变脆,血压持续升高引起动脉壁疝或内膜破裂,导致微小动脉瘤或微夹层动脉瘤。血压骤然升高时血液自血管壁渗出或动脉瘤壁破裂,血液进入脑组织形成血肿。此外,高血压引起远端血管痉挛,导致小血管缺氧坏死、血栓形成、斑点状出血及脑水肿,继发脑出血,可能是子痫时高血压脑出血的主要机制。脑动脉壁中层肌细胞薄弱,外膜结缔组织少且缺乏外层弹力层,豆纹动脉等穿动脉自大脑中动脉近端呈直角分出,受高血压血流冲击易发生粟粒状动脉瘤,使深穿支动脉成为脑出血的主要好发部位,故豆纹动脉外侧支称为出血动脉。

2.淀粉样脑血管病

它是老年人原发性非高血压性脑出血的常见病因,好发于脑叶,易反复发生,常表现为多发性脑出血。发病机制不清,可能为血管内皮异常导致渗透性增加,血浆成分包括蛋白酶侵入血管壁,形成纤维蛋白样坏死或变性,导致内膜透明样增厚,淀粉样蛋白沉积,使血管中膜外膜被淀粉样蛋白取代,弹性膜及中膜平滑肌消失,形成蜘蛛状微血管瘤扩张,当情绪激动或活动诱发血压升高时血管瘤破裂引起出血。

3.其他因素

血液病如血友病、白血病、血小板减少性紫癜、红细胞增多症、镰状细胞病等可因凝血功能障碍引起大片状脑出血。肿瘤内异常新生血管破裂或侵蚀正常脑血管也可导致脑出血。维生素 B_1、维生素 C 缺乏或毒素(如砷)可引起脑血管内皮细胞坏死,导致脑出血,出血灶特点通常为斑点状而非融合成片。结节性多动脉炎、病毒性和立克次体性疾病等可引起血管床炎症,炎症致血管内皮细胞坏死、血管破裂发生脑出血。脑内小动、静脉畸形破裂可引起血肿,脑内静脉循环障碍和静脉破裂亦可导致出血。血液病、肿瘤、血管炎或静脉窦闭塞性疾病等所致的脑出血亦常表现为多发性脑出血。

(三)脑出血后脑水肿的发生机制

脑出血后机体和脑组织局部发生一系列病理生理反应,其中自发性脑出血后最重要的继发性病理变化之一是脑水肿。由于血肿周围脑组织形成水肿带,继而引起神经细胞及其轴突的变性和坏死,成为患者病情恶化和死亡的主要原因之一。目前认为,ICH 后脑水肿与占位效应、血肿内血浆蛋白渗出和血凝块回缩、血肿周围继发缺血、血肿周围组织炎症反应、水通道蛋白-4(AQP-4)及自由基级联反应等有关。

1.占位效应

占位效应主要是通过机械性压力和颅内压增高引起。巨大血肿可立即产生占位效应,造成周围脑组织损害,并引起颅内压持续增高。早期主要为局灶性颅内压增高,随后发展为弥散性颅内压增高,而颅内压的持续增高可引起血肿周围组织广泛性缺血,并加速缺血组织的血管通透性改变,引发脑水肿形成。同时,脑血流量降低、局部组织压力增加可促发血管活性物质从受损的脑组织中释放,破坏血脑屏障,引发脑水肿形成。因此,血肿占位效应虽然不是脑水肿形成的直接原因,但可通过影响脑血流量、周围组织压力及颅内压等因素,间接地在脑出血后脑水肿形成机制中发挥作用。

2.血肿内血浆蛋白渗出和血凝块回缩

血肿内血液凝结是脑出血超急性期血肿周围组织脑水肿形成的首要条件。在正常情况下,脑组织细胞间隙中的血浆蛋白含量非常低,但在血肿周围组织细胞间隙中却可见血浆蛋白和纤维蛋白聚积,这可导致细胞间隙胶体渗透压增高,使水分渗透到脑组织内形成水肿。此外,血肿形成后,由于血凝块回缩,使血肿腔静水压降低,这也将导致血液中的水分渗透到脑组织间隙形成水肿。凝血连锁反应激活、血凝块回缩(血肿形成后血块分离成 1 个红细胞中央块和 1 个血清包绕区)以及纤维蛋白沉积等,在脑出血后血肿周围组织脑水肿形成中发挥着重要作用。血凝块形成是脑出血血肿周围组织脑水肿形成的必经阶段,而血浆蛋白(特别是凝血酶)则是脑水肿形成的关键因素。

3.血肿周围继发缺血

脑出血后血肿周围局部脑血流量显著降低,而脑血流量的异常降低可引起血肿周围组织缺血。一般脑出血后 6~8h,血红蛋白和凝血酶释出细胞毒性物质,兴奋性氨基酸释放增多等,细胞内钠聚集,则引起细胞毒性水肿;出血后 4~12h,血-脑屏障开始破坏,血浆成分进入细胞间液,则引起血管源性水肿。同时,脑出血后形成的血肿在降解过程中,产生的渗透性物质和缺血的代谢产物,也使组织间渗透压增高,促进或加重脑水肿,从而形成血肿周围半暗带。

4.血肿周围组织炎症反应

脑出血后血肿周围中性粒细胞、巨噬细胞和小胶质细胞活化,血凝块周围活化的小胶质细胞和神经元中白细胞介素-1(IL-1)、白细胞介素-6(L-6)、细胞间黏附因子-1(ICAM-1)和肿瘤坏死因子-α(TNF-α)表达增加。临床研究采用双抗夹心酶联免疫吸附试验检测 41 例脑出血患者脑脊液 IL-1 和 S100 蛋白含量发现,急性患者脑脊液 IL-1 水平显著高于对照组,提示 IL-1 可能促进了脑水肿和脑损伤的发展。ICAM-1 在中枢神经系统中分布广泛。Gong 等的研究证明,脑出血后 12h 神经细胞开始表达 ICAM-1,3d 达高峰,持续 10d 逐渐下降;脑出血后 1d 时血管内皮开始表达 ICAM-1,7d 达高峰,持续 2 周。表达 ICAM-1 的白细胞活化后能产生大量蛋白水解酶,特别是基质金属蛋白酶(MMP),促使血脑屏障通透性增加,血管源性脑水肿形成。

5.水通道蛋白-4(AQP-4)与脑水肿

过去一直认为,水的跨膜转运是通过被动扩散实现的,而水通道蛋白(AQP)的发现完全改变了这种认识。现在认为,水的跨膜转运实际上是一个耗能的主动过程,是通过 AQP 实现的。AQP 在脑组织中广泛存在,可能是脑脊液重吸收、渗透压调节、脑水肿形成等生理、病理过程的分子生物学基础。迄今已发现的 AQP 至少存在 10 种亚型,其中 AQP-4 和 AQP-9 可能参与血肿周围脑组织水肿的形成。试验研究脑出血后不同时间点大鼠脑组织 AQP-4 的表达分布发现,对照组和实验组未出血侧 AQP-4 在各时间点的表达均为弱阳性,而水肿区从脑出血后 6h 开始表达增强,3d 时达高峰,此后逐渐回落,1 周后仍明显高于正常组。另外,随着出血时间的推移,出血侧 AQP-4 表达范围不断扩大,表达强度不断增强,并且与脑水肿严重程度呈正相关。以上结果提示,脑出血能导致细胞内外水和电解质失衡,细胞内外渗透压发生改变,激活位于细胞膜上的 AQP-4,进而促进水和电解质通过 AQP-4 进入细胞导致细胞水肿。

6.自由基级联反应

脑出血后脑组织缺血缺氧发生一系列级联反应造成自由基浓度增加。自由基通过攻击脑内细胞膜磷脂中多聚不饱和脂肪酸和脂肪酸的不饱和双键,直接造成脑损伤发生脑水肿;同时引起脑血管通透性增加,亦加重脑水肿从而加重病情。

二、病理

肉眼所见:脑出血病例尸检时脑外观可见到明显动脉粥样硬化,出血侧半球膨隆肿胀、脑回宽、脑沟窄,有时可见少量蛛网膜下腔出血,颞叶海马与小脑扁桃体处常见脑疝痕迹,出血灶一般在 2~8cm,绝大多数为单灶,仅 1.8%~2.7% 为多灶。常见的出血部位为壳核出血,出血向内发展可损伤内囊,出血量大时可破入侧脑室。丘脑出血时,血液常穿破第三脑室或侧脑室,向外可损伤内囊。脑桥和小脑出血时,血液可穿破第四脑室,甚至可经中脑导水管逆行进入侧脑室。原发性脑室出血,出血量小时只侵及单个脑室或多个脑室的一部分;大量出血时全部脑室均可被血液充满,脑室扩张积血形成铸型。脑出血血肿周围脑组织受压,水肿明显,颅内压增高,脑组织可移位。幕上半球出血,血肿向下破坏或挤压丘脑下部和脑干,使其变形、移位和继发出血,并常出现小脑幕疝;如中线部位下移可形成中心疝;颅内压增高明显或小脑出血较重时均易发生枕骨大孔疝,这些都是导致患者死亡的直接原因。急性期后,血块溶解,含铁血黄素和破坏的脑组织被吞噬细胞清除,胶质增生,小出血灶形成胶质瘢痕,大者形成囊腔,称为脑卒中囊,腔内可见黄色液体。

显微镜观察可分为 3 期:

(一)出血期

可见大片出血,红细胞多新鲜。出血灶边缘多出现坏死。软化的脑组织,神经细胞消失或呈局部缺血改变,常有多形核白细胞浸润。

(二)吸收期

出血 24~36h 即可出现胶质细胞增生,小胶质细胞及来自血管外膜的细胞形成格子细胞,少数格子细胞含铁血黄素。星形胶质细胞增生及肥胖变性。

（三）修复期

血液及坏死组织渐被清除，组织缺损部分由胶质细胞、胶质纤维及胶原纤维代替，形成瘢痕。出血灶较小可完全修复，较大则遗留囊腔。血红蛋白代谢产物长久残存于瘢痕组织中，呈现棕黄色。

三、临床表现

（一）症状与体征

1.意识障碍

多数患者发病时很快出现不同程度的意识障碍，轻者可呈嗜睡，重者可昏迷。

2.高颅压征

表现为头痛、呕吐。头痛以病灶侧为重，意识蒙眬或浅昏迷者可见患者用健侧手触摸病灶侧头部；呕吐多为喷射性，呕吐物为胃内容物，如合并消化道出血可为咖啡样物。

3.偏瘫

病灶对侧肢体瘫痪。

4.偏身感觉障碍

病灶对侧肢体感觉障碍，主要是痛觉、温度觉减退。

5.脑膜刺激征

见于脑出血已破入脑室、蛛网膜下隙及脑室原发性出血之时，可有颈项强直或强迫头位，Kernig 征阳性。

6.失语症

优势半球出血者多伴有运动性失语症。

7.瞳孔与眼底异常

瞳孔可不等大、双瞳孔缩小或散大。眼底可有视网膜出血和视盘水肿。

8.其他症状

如心律失常、呃逆、呕吐咖啡色样胃内容物、呼吸节律紊乱、体温迅速上升及心电图异常等变化。脉搏常有力或缓慢，血压多升高，可出现肢端发绀，偏瘫侧多汗，面色苍白或潮红。

（二）不同部位脑出血的临床表现

1.基底节区出血

其为脑出血中最多见者，占 60%～70%。其中壳核出血最多，约占脑出血的 60%，主要是豆纹动脉尤其是其外侧支破裂引起；丘脑出血较少，约占 10%，主要是丘脑穿动脉或丘脑膝状体动脉破裂引起；尾状核及屏状核等出血少见。虽然各核出血有其特点，但出血较多时均可侵及内囊，出现一些共同症状。现将常见的症状分轻、重两型叙述如下。

(1)轻型：多属壳核出血，出血量一般为数毫升至 30mL，或为丘脑小量出血，出血量仅数毫升，出血限于丘脑或侵及内囊后肢。患者突然头痛、头晕、恶心呕吐、意识清楚或轻度障碍，出血灶对侧出现不同程度的偏瘫，亦可出现偏身感觉障碍及偏盲（三偏征），两眼可向病灶侧凝视，优势半球出血可有失语。

(2)重型：多属壳核大量出血，向内扩展或穿破脑室，出血量可达 30～160mL；或丘脑较大量出血，血肿侵及内囊或破入脑室。发病突然，意识障碍重，鼾声明显，呕吐频繁，可吐咖啡样胃内容物(由胃部应激性溃疡所致)。丘脑出血病灶对侧常有偏身感觉障碍或偏瘫,肌张力低,可引出病理反射,平卧位时,患侧下肢呈外旋位。但感觉障碍常先于或重于运动障碍,部分病例病灶对侧可出现自发性疼痛。常有眼球运动障碍(眼球向上注视麻痹,呈下视内收状态)。瞳孔缩小或不等大,一般为出血侧散大,提示已有小脑幕疝形成;部分病例有丘脑性失语(言语缓慢而不清、重复言语、发音困难、复述差,朗读正常)或丘脑性痴呆(记忆力减退、计算力下降、情感障碍、人格改变等)。如病情发展,血液大量破入脑室或损伤丘脑下部及脑干,昏迷加深,出现去大脑强直或四肢弛缓,面色潮红或苍白,出冷汗,鼾声大作,中枢性高热或体温过低,甚至出现肺水肿、上消化道出血等内脏并发症,最后多发生枕骨大孔疝死亡。

2.脑叶出血

脑叶出血又称皮质下白质出血。应用CT以后,发现脑叶出血约占脑出血的15%,发病年龄为11～80岁不等,40岁以下占30%,年轻人多由血管畸形(包括隐匿性血管畸形)、Moyamoya病引起,老年人常见于高血压动脉硬化及淀粉样血管病等。脑叶出血以顶叶最多见,以后依次为颞叶、枕叶、额叶,40%的跨叶出血。脑叶出血除意识障碍、颅内高压和抽搐等常见症状外,还有各脑叶的特异表现。

(1)额叶出血:常有一侧或双侧的前额痛、病灶对侧偏瘫。部分病例有精神行为异常、凝视麻痹、言语障碍和癫痫发作。

(2)顶叶出血:常有病灶侧颞部疼痛;病灶对侧的轻偏瘫或单瘫、深浅感觉障碍和复合感觉障碍;体象障碍、手指失认和结构失用症等,少数病例可出现下象限盲。

(3)颞叶出血:常有耳部或耳前部疼痛,病灶对侧偏瘫,但上肢瘫重于下肢,中枢性面、舌瘫可有对侧上象限盲;优势半球出血可出现感觉性失语或混合性失语;可有颞叶癫痫、幻嗅、幻视、兴奋躁动等精神症状。

(4)枕叶出血:可出现同侧眼部疼痛,同向性偏盲和黄斑回避现象,可有一过性黑蒙和视物变形。

3.脑干出血

(1)中脑出血:中脑出血少见,自CT应用于临床后,临床已可诊断。轻症患者表现为突然出现复视、眼睑下垂、一侧或两侧瞳孔扩大、眼球不同轴、水平或垂直眼震,同侧肢体共济失调,也可表现大脑脚综合征(Weber综合征)或红核综合征(Benedikt综合征)。重者出现昏迷、四肢迟缓性瘫痪、去大脑强直,常迅速死亡。

(2)脑桥出血:占脑出血的10%左右。病灶多位于脑桥中部的基底部与被盖部之间。患者表现突然头痛,同侧第Ⅵ、Ⅶ、Ⅷ对脑神经麻痹,对侧偏瘫(交叉性瘫痪),出血量大或病情重者常有四肢瘫,很快进入意识障碍、针尖样瞳孔、去大脑强直、呼吸障碍,多迅速死亡。可伴中枢性高热、大汗和应激性溃疡等。一侧脑桥小量出血可表现为脑桥腹内侧综合征(Foville综合征)、闭锁综合征和脑桥腹外侧综合征(Millard-Gubler综合征)。

(3)延髓出血:延髓出血更为少见,突然意识障碍,血压下降,呼吸节律不规则,心律失常,轻症病例可呈延髓背外侧综合征(Wallenberg综合征),重症病例常因呼吸、心搏停止而死亡。

4.小脑出血

小脑出血约占脑出血的10%。多见于一侧半球的齿状核部位,小脑蚓部也可发生。发病突然，眩晕明显，频繁呕吐，枕部疼痛，病灶侧共济失调，可见眼球震颤、同侧周围性面瘫、颈项强直等，如不仔细检查，易误诊为蛛网膜下腔出血。当出血量不大时，主要表现为小脑症状，如病灶侧共济失调、眼球震颤、构音障碍和吟诗样语言，无偏瘫。出血量增加时，还可表现有脑桥受压体征，如展神经麻痹、侧视麻痹等，以及肢体偏瘫和(或)锥体束征。病情如继续加重，颅内压增高明显，昏迷加深，极易发生枕骨大孔疝死亡。

5.脑室出血

脑室出血分为原发与继发两种，继发性系指脑实质出血破入脑室者；原发性指脉络丛血管出血及室管膜下动脉破裂出血，血液直流入脑室者。以前认为脑室出血罕见，现已证实占脑出血的3%～5%。55%的患者出血量较少，仅部分脑室有血，脑脊液呈血性，类似蛛网膜下腔出血。

临床常表现为头痛、呕吐、项强、Kernig征阳性、意识清楚或一过性意识障碍，但常无偏瘫体征，脑脊液血性，酷似蛛网膜下腔出血，预后良好，可以完全恢复正常；出血量大，全部脑室均被血液充满者，其临床表现符合既往所谓脑室出血的症状，即发病后突然头痛、呕吐、昏迷、瞳孔缩小或时大时小，眼球浮动或分离性斜视，四肢肌张力增高，病理反射阳性，早期出现去大脑强直，严重者双侧瞳孔散大，呼吸深，鼾声明显，体温明显升高，面部充血多汗，预后极差，多迅速死亡。

四、辅助检查

(一)头颅CT

发病后CT平扫可显示近圆形或卵圆形均匀高密度的血肿病灶，边界清楚，可确定血肿部位、大小、形态及是否破入脑室，血肿周围有无低密度水肿带及占位效应(脑室受压、脑组织移位)和梗阻性脑积水等。早期可发现边界清楚，均匀的高度密度灶，CT值为60～80Hu，周围环绕低密度水肿带。血肿范围大时可见占位效应。根据CT影像估算出血量可采用简单易行的计算公式：出血量(mL)=0.5×最大面积长轴(cm)×最大面积短轴(mL×)X层面数。出血后3～7d，血红蛋白破坏，纤维蛋白溶解，高密度区向心性缩小，边缘模糊，周围低密度区扩大。病后2～4周，形成等密度或低密度灶。病后2个月左右，血肿区形成囊腔，其密度与脑脊液近乎相等，两侧脑室扩大；增强扫描，可见血肿周围有环状高密度强化影，其大小、形状与原血肿相近。

(二)头颅MRI/MRA

MRI的表现主要取决于血肿所含血红蛋白量的变化。1d内发病，血肿呈T_1等信号或低信号，T_2呈高信号或混合信号；第2日～1周内，T_1为等信号或稍低信号，T_2为低信号；第2～4周，T_1和T_2均为高信号；4周后，T_1呈低信号，T_2为高信号。此外，MRA可帮助发现脑血管畸形、肿瘤及血管瘤等病变。

(三)数字减影血管造影(DSA)

对脑叶出血、原因不明或怀疑脑血管畸形、血管瘤、Moyamoya病和血管炎等患者有意义，尤其血压正常的年轻患者应通过DSA查明病因。

(四)腰椎穿刺检查

在无条件做CT，且病情不重、无明显颅内高压的患者可进行腰椎穿刺检查。脑出血患者脑脊液压力常增高,若出血破入脑室或蛛网膜下隙的患者脑脊液多呈均匀血性。有脑疝及小脑出血者应禁做腰椎穿刺检查。

(五)经颅多普勒超声(TCD)

由于简单及无创性,可在床边进行检查,已成为监测脑出血患者脑血流动力学变化的重要方法。

(1)通过检测脑动脉血流速度,间接监测脑出血的脑血管痉挛范围及程度,脑血管痉挛时其血流速度增高。

(2)测定血流速度、血流量和血管外周阻力可反映颅内压增高时脑血流灌注情况,如颅内压超过动脉压时收缩期及舒张期血流信号消失,无血流灌注。

(3)提供脑动静脉畸形、动脉瘤等病因诊断的线索。

(六)脑电图(EEG)

可反映脑出血患者脑功能状态。意识障碍可见两侧弥散性慢活动,病灶侧明显;无意识障碍时,基底节和脑叶出血出现局灶性慢波,脑叶出血靠近皮质时可有局灶性棘波或尖波发放;小脑出血无意识障碍时脑电图多正常,部分患者同侧枕颞部出现慢活动;中脑出血多见两侧阵发性同步高波幅慢活动;脑桥出血患者昏迷时可见 $8\sim12\,Hz\ \alpha$ 波、低波幅 β 波、纺锤波或弥散性慢波等。

(七)心电图

可及时发现脑出血合并心律失常或心肌缺血,甚至心肌梗死。

(八)血液检查

重症脑出血急性期白细胞数可增至 $(10\sim20)\times10^9/L$,并可出现血糖含量升高、蛋白尿、尿糖、血尿素氮含量增加,以及血清肌酶含量升高等。但均为一过性,可随病情缓解而消退。

五、诊断与鉴别诊断

(一)诊断要点

1.一般性诊断要点

(1)急性起病,常有头痛、呕吐、意识障碍、血压增高和局灶性神经功能缺损症状,部分病例有眩晕或抽搐发作。饮酒、情绪激动、过度劳累等是常见的发病诱因。

(2)常见的局灶性神经功能缺损症状和体征包括偏瘫、偏身感觉障碍、偏盲等,多于数分钟至数小时内达到高峰。

(3)头颅 CT 扫描可见病灶中心呈高密度改变,病灶周边常有低密度水肿带。头颅 MRI/MRA 有助于脑出血的病因学诊断和观察血肿的演变过程。

2.各部位脑出血的临床诊断要点

(1)壳核出血:对侧肢体偏瘫,优势半球出血常出现失语;对侧肢体感觉障碍,主要是痛觉、温度觉减退;对侧偏盲;凝视麻痹,呈双眼持续性向出血侧凝视;尚可出现失用、体象障碍、记忆力和计算力障碍、意识障碍等。

(2)丘脑出血。

丘脑型感觉障碍:对侧半身深浅感觉减退、感觉过敏或自发性疼痛。

运动障碍:出血侵及内囊可出现对侧肢体瘫痪,多为下肢重于上肢。

丘脑性失语：言语缓慢而不清、重复言语、发音困难、复述差，朗读正常。

丘脑性痴呆：记忆力减退、计算力下降、情感障碍、人格改变。

眼球运动障碍：眼球向上注视麻痹，常向内下方凝视。

（3）脑干出血。

中脑出血：突然出现复视，眼睑下垂；一侧或两侧瞳孔扩大，眼球不同轴，水平或垂直眼震，同侧肢体共济失调，也可表现 Weber 综合征或 Benedikt 综合征；严重者很快出现意识障碍，去大脑强直。

脑桥出血：突然头痛，呕吐，眩晕，复视，眼球不同轴，交叉性瘫痪或偏瘫、四肢瘫等。出血量较大时，患者很快进入意识障碍，针尖样瞳孔，去大脑强直，呼吸障碍，并可伴有高热、大汗、应激性溃疡等，多迅速死亡；出血量较少时可表现为一些典型的综合征，如 Foville 综合征、Millard-Gubler 综合征和闭锁综合征等。

延髓出血：突然意识障碍，血压下降，呼吸节律不规则，心律失常，继而死亡。轻者可表现为不典型的 Wallenberg 综合征。

（4）小脑出血：突发眩晕呕吐、后头部疼痛，无偏瘫；有眼震，站立和步态不稳，肢体共济失调、肌张力降低及颈项强直；头颅 CT 扫描示小脑半球或小脑蚓高密度影及第四脑室、脑干受压。

（5）脑叶出血。

额叶出血：前额痛、呕吐、痫性发作较多见；对侧偏瘫、共同偏视、精神障碍；优势半球出血时可出现运动性失语。

顶叶出血：偏瘫较轻，而偏侧感觉障碍显著；对侧下象限盲，优势半球出血时可出现混合性失语。

颞叶出血：表现为对侧中枢性面、舌瘫及上肢为主的瘫痪；对侧上象限盲；优势半球出血时可有感觉性或混合性失语；可有颞叶癫痫幻嗅、幻视。

枕叶出血：对侧同向性偏盲，并有黄斑回避现象，可有一过性黑蒙和视物变形；多无肢体瘫痪。

（6）脑室出血：突然头痛、呕吐，迅速进入昏迷或昏迷逐渐加深；双侧瞳孔缩小，四肢肌张力增高，病理反射阳性，早期出现去大脑强直，脑膜刺激征阳性；常出现丘脑下部受损的症状及体征，如上消化道出血、中枢性高热、大汗、应激性溃疡、急性肺水肿、血糖增高、尿崩症等；脑脊液压力增高，呈血性；轻者仅表现头痛、呕吐、脑膜刺激征阳性，无局限性神经体征。临床上易误诊为蛛网膜下腔出血，需通过头颅 CT 检查来确定诊断。

（二）鉴别诊断

1.脑梗死

发病较缓，或病情呈进行性加重；头痛、呕吐等颅内压增高症状不明显；典型病例一般不难鉴别；但脑出血与大面积脑梗死、少量脑出血与脑梗死临床症状相似，鉴别较困难，常需头颅 CT 鉴别。

2.脑栓塞

起病急骤，一般缺血范围较广，症状常较重，常伴有风湿性心脏病、心房颤动、细菌性心内膜炎、心肌梗死或其他容易产生栓子来源的疾病。

3.蛛网膜下腔出血

好发于年轻人,突发剧烈头痛,或呈爆裂样头痛,以颈枕部明显,有的可痛牵颈背、双下肢。呕吐较频繁,少数严重患者呈喷射状呕吐。约50%的患者可出现短暂、不同程度的意识障碍,尤以老年患者多见。常见一侧动眼神经麻痹,其次为视神经、三叉神经和展神经麻痹,脑膜刺激征常见,无偏瘫等脑实质损害的体征,头颅CT可帮助鉴别。

4.外伤性脑出血

外伤性脑出血是由闭合性头部外伤所致,发生于受冲击颅骨下或对冲部位,常见于额极和颞极,外伤史可提供诊断线索,CT可显示血肿外形不整。

5.内科疾病导致的昏迷

(1)糖尿病昏迷。

糖尿病酮症酸中毒:多数患者在发生意识障碍前数天有多尿、烦渴多饮和乏力,随后出现食欲减退、恶心、呕吐,常伴头痛、嗜睡、烦躁,呼吸深快,呼气中有烂苹果味(丙酮)。随着病情进一步发展,出现严重失水、尿量减少、皮肤弹性差、眼球下陷、脉细速、血压下降,至晚期时各种反射迟钝甚至消失,嗜睡甚至昏迷。尿糖、尿酮体呈强阳性,血糖和血酮体均有升高。头部CT结果阴性。

高渗性非酮症糖尿病昏迷:起病时常先有多尿、多饮,但多食不明显,或反而食欲缺乏,以致常被忽视。失水随病程进展逐渐加重,出现神经精神症状,表现为嗜睡、幻觉、定向障碍、偏盲、上肢拍击样粗震颤、痫性发作(多为局限性发作)等,最后陷入昏迷。尿糖强阳性,但无酮症或较轻,血尿素氮及肌酐升高。突出的表现为血糖常高至33.3mmol/L(600mg/dL)以,上,一般为33.3～66.6mmol/L(600～1200mg/dL);血钠升高可达155mmol/L;血浆渗透压显著增高达330～460mmol/L,一般在350mmol/L以上。头部CT结果阴性。

(2)肝性昏迷:有严重肝病和(或)广泛门体侧支循环,精神紊乱、昏睡或昏迷,明显肝功能损害或血氨升高,扑翼(击)样震颤和典型的脑电图改变(高波幅的δ波,每秒少于4次)等,有助于诊断与鉴别诊断。

(3)尿毒症昏迷:少尿(<400mL/d)或无尿(<50mL/d)、血尿、蛋白尿、管型尿、氮质血症、水电解质紊乱和酸碱失衡等。

(4)急性酒精中毒。

兴奋期:血酒精浓度达到11mmol/L(50mg/dL)即感头痛、欣快、兴奋。血酒精浓度超过16mmol/L(75mg/dL),健谈、饶舌、情绪不稳定、自负、易激怒,可有粗鲁行为或攻击行动,也可能沉默、孤僻;浓度达到22mmol/L(100mg/dL)时,驾车易发生车祸。

共济失调期:血酒精浓度达到33mmol/L(150mg/dL)时,肌肉运动不协调,行动笨拙,言语含糊不清,眼球震颤,视力模糊,复视,步态不稳,出现明显共济失调。浓度达到43mmol/L(200mg/dL)时,出现恶心、呕吐、困倦。

昏迷期:血酒精浓度升至54mmol/L(250mg/dL)时,患者进入昏迷期,表现昏睡、瞳孔散大、体温降低。血酒精浓度超过87mmol/L(400mg/dL)时,患者陷入深昏迷,心率快、血压下降,呼吸慢而有鼾音,可出现呼吸、循环麻痹而危及生命。

实验室检查可见血清酒精浓度升高,呼出气中酒精浓度与血清酒精浓度相当;动脉血气分析可见轻度代谢性酸中毒;电解质失衡,可见低血钾、低血镁和低血钙;血糖可降低。

(5)低血糖昏迷:低血糖昏迷是指各种原因引起的重症的低血糖症。患者突然昏迷、抽搐,表现为局灶神经系统症状的低血糖易被误诊为脑出血。化验血糖低于 2.8mmol/L,推注葡萄糖后症状迅速缓解,发病后 72h 复查头部 CT 结果阴性。

(6)药物中毒。

镇静催眠药中毒:有服用大量镇静催眠药史,出现意识障碍和呼吸抑制及血压下降。胃液、血液、尿液中检出镇静催眠药。

阿片类药物中毒:有服用大量吗啡或哌替啶的阿片类药物史,或有吸毒史,除了出现昏迷、针尖样瞳孔(哌替啶的急性中毒瞳孔反而扩大)、呼吸抑制"三联征"等特点外,还可出现发绀、面色苍白、肌肉无力惊厥、牙关禁闭、角弓反张,呼吸先浅而慢,后叹息样或潮式呼吸、肺水肿、休克、瞳孔对光反射消失,死于呼吸衰竭。血、尿阿片类毒物成分,定性试验呈阳性。使用纳洛酮可迅速逆转阿片类药物所致的昏迷、呼吸抑制、缩瞳等毒性作用。

(7)CO 中毒。

轻度中毒:血液碳氧血红蛋白(COHb)可高于 10%～20%。患者有剧烈头痛、头晕、心悸、口唇黏膜呈樱桃红色、四肢无力、恶心、呕吐、嗜睡、意识模糊、视物不清、感觉迟钝、谵妄、幻觉、抽搐等。

中度中毒:血液 COHb 浓度可高达 30%～40%。患者出现呼吸困难、意识丧失、昏迷,对疼痛刺激可有反应,瞳孔对光反射和角膜反射可迟钝,腱反射减弱,呼吸、血压和脉搏可有改变。经治疗可恢复且无明显并发症。

重度中毒:血液 COHb 浓度可高于 50%以上。深昏迷,各种反射消失。患者可呈去大脑皮质状态(患者可以睁眼,但无意识,不语,不动,不主动进食或大小便,呼之不应,推之不动,肌张力增强),常有脑水肿、惊厥、呼吸衰竭肺水肿、上消化道出血、休克和严重的心肌损害,出现心律失常,偶可发生心肌梗死。有时并发脑局灶损害,出现锥体系或锥体外系损害体征。监测血中 COHb 浓度可明确诊断。

应详细询问病史,内科疾病导致昏迷者有相应的内科疾病病史,仔细查体,局灶体征不明显;脑出血者则同向偏视、一侧瞳孔散大、一侧面部船帆现象、一侧上肢出现扬鞭现象、一侧下肢呈外旋位,血压升高。CT 检查可助鉴别。

六、治疗

急性期的主要治疗原则:保持安静,防止继续出血;积极抗脑水肿,降低颅内压;调整血压;改善循环;促进神经功能恢复;加强护理,防治并发症。

(一)一般治疗

1.保持安静

(1)卧床休息 3～4 周,脑出血发病后 24h 内,特别是 6h 内可有活动性出血或血肿继续扩大,应尽量减少搬运,就近治疗。重症需严密观察体温、脉搏、呼吸、血压、瞳孔和意识状态等生命体征变化。

(2)保持呼吸道通畅,头部抬高 15°～30°角,切忌无枕仰卧;疑有脑疝时应床脚抬高 45°角,意识障碍患者应将头歪向一侧,以利于口腔、气道分泌物及呕吐物流出;痰稠不易吸出,则要行气管切开,必要时吸氧,以使动脉血氧饱和度维持在 90%以上。

(3)意识障碍或消化道出血者宜禁食 24～48h,发病后 3d 仍不能进食者,应鼻饲以确保营养。过度烦躁不安的患者可适量用镇静药。

(4)注意口腔护理,保持大便通畅,留置尿管的患者应做膀胱冲洗以预防尿路感染。加强护理,经常翻身,预防压疮,保持肢体功能位置。

(5)注意水、电解质平衡,加强营养。注意补钾,液体量应控制在 2000mL/d 左右,或以尿量加 500mL 来估算,不能进食者鼻饲各种营养品。对于频繁呕吐、胃肠道功能减弱或有严重的应激性溃疡者,应考虑给予肠外营养。如有高热、多汗、呕吐或腹泻者,可适当增加入液量,或 10%的脂肪乳 500mL 静脉滴注,每日 1 次。如需长期采用鼻饲,应考虑胃造瘘术。

(6)脑出血急性期血糖含量增高可以是原有糖尿病的表现或是应激反应。高血糖和低血糖都能加重脑损伤。当患者血糖含量增高超过 11.1mmol/L 时,应立即给予胰岛素治疗,将血糖控制在 8.3mmol/L 以下。同时应监测血糖,若发生低血糖,可用葡萄糖口服或注射纠正低血糖。

2.亚低温治疗

能够减轻脑水肿,减少自由基的产生,促进神经功能缺损恢复,改善患者预后。降温方法:立即行气管切开,静脉滴注冬眠肌松合剂(0.9%氯化钠注射液 500mL＋氯丙嗪 100mg＋异丙嗪 100mg),同时冰毯机降温。行床旁监护仪连续监测体温(T)、心率(HR)、血压(BP)、呼吸(R)、脉搏(P)、血氧饱和度(SPO_2)、颅内压(ICP)。直肠温度(RT)维持在 34～36℃,持续 3～5d。冬眠肌松合剂用量和速度根据患者 T、HR、BP、肌张力等调节。保留自主呼吸,必要时应用同步呼吸机辅助呼吸,维持 SPO_2 在 95%以上,10～12h 将 RT 降至 34～36℃。当 ICP 降至正常后 72h,停止亚低温治疗。采用每日恢复 1～2℃,复温速度不超过 0.1℃/h。在 24～48h 内,将患者 RT 复温至 36.5～37℃。局部亚低温治疗实施越早,效果越好,建议在脑出血发病 6h 内使用,治疗时间最好持续 48～72h。

(二)调控血压和防止再出血

脑出血患者一般血压都高,甚至比平时更高,这是因为颅内压增高时机体保证脑组织供血的代偿性反应,当颅内压下降时血压亦随之下降,因此一般不应使用降血压药物,尤其是注射利血平等强有力降压剂。目前理想的血压控制水平还未确定,主张采取个体化原则,应根据患者的年龄、病前有无高血压、病后血压情况等确定适宜血压水平。但血压过高时,容易增加再出血的危险性,则应及时控制高血压。一般来说,收缩压≥200mmHg,舒张压≥115mmHg 时,应降血压治疗,使血压控制于治疗前原有血压水平或略高水平。收缩压≤180mmHg 或舒张压≤115mmHg 时,或平均动脉压≤130mmHg 时可暂不使用降压药,但需密切观察。收缩压在 180～230mmHg 或舒张压在 105～140mmHg 宜口服卡托普利、美托洛尔等降压药,收缩压 180mmHg 以内或舒张压 105mmHg 以内,可观察而不用降压药。急性期过后(约 2 周),血压仍持续过高时可系统使用降压药,急性期血压急骤下降表明病情严重,应给予升压药物以保证足够的脑供血量。

止血剂及凝血剂对脑出血并无效果,但如合并消化道出血或有凝血障碍时仍可使用。消化道出血时,还可经胃管鼻饲或口服云南白药、三七粉、氢氧化铝凝胶和(或)冰牛奶、冰盐水等。

(三)控制脑水肿

脑出血后48h水肿达到高峰,维持3~5d或更长时间后逐渐消退。脑水肿可使ICP增高和导致脑疝,是影响功能恢复的主要因素和导致早期死亡的主要死因。积极控制脑水肿、降低ICP是脑出血急性期治疗的重要环节,必要时可行ICP监测。治疗目标是使ICP降至20mmHg以下,脑灌注压>70mmHg,应首先控制可加重脑水肿的因素,保持呼吸道通畅,适当给氧,维持有效脑灌注,限制液体和盐的入量等。应用皮质类固醇减轻脑出血后脑水肿和降低ICP,其有效证据不充分;脱水药只有短暂作用,常用20%的甘露醇、利尿药如呋塞米等。

1.20%甘露醇

为渗透性脱水药,可在短时间内使血浆渗透压明显升高,形成血与脑组织间渗透压差,使脑组织间液水分向血管内转移,经肾脏排出,每8g甘露醇可由尿带出水分100mL,用药后20~30min开始起效,2~3h作用达峰。常用剂量125~250mL,1次/6~8h,疗程7~10d。如患者出现脑疝征象可快速加压经静脉或颈动脉推注,可暂时缓解症状,为术前准备赢得时间。冠心病、心肌梗死、心力衰竭和肾功能不全者慎用,注意用药不当可诱发肾衰竭和水盐及电解质失衡。因此,在应用甘露醇脱水时,一定要严密观察患者尿量、血钾和心肾功能,一旦出现尿少、血尿、无尿时应立即停用。

2.利尿剂

呋塞米注射液较常用,脱水作用不如甘露醇,但可抑制脑脊液产生,用于心肾功能不全不能用甘露醇的患者,常与甘露醇合用,减少甘露醇用量。每次20~40mg,每日2~4次,静脉注射。

3.甘油果糖氯化钠注射液

该药为高渗制剂,通过高渗透性脱水,能使脑水分含量减少,降低颅内压。本品降低颅内压作用起效较缓,持续时间较长,可与甘露醇交替使用。推荐剂量为每次250~500mL,每日1~2次,静脉滴注,连用7d左右。

4.10%人血白蛋白

通过提高血浆胶体渗透压发挥对脑组织脱水降颅压作用,改善病灶局部脑组织水肿,作用持久。适用于低蛋白血症的脑水肿伴高颅压的患者。推荐剂量每次10~20g,每日1~2次,静脉滴注。该药可增加心脏负担,心功能不全者慎用。

5.地塞米松

可防止脑组织内星形胶质细胞肿胀,降低毛细血管通透性,维持血脑屏障功能。抗脑水肿作用起效慢,用药后12~36h起效。剂量每日10~20mg,静脉滴注。由于易并发感染或使感染扩散,可促进或加重应激性上消化道出血,影响血压和血糖控制等,临床不主张常规使用,病情危重、不伴上消化道出血者可早期短时间应用。

若药物脱水、降颅压效果不明显,出现颅高压危象时可考虑转外科手术开颅减压。

(四)控制感染

发病早期或病情较轻时通常不需使用抗生素,老年患者合并意识障碍易并发肺部感染,合并吞咽困难易发生吸入性肺炎,尿潴留或导尿易合并尿路感染,可根据痰液或尿液培养、药物敏感试验等选用抗生素治疗。

(五)维持水电解质平衡

患者液体的输入量最好根据其中心静脉压(CVP)和肺毛细血管楔压(PCWP)来调整，CVP 保持在 5～12mmHg 或者 PCWP 维持在 10～14mmHg。无此条件时每日液体输入量可按前 1 日尿量＋500mL 估算。每日补钠 50～70mmol/L，补钾 40～50mmol/L，糖类 13.5～18g。使用液体种类应以 0.9％的氯化钠注射液或复方氯化钠注射液(林格液)为主，避免用高渗糖水，若用糖时可按每 4g 糖加 1IU 胰岛素后再使用。由于患者使用大量脱水药、进食少、合并感染等原因，极易出现电解质紊乱和酸碱失衡，应加强监护和及时纠正，意识障碍患者可通过鼻饲管补充足够热量的营养和液体。

(六)对症治疗

1.中枢性高热

宜先行物理降温，如头部、腋下及腹股沟区放置冰袋，戴冰帽或睡冰毯等。效果不佳可用多巴胺受体激动剂如溴隐亭 3.75mg/d，逐渐加量至 7.5～15.0mg/d，分次服用。

2.痛性发作

可静脉缓慢推注(注意患者呼吸)地西泮 10～20mg，控制发作后可予卡马西平片，每次 100mg，每日 2 次。

3.应激性溃疡

丘脑、脑干出血患者常合并应激性溃疡和引起消化道出血，机制不明，可能是出血影响边缘系统、丘脑、丘脑下部及下行自主神经纤维，使肾上腺皮质激素和胃酸分泌大量增加，黏液分泌减少及屏障功能削弱。常在病后第 2～14 日突然发生，可反复出现，表现呕血及黑便，出血量大时常见烦躁不安、口渴、皮肤苍白、湿冷、脉搏细速、血压下降、尿量减少等外周循环衰竭表现。可采取抑制胃酸分泌和加强胃黏膜保护治疗，用 H_2 受体阻滞剂如：雷尼替丁，每次 150mg，每日 2 次，口服；西咪替丁，0.4～0.8g/d，加入 0.9％的氯化钠注射液，静脉滴注；注射用奥美拉唑钠，每次 40mg，每 12h 静脉注射 1 次，连用 3d。还可用硫糖铝，每次 1g，每日 4 次，口服；或氢氧化铝凝胶，每次 40～60mL，每日 4 次，口服。若发生上消化道出血可用去甲肾上腺素 4～8mg 加冰盐水 80～100mL，每日 4～6 次，口服；云南白药，每次 0.5g，每日 4 次，口服。保守治疗无效时可在胃镜下止血，须注意呕血引起窒息，并补液或输血维持血容量。

4.心律失常

心房颤动常见，多见于病后前 3d。心电图复极改变常导致易损期延长，易损期出现的期前收缩可导致室性心动过速或心室颤动。这可能是脑出血患者易发生猝死的主要原因。心律失常影响心排血量，降低脑灌注压，可加重原发脑病变，影响预后。应注意改善冠心病患者的心肌供血，给予常规抗心律失常治疗，及时纠正电解质紊乱，可试用 β 受体阻滞剂和钙通道阻滞剂治疗，维护心脏功能。

5.大便秘结

脑出血患者，由于卧床等原因，常会出现便秘。用力排便时腹压增高，从而使颅内压升高，可加重脑出血症状。便秘时腹胀不适，使患者烦躁不安，血压升高，亦可使病情加重，故脑出血患者便秘的护理十分重要。便秘可用甘油灌肠剂(支)，患者侧卧位插入肛门内 6～10cm，将药液缓慢注入直肠内 60mL,5～10min 即可排便;缓泻剂如酚酞 2 片,每晚口服,亦可用中药番泻叶 3～9g 泡服。

6.稀释性低钠血症

稀释性低钠血症又称血管升压素分泌异常综合征,10％的脑出血患者可发生。因血管升压素分泌减少,尿排钠增多,血钠降低,可加重脑水肿,每日应限制水摄入量在 800～1000mL,补钠 9～12g;宜缓慢纠正,以免导致脑桥中央髓鞘溶解症。另有脑耗盐综合征,是心钠素分泌过高导致低钠血症,应输液补钠治疗。

7.下肢深静脉血栓形成

急性脑卒中患者易并发下肢和瘫痪肢体深静脉血栓形成,患肢进行性水肿和发硬,肢体静脉血流图检查可确诊。勤翻身、被动活动或抬高瘫痪肢体可预防;治疗可用肝素 5000IU,静脉滴注,每日 1 次;或低分子量肝素,每次 4000IU,皮下注射,每日 2 次。

(七)早期康复治疗

原则上应尽早开始。在神经系统症状不再进展,没有严重精神、行为异常,生命体征稳定,没有严重的并发症、合并症时即可开始康复治疗的介入,但需注意康复方法的选择。早期康复治疗对恢复患者的神经功能,提高生活质量是十分有利的。早期对瘫痪肢体进行按摩及被动运动,开始有主动运动时即应根据康复要求按阶段进行训练,以促进神经功能恢复,避免出现关节挛缩、肌肉萎缩和骨质疏松;对失语患者需加强言语康复训练。

七、预后与预防

(一)预后

脑出血的预后与出血量、部位、病因及全身状况等有关。脑干、丘脑及大量脑室出血预后差。脑水肿、颅内压增高及脑疝、并发症及脑－内脏(脑－心、脑－肺、脑－肾、脑－胃肠)综合征是致死的主要原因。早期多死于脑疝,晚期多死于中枢性衰竭、肺炎和再出血等继发性并发症。影响本病的预后因素:年龄较大;昏迷时间长和程度深;颅内压高和脑水肿重;反复多次出血和出血量大;小脑、脑干出血;神经体征严重;出血灶多和生命体征不稳定;伴癫痫发作、去大脑皮质强直或去大脑强直;伴有脑－内脏联合损害;合并代谢性酸中毒、代谢障碍或电解质紊乱者,预后差。及时给予正确的中西医结合治疗和内外科治疗,可大大改善预后,减少病死率和致残率。

(二)预防

总的原则是定期体检,早发现、早预防、早治疗。脑出血是由多危险因素所致的疾病。研究证明,高血压是最重要的独立危险因素,心脏病、糖尿病是肯定的危险因素。多种危险因素之间存在错综复杂的相关性,它们互相渗透,互相作用,互为因果,从而增加了脑出血的危险性,也给预防和治疗带来困难。目前,我国仍存在对高血压知晓率低、用药治疗率低和控制率低等"三低"现象,恰与我国脑卒中患病率高、致残率高和病死率高等"三高"现象形成鲜明对比。因此,加强高血压的防治宣传教育是非常必要的。在高血压治疗中,轻型高血压可选用尼群地平和吲达帕胺,对其他类型的高血压则应根据病情选用钙通道阻滞剂、β受体阻滞剂、血管紧张素转换酶抑制剂(ACEI)、利尿剂等联合治疗。

有些危险因素是先天决定的,而且是难以改变甚至不能改变的(如年龄、性别);有些危险因素是环境造成的，很容易预防(如感染)；有些是人们生活行为的方式，是完全可以控制的(如抽烟、酗酒)；还有些疾病常常是可治疗的(如高血压)。虽然大部分高血压患者都接受过降压治疗，但规范性、持续性差，这样非但没有起到降低血压、预防脑出血的作用，反而使血压忽高忽低，易于引发脑出血。所以控制血压除进一步普及治疗外，重点应放在正确的治疗方法上。预防工作不可简单、单一化，要采取突出重点、顾及全面的综合性预防措施，才能有效地降低脑出血的发病率、病死率和复发率。

除针对危险因素进行预防外，日常生活中须注意经常锻炼、戒烟酒，合理饮食，调理情绪。饮食上提倡"五高三低"，即高蛋白质、高钾、高钙、高纤维素、高维生素及低盐、低糖、低脂。锻炼要因人而异，方法灵活多样，强度不宜过大，避免激烈运动。

第五节　短暂性脑缺血发作

短暂性脑缺血发作(TIA)是指因脑血管病变引起的短暂性、局限性脑功能缺失或视网膜功能障碍。临床症状一般持续 10～20min，多在 1h 内缓解，最长不超过 24h，不遗留神经功能缺失症状，结构性影像学(CT,MRI)检查无责任病灶。凡临床症状持续超过 1h 且神经影像学检查有明确病灶者不宜称为 TIA。

1975 年，曾将 TIA 定义限定为 24h，这是基于时间的定义。2002 年，美国 TIA 工作组提出了新的定义，即由于局部脑或视网膜缺血引起的短暂性神经功能缺损发作，典型临床症状持续不超过 1h，且无急性脑梗死的证据。TIA 新的基于组织学的定义以脑组织有无损伤为基础，更有利于临床医生及时进行评价，使急性脑缺血能得到迅速干预。

流行病学统计表明，15％的脑卒中患者曾发生过 TIA。不包括未就诊的患者，美国每年 TIA 发作人数估计为 20 万～50 万人。TIA 的脑卒中发生率明显高于一般人群，TIA 后第 1 个月内发生脑梗死者占 4％～8％；1 年内约 12％～13％；5 年内增至 24％～29％。TIA 患者发生脑卒中在第 1 年内较一般人群高 13～16 倍，是最严重的"脑卒中预警"事件，也是治疗干预的最佳时机，频发 TIA 更应以急诊处理。

一、病因与发病机制

(一)病因

TIA 病因各有不同，主要是动脉粥样硬化和心源性栓子。多数学者认为微栓塞或血流动力学障碍是 TIA 发病的主要原因，90％左右的微栓子来源于心脏和动脉系统，动脉粥样硬化是 50 岁以上患者 TIA 的最常见原因。

(二)发病机制

TIA 的真正发病机制至今尚未完全阐明。主要有血流动力学改变学说和微栓子学说。

1.血流动力学改变学说

TIA 的主要原因是血管本身病变。动脉粥样硬化造成大血管的严重狭窄，由于病变血管自身调节能力下降，当一些因素引起灌注压降低时，病变血管支配区域的血流就会显著下降，同时又可能存在全血黏度增高、红细胞变形能力下降和血小板功能亢进等血液流变学改变,促进了微循环障碍的发生,而使局部血管无法保持血流量的恒定,导致相应供血区域 TIA 的发生。血流动力学型 TIA 在大动脉严重狭窄基础上合并血压下降,导致远端一过性脑供血不足症状,当血压回升时症状可缓解。

2.微栓子学说

大动脉的不稳定粥样硬化斑块破裂,脱落的栓子随血流移动,阻塞远端动脉,随后栓子很快发生自溶,临床表现为一过性缺血发作。动脉的微栓子来源最常见的部位是颈内动脉系统。心源性栓子为微栓子的另一来源,多见于心房颤动、心瓣膜疾病及左心室血栓形成。

3.其他学说

脑动脉痉挛受压学说,如脑血管受到各种刺激造成的痉挛或由于颈椎骨质增生压迫椎动脉造成缺血;颅外血管盗血学说,如锁骨下动脉严重狭窄,椎动脉脑血流逆行,导致颅内灌注不足等。

TIA 常见的危险因素包括高龄、高血压、抽烟、心脏病(冠心病、心律失常、充血性心力衰竭、心脏瓣膜病)、高血脂、糖尿病和糖耐量异常、肥胖、不健康饮食,体力活动过少,过度饮酒、口服避孕药或绝经后雌激素的应用,高同型半胱氨酸血症,抗心磷脂抗体综合征,蛋白 C/蛋白 S 缺乏症等。

二、病理

发生缺血部位的脑组织常无病理改变,但部分患者可见脑深部小动脉发生闭塞而形成的微小梗死灶,其直径常<1.5mm。主动脉弓发出的大动脉,颈动脉可见动脉粥样硬化性改变,狭窄或闭塞。颅内动脉也可有动脉粥样硬化性改变,或可见动脉炎性浸润。另外可有颈动脉或椎动脉过长或扭曲。

三、临床表现

TIA 多发于老年患者,男性多于女性。发病突然,恢复完全,不遗留神经功能缺损的症状和体征,多有反复发作的病史。持续时间短暂,一般为 10～15min,颈内动脉系统平均为 14min,椎-基底动脉系统平均为 8min,每日可有数次发作,发作间期无神经系统症状及阳性体征。颈内动脉系统 TIA 与椎-基底动脉系统 TIA 相比,发作频率较少,但更容易进展为脑梗死。

TIA 神经功能缺损的临床表现依据受累的血管供血范围而不同,临床常见的神经功能缺损有以下两种。

(一)颈动脉系统 TIA

最常见的症状为对侧面部或肢体的一过性无力和感觉障碍,偏盲、偏侧肢体或单肢的发作性轻瘫最常见,通常以上肢和面部较重,优势半球受累可出现语言障碍。单眼视力障碍为颈内动脉系统 TIA 所特有,短暂的单眼黑蒙是颈内动脉分支——眼动脉缺血的特征性症状,表现为短暂性视物模糊、眼前灰暗感或云雾状。

(二)椎-基底动脉系统 TIA

常见症状为眩晕、头晕,平衡障碍,复视、构音障碍、吞咽困难,皮质性盲和视野缺损,共济失调、交叉性肢体瘫痪或感觉障碍。脑干网状结构缺血可能由于双下肢突然失张力,造成跌倒发作。颞叶、海马、边缘系统等部位缺血可能出现短暂性全面性遗忘症,表现为突发的一过性记忆丧失,时间、空间定向力障碍,患者有自知力,无意识障碍,对话、书写、计算能力保留,症状可持续数分钟至数小时。

血流动力学型 TIA 与微栓塞型 TIA 在临床表现上也有所区别。

四、辅助检查

治疗的结果与确定病因直接相关,辅助检查的目的就在于确定病因及危险因素。

(一)TIA 的神经影像学表现

普通 CT 和 MRI 扫描正常。MRI 灌注成像(PWI)表现可有局部脑血流减低,但不出现 DWI 的影像异常。TIA 作为临床常见的脑缺血急症,要进行快速的综合评估,尤其是 MRI 检查(包括 DWI 和 PWI),以便鉴别脑卒中、确定半暗带、制订治疗方案和判断预后。CT 检查可以排除脑出血,硬膜下血肿、脑肿瘤,动静脉畸形和动脉瘤等临床表现与 TIA 相似的疾病,必要时需行腰椎穿刺以排除蛛网膜下腔出血。CT 血管成像(CTA),磁共振血管成像(MRA)有助于了解血管情况。梗死型 TIA 的概念是指临床表现为 TIA,但影像学上有脑梗死的证据,早期的 MRI 弥散成像(DWI)检查发现,20%~40%的临床上表现为 TIA 的患者存在梗死灶。但实际上根据 TIA 的新概念,只要出现了梗死灶就不能诊断为 TIA。

(二)血浆同型半胱氨酸检查

血浆同型半胱氨酸(hcy)浓度与动脉粥样硬化程度密切相关,血浆 hcy 水平升高是全身性动脉硬化的独立危险因素。

(三)其他检查

包括:TCD 检查可发现颅内动脉狭窄,并且可进行血流状况评估和微栓子检测。血常规和生化检查也是必要的,神经心理学检查可能发现轻微的脑功能损害。双侧肱动脉压、桡动脉搏动,双侧颈动脉及心脏有无杂音、全血和血小板检查,血脂、空腹血糖及糖耐量,纤维蛋白原,凝血功能、抗心磷脂抗体,心电图,心脏及颈动脉超声、TCD、DSA 等,有助于发现 TIA 的病因和危险因素、评判动脉狭窄程度、评估侧支循环建立程度和进行微栓子的检测;有条件时应考虑经食管超声心动图检查,可能发现卵圆孔未闭等心源性栓子的来源。

五、诊断与鉴别诊断

(一)诊断

诊断只能依靠病史,根据血管分布区内急性短暂神经功能障碍与可逆性发作特点,结合 CT 排除出血性疾病可考虑 TIA。确立 TIA 诊断后应进一步进行病因、发病机制的诊断和危险因素分析。TIA 和脑梗死之间并没有截然的区别,两者应被视为一个疾病动态演变过程的不同阶段,应尽可能采用"组织学损害"的标准界定两者。

(二)鉴别诊断

鉴别需要考虑其他可以导致短暂性神经功能障碍发作的疾病。

1.局灶性癫痫后出现的 Todd 麻痹

局限性运动性发作后可能遗留短暂的肢体无力或轻偏瘫,持续 0.5~36h 后可消除。患者有明确的癫痫病史,EEG 可见局限性异常,CT 或 MRI 可能发现脑内病灶。

2. 偏瘫型偏头痛

多于青年期发病,女性多见,可有家族史,头痛发作的同时或过后出现同侧或对侧肢体不同程度瘫痪,并可在头痛消退后持续一段时间。

3. 晕厥

晕厥为短暂性弥散性脑缺血、缺氧所致,表现为短暂性意识丧失,常伴有面色苍白,大汗,血压下降,EEG 多数正常。

4. 梅尼埃病

发病年龄较轻,发作性眩晕、恶心、呕吐可与椎－基底动脉系统 TIA 相似,反复发作常合并耳鸣及听力减退,症状可持续数小时至数天,但缺乏中枢神经系统定位体征。

5. 其他

血糖异常、血压异常,颅内结构性损伤(如肿瘤、血管畸形、硬膜下血肿、动脉瘤等)、多发性硬化等,也可能出现类似于 TIA 的临床症状。临床上可以依靠影像学资料和实验室检查进行鉴别诊断。

六、治疗

TIA 是缺血性血管病变的重要部分。TIA 既是急症,也是预防缺血性血管病变的最佳和最重要时机。TIA 的治疗与二级预防密切结合,可减少脑卒中及其他缺血性血管事件发生。TIA 症状持续 1h 以上,应按照急性脑卒中流程进行处理。根据 TIA 病因和发病机制的不同,应采取不同的治疗策略。

(一)控制危险因素

TIA 需要严格控制危险因素,包括调整血压,血糖,血脂、同型半胱氨酸,以及戒烟,治疗心脏疾病,避免大量饮酒、有规律地体育锻炼、控制体重等。已经发生 TIA 的患者或高危人群可长期服用抗血小板药物。肠溶阿司匹林为目前最主要的预防性用药之一。

(二)药物治疗

1. 抗血小板聚集药物

阻止血小板活化,黏附和聚集,防止血栓形成,减少动脉—动脉微栓子。常用药物:

(1)阿司匹林肠溶片:通过抑制环氧化酶减少血小板内花生四烯酸转化为血栓烷 A(TXA)防止血小板聚集,各国指南推荐的标准剂量不同,我国指南的推荐剂量为 75～150mg/d。

(2)氯吡格雷(75mg/d):被广泛采用的抗血小板药,通过抑制血小板表面的二磷酸腺苷(ADP)受体阻止血小板积聚。

(3)双嘧达莫:血小板磷酸二酯酶抑制剂,缓释剂可与阿司匹林联合使用,效果优于单用阿司匹林。

2. 抗凝治疗

考虑存在心源性栓子的患者应予抗凝治疗。抗凝剂种类很多,肝素,低分子量肝素,口服抗凝剂(如华法林、香豆素)等均可选用,但除低分子量肝素外,其他抗凝剂如肝素、华法林等应用过程中应注意检测凝血功能,以避免发生出血不良反应。低分子量肝素,每次 4000～5000IU,腹部皮下注射,每日 2 次,连用 7～10d,与普通肝素比较,生物利用度好,使用安全。

口服华法林 6～12mg/d,3～5d 后改为 2～6mg/d 维持,目标国际标准化比值(INR)范围为2.0～3.0。

3.降压治疗

血流动力学型 TIA 的治疗以改善脑供血为主,慎用血管扩张药物,除抗血小板聚集、降脂治疗外,需慎重管理血压,避免降压过度,必要时可给予扩容治疗。在大动脉狭窄解除后,可考虑将血压控制在目标值以下。

4.生化治疗

防治动脉硬化及其引起的动脉狭窄和痉挛,以及斑块脱落的微栓子栓塞造成 TIA。主要用药有:维生素 B_1,每次 10mg,3 次/天;维生素 B_2,每次 5mg,3 次/天;维生素 B_6,每次 10mg,3 次/天;复合 B 族维生素,每次 10mg,3 次/天;维生素 C,每次 100mg,3 次/天;叶酸片,每次5mg,3 次/天。

(三)手术治疗

颈动脉剥脱术(CEA)和颈动脉支架治疗(CAS)适用于症状性颈动脉狭窄 70% 以上的患者,实际操作上应从严掌握适应证。仅为预防脑卒中而让无症状的颈动脉狭窄患者冒险手术不是正确的选择。

七、预后与预防

(一)预后

TIA 可使发生缺血性脑卒中的危险性增加。传统观点认为,未经治疗的 TIA 患者约 1/3发展成脑梗死,1/3 可反复发作,另 1/3 可自行缓解。但如果经过认真细致的中西医结合治疗应会减少脑梗死的发生比例。

一般第 1 次 TIA 后,10%～20% 的患者在其后 90d 出现缺血性脑卒中,其中 50% 的发生在第 1 次 TIA 发作后 24～28h。预示脑卒中发生率增高的危险因素包括高龄、糖尿病、发作时间超过 10min、颈内动脉系统 TIA 症状(如无力和语言障碍);椎—基底动脉系统 TIA 发生脑梗死的比例较少。

(二)预防

近年来,以中西医结合治疗本病的临床研究证明,在注重整体调节的前提下,病证结合、中医辨证论治能有效减少 TIA 发作的频率及程度,并降低形成脑梗死的危险因素,从而起到预防脑血管病事件发生的作用。

第六节　颅内静脉系统血栓形成

颅内静脉系统血栓形成(CVT)是由多种原因所致的脑静脉回流受阻的一组脑血管疾病,包括颅内静脉窦和脑静脉血栓形成。本病的特点为病因复杂,发病形式多样,诊断困难,容易漏诊、误诊,不同部位的 CVT 虽有其相应表现,但严重头痛往往是最主要的共同症状,80%～90% 的 CVT 患者都存在头痛。头痛可以单独存在,伴或不伴有其他神经系统异常体征。以往认为颅内静脉系统血栓形成比较少见，随着影像学技术的发展，更多的病例被确诊。特别是随着 MRI、MRA 及 MRV（磁共振动静脉血管成像）的广泛应用，诊断水平不断提高，此类疾病的检出率较过去显著提高。

本病按病变性质可分为感染性和非感染性两类。感染性者以急性海绵窦和横窦血栓形成多见，非感染性者以上矢状窦血栓形成多见。脑静脉血栓形成大多数由静脉窦血栓形成发展而来，但也有脑深静脉血栓形成（DCVST）伴发广泛静脉窦血栓形成，两者统称脑静脉及静脉窦血栓形成（CVST）。

一、病因与发病机制

（一）病因

主要分为感染性和非感染性。20％～35％的患者原因尚不明确。

1.感染性

其可分为局限性和全身性。局限性因素为头面部的化脓性感染，如面部危险三角区皮肤感染、中耳炎、乳突炎、扁桃体炎、鼻窦炎、齿槽感染、颅骨骨髓炎、脑膜炎等。全身性因素则由细菌性（败血症、心内膜炎、伤寒、结核）、病毒性（麻疹、肝炎、脑炎、HIV）、寄生虫性（疟疾、旋毛虫病）、真菌性（曲霉病）疾病经血行感染所致。头面部感染较常见，常引起海绵窦、横窦、乙状窦血栓形成。

2.非感染性

其可分为局限性和全身性。全身性因素如妊娠、产褥期、口服避孕药、各类型手术后、严重脱水、休克、恶病质、心功能不全、某些血液病（如红细胞增多症、镰状细胞贫血、失血性贫血、白血病、凝血障碍性疾病）、结缔组织病（系统性红斑狼疮、颞动脉炎、韦格纳肉芽肿）、消化道疾病（肝硬化、克罗恩病、溃疡性结肠炎）、静脉血栓疾病等。局限性因素见于颅脑外伤、脑肿瘤、脑外科手术后等。

（二）发病机制

1.感染性因素

对于感染性因素来说，由于解剖的特点，海绵窦和乙状窦是炎性血栓形成最易发生的部位。

（1）海绵窦血栓形成。

颜面部病灶。如鼻部、上唇、口腔等部位疖肿等化脓性病变破入血液，通过眼静脉进入海绵窦。

耳部病灶。中耳炎、乳突炎引起乙状窦血栓形成后，沿岩窦扩展至海绵窦。

颅内病灶。蝶窦、后筛窦通过筛静脉或直接感染侵入蝶窦壁而后入海绵窦。

颈咽部病灶。沿翼静脉丛进入海绵窦或侵入颈静脉，经横窦、岩窦达海绵窦。

（2）乙状窦血栓形成。

乙状窦壁的直接损害。中耳炎、乳突炎破坏骨质，脓肿压迫乙状窦，使窦壁发生炎症及窦内血流瘀滞，血栓形成。

乳突炎、中耳炎使流向乙状窦的小静脉发生血栓，血栓扩展到乙状窦。

2.非感染性因素

非感染性因素如全身衰竭、脱水、糖尿病高渗性昏迷、颅脑外伤、脑膜瘤、口服避孕药、妊娠、分娩、真性红细胞增多症、血液病、其他不明原因等,常导致高凝状态、血流瘀滞,容易诱发静脉血栓形成。

二、病理

本病的病理所见是:静脉窦内栓子富含红细胞和纤维蛋白,仅有少量血小板,故称红色血栓。随着时间的推移,栓子被纤维组织所替代。血栓性静脉窦闭塞可引起静脉回流障碍,静脉压升高,导致脑组织瘀血、水肿和颅内压增高,脑皮质和皮质下出现点、片状出血灶。硬膜窦闭塞可导致严重的脑水肿,脑静脉病损累及深静脉可致基底节和(或)丘脑静脉性梗死。感染性者静脉窦内可见脓液,常伴脑膜炎和脑脓肿等。

三、临床表现

近年来的研究认为,从新生儿到老年人均可发生本病,但多见于老年人和产褥期女性,也可见于长期疲劳或抵抗力下降的患者;男女均可患病,男女发病比为 1.5：5,平均发病年龄为 37～38 岁。CVT 临床表现多样,头痛是最常见的症状,约 80% 的患者有头痛。其他常见症状和体征有视盘水肿、局灶神经体征、癫痫及意识改变等。不同部位的 CVT 临床表现有不同特点。

(一)症状与体征

1.高颅压症状

由脑静脉梗阻导致高颅压者,多存在持续性弥散或局灶性头痛,通常有视盘水肿,还可出现恶心、呕吐、视物模糊或黑、复视、意识水平下降和混乱。

2.脑局灶症状

其表现与病变的部位和范围有关,最常见的症状和体征是运动和感觉障碍,包括脑神经损害、单瘫、偏瘫等。

3.局灶性癫痫发作

常表现为部分性发作,可能是继发于皮质静脉梗死或扩张的皮质静脉"刺激"皮质所致。

4.全身性症状

主要见于感染性静脉窦血栓形成,表现为不规则高热、寒战、乏力、全身肌肉酸痛、精神委靡、咳嗽、皮下瘀血等感染和败血症症状。

5.意识障碍

如精神错乱、躁动、谵妄、昏睡、昏迷等。

(二)常见的颅内静脉系统血栓

1.海绵窦血栓形成

最常见的是因眼眶部、上面部的化脓性感染或全身感染所引起的急性型;由后路(中耳炎)及中路(蝶窦炎)逆行至海绵窦导致血栓形成者多为慢性型,较为少见;非感染性血栓形成更少见。常急性起病,出现发热、头痛、恶心、呕吐、意识障碍等感染中毒症状。疾病初期多累及一侧海绵窦,眼眶静脉回流障碍可致眶周、眼睑、结膜水肿和眼球突出,眼睑不能闭合和眼周软组织红肿;Ⅲ、Ⅳ、Ⅵ对脑神经及Ⅴ对脑神经1、2支受累可出现眼睑下垂、眼球运动受限、眼球固定和复视、瞳孔扩大,对光反射消失,前额及眼球疼痛,角膜反射消失等;可并发角膜溃疡,有时因眼球突出而眼睑下垂可不明显。因视神经位于海绵窦前方,故视神经较少受累,视力正常或中度下降。由于双侧海绵窦由环窦相连,故多数患者在数日后会扩展至对侧。病情进一步加重可引起视盘水肿及视盘周围出血,视力显著下降。颈内动脉海绵窦段感染和血栓形成,可出现颈动脉触痛及颈内动脉闭塞的临床表现,如对侧偏瘫和偏身感觉障碍,甚至可并发脑膜炎、脑脓肿等。

2.上矢状窦血栓形成

其多为非感染性,常发生于产褥期;妊娠、口服避孕药、婴幼儿或老年人严重脱水,以及消耗性疾病或恶病质等情况下也常可发生;少部分也可由感染引起,如头皮或邻近组织感染;也偶见于骨髓炎、硬膜或硬膜下感染扩散引起上矢状窦血栓形成。

急性或亚急性起病,最主要的临床表现为颅内压增高症状,如头痛、恶心、呕吐、视盘水肿、展神经麻痹,1/3的患者仅表现为不明原因的颅内高压,视盘水肿可以是唯一的体征。上矢状窦血栓形成患者,可出现意识-精神障碍,如表情淡漠、呆滞、嗜睡及昏迷等。多数患者血栓累及一侧或两侧侧窦而主要表现为颅内高压。血栓延伸到皮质特别是运动区和顶叶的静脉可引起全面性、局灶性运动发作或感觉性癫痫发作,伴偏瘫或双下肢瘫痪。旁中央小叶受累可引起小便失禁及双下肢瘫痪。累及枕叶视觉皮质可发生黑蒙。婴儿可表现喷射性呕吐,颅缝分离,囟门紧张和隆起,囟门周围及额、面、颈、枕等处的静脉怒张和迂曲。老年患者一般仅有轻微头昏、眼花、头痛、眩晕等症状,诊断困难。腰椎穿刺可见脑脊液压力增高,蛋白含量和白细胞数也可增高,磁共振静脉血管造影(MRV)有助于确诊。

3.侧窦血栓形成

侧窦包括横窦和乙状窦。因与乳突邻近,化脓性乳突炎或中耳炎常引起单侧乙状窦血栓形成。常见于感染急性期,以婴儿及儿童最易受累,约50%的患者是由溶血性链球菌性败血症引起,皮肤、黏膜出现瘀点、瘀斑。一侧横窦血栓时可无症状,当波及对侧横窦或窦汇时常有明显症状。侧窦血栓形成的临床表现如下。

(1)颅内压增高:随病情发展而出现颅内压增高,常有头痛、呕吐、复视、头皮及乳突周围静脉怒张、视盘水肿,也可有意识或精神障碍。当血栓经窦汇延及上矢状窦时,颅内压更加增高,并可出现昏迷、肢瘫和抽搐等。

(2)局灶神经症状:血栓扩展至岩上窦及岩下窦,可出现同侧展神经及三叉神经眼支受损的症状;约1/3患者的血栓延伸至颈静脉,可出现舌咽神经(Ⅸ)、迷走神经(Ⅹ)及副神经(Ⅺ)损害的颈静脉孔综合征,表现为吞咽困难、饮水呛咳、声音嘶哑、心动过缓和患侧耸肩、转颈力弱等神经受累的症状。

(3)感染症状:表现为化脓性乳突炎或中耳炎症状,如发热、寒战、外周血白细胞计数增高,患侧耳后乳突部红肿、压痛、静脉怒张等。感染扩散可并发化脓性脑膜炎、硬膜外(下)脓肿及小脑、颞叶脓肿。

4.脑静脉血栓形成

(1)脑浅静脉血栓形成:一般症状可有头痛、咳嗽,用力、低头时加重;可有恶心、呕吐、视盘水肿、颅压增高、癫痫发作,或意识障碍;也可出现局灶性损害症状,如脑神经受损、偏瘫或双侧瘫痪。

（2）脑深静脉血栓形成：多为急性起病，1～3d达高峰。因常有第三脑室阻塞而颅内压增高，出现高热、意识障碍、癫痫发作，多有动眼神经损伤、肢体瘫痪、昏迷、去皮质状态，甚至死亡。

四、辅助检查

CVT缺乏特异性临床表现，仅靠临床症状和体征诊断困难。辅助检查特别是影像学检查对诊断的帮助至关重要，并有重要的鉴别诊断价值。

（一）脑脊液检查

主要是压力增高，早期常规和生化一般正常，中后期可出现脑脊液蛋白含量轻至中度增高。

（二）影像学检查

1.CT 和 CTV

CT是诊断CVT有用的基础步骤，其直接征象是受累静脉内血栓呈高密度影，横断扫描可见与静脉走向平行的束带征；增强扫描时血栓不增强而静脉壁环形增强，呈铁轨影或称空三角征和δ征。束带征和空三角征对诊断CVT具有重要意义，但出现率较低，束带征仅为20%～30%，空三角征约30%。继发性CT改变主要包括脑实质内不符合脑动脉分布的低密度影（缺血性改变）或高密度影（出血性改变）。国外研究资料表明，颅内深静脉血栓形成CT平扫的诊断价值，无论是敏感性或特异性均显著高于静脉窦血栓形成。应用螺旋CT三维重建最大强度投影法（CTV）来显示脑静脉系统，是近年来正在探索的一种方法。

与MRA相比，CTV可显示更多的小静脉结构，且具有扫描速度快的特点。与DSA相比，CTV具有无创性和低价位的优势。Rodallec等认为疑诊CVT，应首选CTV检查。

2.MRI

MRI虽具有识别血栓的能力，但影像学往往随发病时间不同而相应改变。急性期CVT的静脉窦内流空效应消失，血栓内主要含去氧血红蛋白，T_1WI呈等信号，T_2WI呈低信号；在亚急性期，血栓内主要含正铁血红蛋白，T_1WI和T_2WI均表现为高信号；在慢性期，血管出现不同程度再通，流空信号重新出现，T_1WI表现为不均匀的等信号，T_2WI显示为高信号或等信号。此后，信号强度随时间延长而不断降低。另外，MRI可显示特征性的静脉性脑梗死或脑出血。但是MRI也可能因解剖变异或血栓形成的时期差异出现假阳性或假阴性。

3.磁共振静脉成像（MRV）

可以清楚地显示静脉窦及大静脉形态及血流状态，CVT时表现为受累静脉和静脉窦内血流高信号消失或边缘模糊的较低信号及病变以外静脉侧支的形成，但是对于极为缓慢的血流，MRV易将其误诊为血栓形成，另外与静脉窦发育不良的鉴别有一定的困难，可出现假阳性。如果联合运用MRI与MRV进行综合判断，可明显提高CVT诊断的敏感性和特异性。

4.数字减影血管造影（DSA）

数字减影血管造影是诊断CVT的标准检查。CVT时主要表现为静脉期时受累、静脉或静脉窦不显影或显影不良，可见静脉排空延迟和侧支静脉通路建立，有时DSA的结果难以与静脉窦发育不良或阙如相鉴别。DSA的有创性也使其应用受到一定的限制。

影像检查主要从形态学方面为 CVT 提供诊断信息,由于各项检查可能受到不同因素的限制,因此均可以出现假阳性或假阴性结果。

5.经颅多普勒超声(TCD)检查

经颅多普勒超声技术对脑深静脉血流速度进行探测,可为 CVT 的早期诊断、病情监测和疗效观察提供可靠、无创、易重复而又经济的检测手段。脑深静脉血流速度的异常增高是脑静脉系统血栓的特征性表现,且不受颅内压增高及脑静脉窦发育异常的影响。在 CVT 早期,当 CT、MRI、MRV 甚至 DSA 还未显示病变时,脑静脉血流动力学检测就反映出静脉血流异常。

五、诊断与鉴别诊断

(一)诊断

颅内静脉窦血栓形成的临床表现错综复杂,诊断比较困难。对单纯颅内压增高,伴或不伴神经系统局灶体征者,或以意识障碍为主的亚急性脑病患者,均应考虑到脑静脉系统血栓形成的可能。结合 CTV、MRV、DSA 等检查可明确诊断。

(二)鉴别诊断

1.仅表现为颅内压增高者应与以下疾病鉴别

(1)假脑瘤综合征:一种没有局灶症状、没有抽搐、没有精神障碍,在神经系统检查中除有视盘水肿及其伴有的视觉障碍外,没有其他阳性神经系统体征的疾病;是一种发展缓慢、能自行缓解的良性高颅压症,脑脊液检查没有细胞及生化方面的改变。

(2)脑部炎性疾病:有明确的感染病史,发病较快;多有体温的升高,头痛、呕吐的同时常伴有精神、意识等脑功能障碍,外周血白细胞计数常明显升高;腰椎穿刺脑脊液压力增高的同时,常伴有白细胞数和蛋白含量的明显升高;脑电图多有异常变化。

2.海绵窦血栓应与以下疾病鉴别

(1)眼眶蜂窝织炎:本病多见于儿童,常突然发病,眼球活动疼痛时加重,眼球活动无障碍,瞳孔无变化,角膜反射正常,一般单侧发病。

(2)鞍旁肿瘤:多为慢性起病,MRI 可确诊。

(3)颈动脉海绵窦瘘:无急性炎症表现,眼球突出,并有搏动感,眼部听诊可听到血管杂音。

六、治疗

治疗原则是早诊断、早治疗,针对每一病例的具体情况给予病因治疗、对症治疗和抗血栓药物治疗相结合。对其他促发因素,必须进行特殊治疗,少数情况下考虑手术治疗。

(一)抗感染治疗

由于本病的致病原因主要为化脓性感染,因此抗生素的应用是非常重要的。部分静脉窦血栓形成和几乎所有海绵窦血栓形成,常有基础感染,可根据脑脊液涂片、常规及生化检查、细菌培养和药敏试验等结果,选择应用相应抗生素或广谱抗生素,必要时手术清除原发性感染灶。因此,应尽可能确定脓毒症的起源部位并针对致病微生物进行治疗。

(二)抗凝治疗

普通肝素治疗 CVT 已有半个世纪,已被公认是一种有效而安全的首选治疗药物。研究认为,除新生儿不宜使用外,所有脑静脉血栓形成患者只要无肝素使用禁忌证,均应给予肝素治疗。头痛几乎总是 CVT 的首发症状,目前多数主张对孤立性头痛应用肝素治疗。肝素的主要药物学机制是阻止 CVT 的进展,预防相邻静脉发生血栓形成性脑梗死。抗凝治疗的效果远远大于其引起出血的危险性,无论有无出血性梗死,都应使用抗凝治疗。普通肝素的用量和给药途径还不完全统一。原则上应根据血栓的大小和范围,以及有无并发颅内出血综合考虑,一般首剂静脉注射 3000～5000IU,而后以 25 000～50 000IU/d 持续静脉滴注,或者 12 500～25 000IU 皮下注射,每 12h 测定 1 次部分凝血活酶时间(APTT)和纤维蛋白原水平,以调控剂量,使 APTT 延长 2～3 倍,但不超过 120s,疗程为 7～10d。也可皮下注射低分子量肝素(LMWH),可取得与肝素相同的治疗效果,其剂量易于掌握,且引起的出血发病率低,可连用 10～14d。此后,在监测国际标准化比值(INR)使其控制在 2.5～3.5 的情况下,应服用华法林治疗 3～6 个月。

(三)扩容治疗

对非感染性血栓者,积极纠正脱水,降低血液黏度和改善循环。可应用羟乙基淀粉 40<706 代血浆)、低分子右旋糖酐等。

(四)溶栓治疗

目前,尚无足够证据支持全身或局部溶栓治疗,如果给予合适的抗凝治疗后,患者症状仍然继续恶化,且排除其他病因导致的临床恶化,则应该考虑溶栓治疗。

脑静脉血栓溶栓治疗采用的剂量差异很大,尿激酶每小时用量可从数万至数十万单位,总量从数十万至上千万单位。阿替普酶用量为 20～100mg。由于静脉血栓较动脉血栓更易溶解,且更易伴发出血危险,静脉溶栓剂量应小于动脉溶栓剂量,但具体用量的选择应以病情轻重及改变程度为参考。

(五)对症治疗

伴有癫痫发作者给予抗癫痫治疗,但对于所有静脉窦血栓形成的患者是否都要给予预防性抗癫痫治疗尚存争议。对颅内压增高者给予静脉滴注甘露醇、呋塞米、甘油果糖等,同时加强支持治疗,给予 ICU 监护,包括抬高头位、镇静、高度通气、监测颅内压,以及注意血液黏度、肾功能、电解质等,防治感染等并发症,必要时行去除出血性梗死组织或去骨瓣减压术。

(六)介入治疗

在有条件的医院可进行颅内静脉窦及脑静脉血栓形成的介入治疗,利用静脉内导管溶栓。近年来,采用血管内介入局部阿替普酶溶栓联合肝素抗凝治疗的方法,取得较好的疗效。但局部溶栓操作难度大,应充分做好术前准备,妥善处理术后可能发生的不良事件。

七、预后与预防

(一)预后

CVT 总体病死率在 6%～33%,预后较差。死亡原因主要是小脑幕疝。影响预后的相关因素包括高龄、急骤起病、局灶症状(如脑神经受损、意识障碍和出血性梗死)等。大脑深静脉血栓的预后不如静脉窦血栓,临床表现最重,病死率最高,存活者后遗症严重。各种原发疾病中,脓毒症性 CVT 预后最差,产后的 CVT 预后较好,后者 90%以上存活。

(二)预防

针对局部及全身的感染性和非感染性因素进行预防。

(1)控制感染:尽早治疗局部和全身感染,如面部危险三角区的皮肤感染、中耳炎、乳突炎、扁桃体炎、鼻窦炎、齿槽感染及败血症、心内膜炎等。针对感染灶的分泌物及血培养,合理使用抗生素。

(2)保持头面部的清洁卫生,对长时间卧床者,要定时翻身。

(3)对严重脱水、休克、恶病质等,尽早采取补充血容量等治疗。

(4)对高凝状态者,可口服降低血液黏度或抗血小板聚集药物,必要时可予低分子量肝素等抗凝治疗。

(5)定期检测血糖、血脂、血常规、凝血因子、血液黏度,防止血液系统疾病引发 CVT。

第七节 蛛网膜下腔出血

蛛网膜下腔出血(SAH)是指脑表面或脑底部的血管自发破裂,血液流入蛛网膜下隙,伴或不伴颅内其他部位出血的一种急性脑血管疾病。本病可分为原发性、继发性和外伤性。原发性 SAH 是指脑表面或脑底部的血管破裂出血,血液直接或基本直接流入蛛网膜下隙所致,称特发性蛛网膜下腔出血或自发性蛛网膜下腔出血(ISAH),约占急性脑血管疾病的 15%,是神经科常见急症之一;继发性 SAH 则为脑实质内,脑室,硬脑膜外或硬脑膜下的血管破裂出血,血液穿破脑组织进入脑室或蛛网膜下隙者;外伤引起的概称外伤性 SAH,常伴发于脑挫裂伤。SAH 临床表现为急骤起病的剧烈头痛、呕吐,精神或意识障碍,脑膜刺激征和血性脑脊液。SAH 的年发病率世界各国各不相同,中国约为 5/10 万,美国为 6/10 万~16/10 万,德国约为 10/10 万,芬兰约为 25/10 万,日本约为 25/10 万。

一、病因与发病机制

(一)病因

SAH 的病因很多,以动脉瘤为最常见,包括先天性动脉瘤、高血压动脉硬化性动脉瘤、夹层动脉瘤和感染性动脉瘤等,其他如脑血管畸形、脑底异常血管网、结缔组织病、脑血管炎等。75%~85%的非外伤性 SAH 患者为颅内动脉瘤破裂出血,其中,先天性动脉瘤发病多见于中青年;高血压动脉硬化性动脉瘤为梭形动脉瘤,约占 13%,多见于老年人。脑血管畸形占第 2 位,以动静脉畸形最常见,约占 15%,常见于青壮年。其他如烟雾病,感染性动脉瘤、颅内肿瘤、结缔组织病,垂体脑卒中,脑血管炎、血液病及凝血障碍性疾病,妊娠并发症等均可引起 SAH。近年发现约 15%的 ISAH 患者病因不清,即使 DSA 检查也未能发现 SAH 的病因。

1.动脉瘤

近年来,对先天性动脉瘤与分子遗传学的多个研究支持 I 型胶原蛋白 α。链基因(COLIA)和弹力蛋白基因(FLN)是先天性动脉瘤最大的候补基因。颅内动脉瘤好发于 Willis 环及其主要分支的血管分叉处,其中位于前循环颈内动脉系统者约占 85%,位于后循环基底动脉系统者约占 15%。对此类动脉瘤的研究证实,血管壁的最大压力来自沿血流方向上的血管分叉处的尖部。随着年龄增长,在血压增高、动脉瘤增大,更由于血流涡流冲击和各种危险因素的综合因素作用下,出血的可能性也随之增大。颅内动脉瘤体积的大小与有无蛛网膜下腔出血相关,直径<3mm 的动脉瘤,SAH 的风险小;直径>5mm 的动脉瘤,SAH 的风险高。

对于未破裂的动脉瘤,每年发生动脉瘤破裂出血的危险性介于1‰~2‰。曾经破裂过的动脉瘤有更高的再出血率。

2.脑血管畸形

以动静脉畸形最常见,且90％以上位于小脑幕上。脑血管畸形是胚胎发育异常形成的畸形血管团,血管壁薄,在有危险因素的条件下易诱发出血。

3.高血压动脉硬化性动脉瘤

长期高血压动脉粥样硬化导致脑血管弯曲多,侧支循环多,管径粗细不均,且脑内动脉缺乏外弹力层,在血压增高、血流涡流冲击等因素影响下,管壁薄弱的部分逐渐向外膨胀形成囊状动脉瘤,极易破裂出血。

4.其他病因

动脉炎或颅内炎症可引起血管破裂出血,肿瘤可直接侵袭血管导致出血。脑底异常血管网形成后可并发动脉瘤,一旦破裂出血可导致反复发生的脑实质内出血或SAH。

(二)发病机制

蛛网膜下腔出血后,血液流入蛛网膜下隙,淤积在血管破裂相应的脑沟和脑池中,并可下流至脊髓蛛网膜下隙,甚至逆流至第四脑室和侧脑室,引起一系列变化,主要如下。

1.颅内容积增加

血液流入蛛网膜下隙,使颅内容积增加,引起颅内压增高,血液流入量大者可诱发脑疝。

2.化学性脑膜炎

血液流入蛛网膜下隙后直接刺激血管,使白细胞崩解释放各种炎症介质。

3.血管活性物质释放

血液流入蛛网膜下隙后,血细胞破坏产生各种血管活性物质(氧合血红蛋白,5-羟色胺、血栓烷A,肾上腺素,去甲肾上腺素)刺激血管和脑膜,使脑血管发生痉挛和蛛网膜颗粒粘连。

4.脑积水

血液流入蛛网膜下隙在颅底或逆流入脑室发生凝固,造成脑脊液回流受阻引起急性阻塞性脑积水和颅内压增高;部分红细胞随脑脊液流入蛛网膜颗粒并溶解,使其阻塞,引起脑脊液吸收减慢,最后产生交通性脑积水。

5.下丘脑功能紊乱

血液及其代谢产物直接刺激下丘脑引起神经内分泌紊乱,引起发热、血糖含量增高,应激性溃疡、肺水肿等。

6.脑-心综合征

急性高颅压或血液直接刺激下丘脑、脑干,导致自主神经功能亢进,引起急性心肌缺血、心律失常等。

二、病理

肉眼可见脑表面呈紫红色,覆盖有薄层血凝块;脑底部的脑池,脑桥小脑三角及小脑延髓池等处可见更明显的血块沉积,甚至可将颅底的血管、神经埋没。血液可穿破脑底面进入第三脑室和侧脑室。脑底大量积血或脑室内积血可影响脑脊液循环出现脑积水,约5％的患者,由于部分红细胞随脑脊液流入蛛网膜颗粒并使其堵塞,引起脑脊液吸收减慢而产生交通性脑积水。蛛网膜及软膜增厚,色素沉着,脑与神经、血管间发生粘连。脑脊液呈血性。血液在蛛网膜下隙的分布,以出血量和范围分为弥散型和局限型。前者出血量较多,穹隆面与基底面蛛网膜下隙均有血液沉积;后者血液则仅存于脑底池。40%～60%的脑标本并发脑内出血。出血的次数越多,并发脑内出血的比例越大。并发脑内出血的发生率第 1 次约 39.6%,第 2 次约55%,第 3 次达 100%。出血部位随动脉瘤的部位而定。动脉瘤好发于 Willis 环的血管上,尤其是动脉分叉处,可单发或多发。

三、临床表现

SAH 发生于任何年龄,发病高峰多在 30～60 岁;50 岁后,ISAH 的危险性有随年龄的增加而升高的趋势。男女在不同的年龄段发病不同,10 岁前男性的发病率较高,男女比为 4:1;40～50 岁时,男女发病相等;70～80 岁时,男女发病率之比高达 1:10。临床主要表现为剧烈头痛、脑膜刺激征阳性、血性脑脊液。在严重病例中,患者可出现意识障碍,从嗜睡至昏迷不等。

(一)症状与体征

1.先兆及诱因

先兆通常是不典型头痛或颈部僵硬,部分患者有病侧眼眶痛、轻微头痛,动眼神经麻痹等表现,主要由少量出血造成;70%的患者存在上述症状数日或数周后出现严重出血,但绝大部分患者起病急骤,无明显先兆。常见诱因有过量饮酒、情绪激动、精神紧张、剧烈活动、用力状态等,这些诱因均能增加 ISAH 的风险性。

2.一般表现

出血量大者,当日体温即可升高,可能与下丘脑受影响有关;多数患者于 2～3d 后体温升高,多属于吸收热;SAH 后患者血压增高,1～2 周病情趋于稳定后逐渐恢复病前血压。

3.神经系统表现

绝大部分患者有突发持续性剧烈头痛。头痛位于前额,枕部或全头,可扩散至颈部、腰背部;常伴有恶心、呕吐。呕吐可反复出现,系由颅内压急骤升高和血液直接刺激呕吐中枢所致。如呕吐物为咖啡色样胃内容物则提示上消化道出血,预后不良。头痛部位各异,轻重不等,部分患者类似眼肌麻痹型偏头痛。有 48%～81%的患者可出现不同程度的意识障碍,轻者嗜睡,重者昏迷,多逐渐加深。意识障碍的程度、持续时间及意识恢复的可能性均与出血量、出血部位及有无再出血有关。

部分患者以精神症状为首发或主要的临床症状,常表现为兴奋、躁动不安、定向障碍,甚至谵妄和错乱;少数可出现迟钝、淡漠、抗拒等。精神症状可由大脑前动脉或前交通动脉附近的动脉瘤破裂引起,大多在病后 1～5d 出现,但多数在数周内自行恢复。癫痫发作较少见,多发生在出血时或出血后的急性期,国外发生率为 6%～26.1%,国内资料为 10%～18.3%。在一项 SAH 的大宗病例报道中,大约有 15%的动脉瘤性 SAH 表现为癫痫。癫痫可为局限性抽搐或全身强直—阵挛性发作,多见于脑血管畸形引起者,出血部位多在天幕上,多由血液刺激大脑皮质所致,患者有反复发作倾向。部分患者由于血液流入脊髓蛛网膜下隙,可出现神经根刺激症状,如腰背痛。

4.神经系统体征

(1)脑膜刺激征:SAH 的特征性体征,包括头痛、颈强直、Kernig 征和 Brudzinski 征阳性。常于起病后数小时至 6d 内出现,持续 3~4 周。颈强直发生率最高(6%~100%)。另外,应当注意临床上有少数患者可无脑膜刺激征,如老年患者,可能因蛛网膜下隙扩大等老年性改变和痛觉不敏感等因素,往往使脑膜刺激征不明显,但意识障碍仍可较明显,老年人的意识障碍可达 90%。

(2)脑神经损害:以 Ⅱ、Ⅲ 对脑神经最常见,其次为 Ⅴ、Ⅵ、Ⅶ、Ⅷ 对脑神经,主要由于未破裂的动脉瘤压迫或破裂后的渗血,颅内压增高等直接或间接损害引起。少数患者有一过性肢体单瘫、偏瘫、失语,早期出现者多因出血破入脑实质和脑水肿所致;晚期多由于迟发性脑血管痉挛引起。

(3)眼症状:SAH 的患者中,17% 有玻璃体膜下出血,7%~35% 有视盘水肿。视网膜下出血及玻璃体下出血是诊断 SAH 有特征性的体征。

(4)局灶性神经功能缺失:如有局灶性神经功能缺失有助于判断病变部位,如突发头痛伴眼睑下垂者,应考虑载瘤动脉可能是后交通动脉或小脑上动脉。

(二)SAH 并发症

1.再出血

在脑血管疾病中,最易发生再出血的疾病是 SAH,国内文献报道再出血率为 24% 左右。再出血临床表现严重,病死率远远高于第 1 次出血,一般发生在第 1 次出血后 10~14d,2 周内再发生率占再发病例的 54%~80%。近期再出血病死率为 41%~46%,甚至更高。再发出血多因动脉瘤破裂所致,通常在病情稳定的情况下,突然头痛加剧、呕吐、癫痫发作,并迅速陷入深昏迷,瞳孔散大,对光反射消失,呼吸困难甚至停止。神经定位体征加重或脑膜刺激征明显加重。

2.脑血管痉挛

脑血管痉挛(CVS)是 SAH 发生后出现的迟发性大小动脉的痉挛狭窄,以后者更多见。典型的血管痉挛发生在出血后 3~5d,于 5~10d 达高峰,2~3 周逐渐缓解。在大多数研究中,血管痉挛发生率在 25%~30%。早期可逆性 CVS 多在蛛网膜下腔出血后 30min 内发生,表现为短暂的意识障碍和神经功能缺失。70% 的 CVS 在蛛网膜下腔出血后 1~2 周内发生,尽管及时干预治疗,但仍有约 50% 有症状的 CVS 患者将会进一步发展为脑梗死。因此,CVS 的治疗关键在预防。血管痉挛发作的临床表现通常是头痛加重或意识状态下降,除发热和脑膜刺激征外,也可表现局灶性的神经功能损害体征,但不常见。尽管导致血管痉挛的许多潜在危险因素已经确定,但 CT 扫描所见的蛛网膜下腔出血的数量和部位是最主要的危险因素。基底池内有厚层血块的患者比仅有少量出血的患者更容易发展为血管痉挛。虽然国内外均有大量的临床观察和实验数据,但是 CVS 的机制仍不确定。蛛网膜下腔出血本身或其降解产物中的一种或多种成分可能是导致 CVS 的原因。

CVS 的检查常选择经颅多普勒超声(TCD)和数字减影血管造影(DSA)检查。TCD 有助于血管痉挛的诊断。TCD 血液流速峰值＞200cm/s 和(或)平均流速＞120cm/s 时能很好地与血管造影显示的严重血管痉挛相符。值得提出的是,TCD 只能测定颅内血管系统中特定深度的血管段。测得数值的准确性在一定程度上依赖于超声检查者的经验。动脉插管血管造影诊断 CVS 较 TCD 更为敏感。CVS 患者行血管造影的价值不仅用于诊断,更重要的目的是血管内治疗。动脉插管血管造影为有创检查,价格较昂贵。

3.脑积水

大约 25% 的动脉瘤性蛛网膜下腔出血患者由于出血量大、速度快,血液大量涌入第三脑室、第四脑室并凝固,使第四脑室的外侧孔和正中孔受阻,可引起急性梗阻性脑积水,导致颅内压急剧升高,甚至出现脑疝而死亡。急性脑积水常发生于起病数小时至 2 周内,多数患者在 1~2d 内意识障碍呈进行性加重,神经症状迅速恶化,生命体征不稳定,瞳孔散大。颅脑 CT 检查可发现阻塞上方的脑室明显扩大等脑室系统有梗阻表现,此类患者应迅速进行脑室引流术。慢性脑积水是 SAH 后 3 周至 1 年内发生的脑积水,原因可能为蛛网膜下腔出血刺激脑膜,引起无菌性炎症反应形成粘连,阻塞蛛网膜下隙及蛛网膜绒毛而影响脑脊液的吸收与回流,以脑脊液吸收障碍为主,病理切片可见蛛网膜增厚纤维变性,室管膜破坏及脑室周围脱髓鞘改变。Johnston 认为,脑脊液的吸收与蛛网膜下隙和上矢状窦的压差,以及蛛网膜绒毛颗粒的阻力有关。当脑外伤后颅内压增高时,上矢状窦的压力随之升高,使蛛网膜下隙和上矢状窦的压力差变小,从而使蛛网膜绒毛微小管系统受压甚至关闭,直接影响脑脊液的吸收。由于脑脊液的积蓄造成脑室内静水压升高,致使脑室进行性扩大。因此,慢性脑积水的初期,患者的颅内压是高于正常的,及至脑室扩大到一定程度之后,由于加大了吸收面,才渐使颅内压下降至正常范围,故临床上称之为正常颅压脑积水。但由于脑脊液的静水压已超过脑室壁所能承受的压力,使脑室不断继续扩大,脑萎缩加重而致进行性痴呆。

4.自主神经及内脏功能障碍

常因下丘脑受出血、脑血管痉挛和颅内压增高的损伤所致,临床可并发心肌缺血或心肌梗死,急性肺水肿,应激性溃疡。这些并发症被认为是由交感神经过度活跃或迷走神经张力过高所致。

5.低钠血症

尤其是重症 SAH 常影响下丘脑功能,而导致有关水盐代谢激素的分泌异常。目前,关于低钠血症发生的病因有 2 种机制,即血管升压素分泌异常综合征(SIADH)和脑性耗盐综合征(CSws)。

SIADH 理论是 1957 年由 Bartter 等提出的,该理论认为,低钠血症产生的原因是由于各种创伤性刺激作用于下丘脑,引起血管升压素(ADH)分泌过多,或血管升压素渗透性调节异常,丧失了低渗对 ADH 分泌的抑制作用,而出现持续性 ADH 分泌。肾脏远曲小管和集合管重吸收水分的作用增强,引起水潴留、血钠被稀释及细胞外液增加等一系列病理生理变化。同时,促肾上腺皮质激素(ACTH)相对分泌不足,血浆 ACTH 降低,醛固酮分泌减少,肾小管排钾保钠功能下降,尿钠排出增多。细胞外液增加和尿、钠丢失的后果是血浆渗透压下降和稀释性低血钠、尿渗透压高于血渗透压、低钠而无脱水、中心静脉压增高的一种综合征。若进一步发展,将导致水分从细胞外向细胞内转移、细胞水肿及代谢功能异常。当血钠<120mmol/L 时,可出现恶心、呕吐、头痛;当血钠<110mmol/L 时,可发生嗜睡、躁动、谵语、肌张力低下、腱反射减弱或消失甚至昏迷。

但 20 世纪 70 年代末以来,越来越多的学者发现,发生低钠血症时,患者多伴有尿量增多和尿钠排泄量增多,而血中 ADH 并无明显增加。这使得脑性耗盐综合征的概念逐渐被接受。SAH 时,CSWS 的发生可能与脑钠肽(BNP)的作用有关。下丘脑受损时可释放出 BNP,脑血管痉挛也可使 BNP 升高。BNP 的生物效应类似于心房钠尿肽(ANP),有较强的利钠和利尿反应。CSWS 时可出现厌食、恶心、呕吐、无力、直立性低血压、皮肤无弹性、眼球内陷、心率增快等表现。诊断依据:细胞外液减少,负钠平衡,水摄入与排出率<1,肺动脉楔压<8mmHg,中央静脉压≤6mmHg,体重减轻。Ogawasara 提出,每日对 CSWS 患者定时测体重和中央静脉压是诊断 CSWS 和鉴别 SIADH 最简单和实用的方法。

四、辅助检查

(一)脑脊液检查

目前,脑脊液(CSF)检查尚不能被 CT 检查所完全取代。由于腰椎穿刺(LP)有诱发再出血和脑疝的风险,在无条件行 CT 检查和病情允许的情况下,或颅脑 CT 所见可疑时才可考虑谨慎施行 LP 检查。均匀一致的血性脑脊液是诊断 SAH 的金标准,脑脊液压力增高,蛋白含量增高,糖和氯化物水平正常。起初脑脊液中红、白细胞比例与外周血基本一致(700∶1),12h 后脑脊液开始变黄,2~3d 后因出现无菌性炎症反应,白细胞计数可增加,初为中性粒细胞,后为单核细胞和淋巴细胞。LP 阳性结果与穿刺损伤出血的鉴别很重要。通常是通过连续观察试管内红细胞计数逐渐减少的三管试验来证实,但采用脑脊液离心检查上清液黄变及匿血反应是更灵敏的诊断方法。脑脊液细胞学检查可见巨噬细胞内吞噬红细胞及碎片,有助于鉴别。

(二)颅脑 CT 检查

CT 检查是诊断蛛网膜下腔出血的首选常规检查方法。急性期颅脑 CT 检查快速、敏感,不但可早期确诊,还可判定出血部位,出血量、血液分布范围及动态观察病情进展和有无再出血迹象。急性期 CT 表现为脑池、脑沟及蛛网膜下隙呈高密度改变,尤以脑池局部积血有定位价值,但确定出血动脉及病变性质仍需借助于数字减影血管造影(DSA)检查。发病距 CT 检查的时间越短,显示蛛网膜下腔出血病灶部位的积血越清楚。Adams 观察发病当日 CT 检查显示阳性率为 95%,1d 后降至 90%,5d 后降至 80%,7d 后降至 50%。CT 显示蛛网膜下隙高密度出血征象,多见于大脑外侧裂池、前纵裂池、后纵裂池、鞍上池、环池等。CT 增强扫描可能显示大的动脉瘤和血管畸形。须注意 CT 阴性并不能绝对排除 SAH。

部分学者依据 CT 扫描并结合动脉瘤好发部位推测动脉瘤的发生部位,如蛛网膜下腔出血以鞍上池为中心呈不对称向外扩展,提示颈内动脉瘤;外侧裂池基底部积血提示大脑中动脉瘤;前纵裂池基底部积血提示前交通动脉瘤;出血以脚间池为中心向前纵裂池和后纵裂池基底部扩散,提示基底动脉瘤。CT 显示弥散性出血或局限于前部的出血发生再出血的风险较大,应尽早行 DSA 检查确定动脉瘤部位并早期手术。MRA 作为初筛工具具有无创、无风险的特点,但敏感性不如 DSA 检查高。

(三)数字减影血管造影

确诊 SAH 后应尽早行数字减影血管造影(DSA)检查,以确定动脉瘤的部位、大小、形状、数量、侧支循环和脑血管痉挛等情况,并可协助除外其他病因,如动静脉畸形、烟雾病和炎性血管瘤等。大且不规则、分成小腔(为责任动脉瘤典型的特点)的动脉瘤可能是出血的动脉瘤。如发病之初脑血管造影未发现病灶,应在发病 1 个月后复查脑血管造影,可能会有新发现。DSA 可显示 80% 的动脉瘤及几乎 100% 的血管畸形,而且对发现继发性脑血管痉挛有帮助。脑动脉瘤大多数在 2～3 周内再次破裂出血,尤以病后 6～8d 为高峰,因此对动脉瘤应早检查、早期手术治疗,如在发病后 2～3d 内脑水肿尚未达到高峰时进行手术,则手术并发症少。

(四)MRI 检查

MRI 对蛛网膜下腔出血的敏感性不及 CT。急性期 MRI 检查还可能诱发再出血。但 MRI 可检出脑干隐匿性血管畸形;对直径 3～5mm 的动脉瘤检出率可达 84%～100%,而由于空间分辨率较差,不能清晰显示动脉瘤颈和载瘤动脉,仍需行 DSA 检查。

(五)其他检查

心电图可显示 T 波倒置,QT 间期延长,出现高大 U 波等异常;血常规、凝血功能和肝功能检查可排除凝血功能异常方面的出血原因。

五、诊断与鉴别诊断

(一)诊断

根据以下临床特点,诊断 SAH 一般并不困难,如突然起病,主要症状为剧烈头痛,伴呕吐;可有不同程度的意识障碍和精神症状,脑膜刺激征明显,少数伴有脑神经及轻偏瘫等局灶症状;辅助检查 LP 为血性脑脊液,脑 CT 所显示的出血部位有助于判断动脉瘤。

临床分级:一般采用 Hunt－Hess 分级法或世界神经外科联盟(WFNS)分级。前者主要用于动脉瘤引起 SAH 的手术适应证及预后判断的参考,Ⅰ～Ⅲ级应尽早行 DSA,积极术前准备,争取尽早手术;对Ⅳ～Ⅴ级先行血块清除术,待症状改善后再行动脉瘤手术。后者根据格拉斯哥昏迷评分和有无运动障碍进行分级,即Ⅰ级的 SAH 患者很少发生局灶性神经功能缺损;GCS≤12 分(Ⅳ～Ⅴ级)的患者,不论是否存在局灶神经功能缺损,并不影响其预后判断;对于 GCS13～14 分(Ⅱ～Ⅲ级)的患者,局灶神经功能缺损是判断预后的补充条件。

(二)鉴别诊断

1.脑出血

脑出血深昏迷时与 SAH 不易鉴别,但脑出血多有局灶性神经功能缺失体征,如偏瘫、失语等,患者多有高血压病史。仔细的神经系统检查及脑 CT 检查有助于鉴别诊断。

2.颅内感染

发病较 SAH 缓慢。各类脑膜炎起病初均先有高热,脑脊液呈炎性改变而有别于 SAH。进一步脑影像学检查,脑沟、脑池无高密度增高影改变。脑炎临床表现为发热、精神症状、抽搐和意识障碍,且脑脊液多正常或只有轻度白细胞数增高,只有脑膜出血时才表现为血性脑脊液;脑 CT 检查有助于鉴别诊断。

3.瘤卒中

依靠详细病史(如有慢性头痛、恶心、呕吐等),体征和脑 CT 检查可以鉴别。

六、治疗

主要治疗原则:控制继续出血,预防及解除血管痉挛,去除病因,防治再出血,尽早采取措施预防、控制各种并发症;掌握时机尽早行 DSA 检查,如发现动脉瘤及动静脉畸形,应尽早行血管介入手术治疗。

(一)一般处理

绝对卧床护理4～6周,避免情绪激动和用力排便,防治剧烈咳嗽,烦躁不安时适当应用止咳剂、镇静剂;稳定血压,控制癫痫发作。对于血性脑脊液伴脑室扩大者,必要时可行脑室穿刺和体外引流,但应掌握引流速度要缓慢。发病后应密切观察 GCS 评分,注意心电图变化,动态观察局灶性神经体征变化和进行脑功能监测。

(二)防止再出血

二次出血是本病的常见现象,故积极进行药物干预对防治再出血十分必要。蛛网膜下腔出血急性期脑脊液纤维素溶解系统活性增高,第2周开始下降,第3周后恢复正常。因此,选用抗纤维蛋白溶解药物抑制纤溶酶原的形成,具有防治再出血的作用。

1.6-氨基己酸

6-氨基己酸为纤维蛋白溶解抑制剂,可阻止动脉瘤破裂处凝血块的溶解,又可预防再破裂和缓解脑血管痉挛。每次8～12g加入10%的葡萄糖盐水500mL中静脉滴注,每日2次。

2.氨甲苯酸

氨甲苯酸又称抗血纤溶芳酸,能抑制纤溶酶原的激活因子,每次200～400mg,溶于葡萄糖注射液或0.9%的氯化钠注射液20mL中缓慢静脉注射,每日2次。

3.氨甲环酸

氨甲环酸为氨甲苯酸的衍化物,抗血纤维蛋白溶酶的效价强于前两种药物,每次250～500mg加入5%的葡萄糖注射液250～500mL中静脉滴注,每日1～2次。

但近年的一些研究显示,抗纤溶药虽有一定的防止再出血作用,但同时增加了缺血事件的发生,因此不推荐常规使用此类药物,除非凝血障碍所致出血时可考虑应用。

(三)降颅压治疗

蛛网膜下腔出血可引起颅内压升高、脑水肿,严重者可出现脑疝,应积极进行脱水降颅压治疗,主要选用20%的甘露醇静脉滴注,每次125～250mL,2～4次/天;呋塞米入小壶,每次20～80mg,2～4次/天;白蛋白10～20g/d,静脉滴注。药物治疗效果不佳或疑有早期脑疝时,可考虑脑室引流或颞肌下减压术。

(四)防治脑血管痉挛及迟发性缺血性神经功能缺损

目前认为脑血管痉挛引起迟发性缺血性神经功能缺损(DIND)是动脉瘤性 SAH 最常见的死亡和致残原因。钙通道拮抗剂可选择性作用于脑血管平滑肌,减轻脑血管痉挛和 DIND。常用尼莫地平,每日10mg(50mL),以每小时2.5～5.0mL速度泵入或缓慢静脉滴注,5～14d为1个疗程;也可选择尼莫地平,每次40mg,每日3次,口服。国外报道高血压-高血容量-血液稀释(3H)疗法可使大约70%的患者临床症状得到改善。有数个报道认为与以往相比,"3H"疗法能够明显改善患者预后。增加循环血容量、提高平均动脉压(MAP)、降低血细胞比容(HCT)至30%～50%‰,被认为能够使脑灌注达到最优化。3H 疗法必须排除已存在脑梗死、高颅压,并已夹闭动脉瘤后才能应用。

(五)防治急性脑积水

急性脑积水常发生于病后1周内,发生率为9%～27%。急性阻塞性脑积水患者脑 CT 显示脑室急速进行性扩大,意识障碍加重,有效的疗法是行脑室穿刺引流和冲洗。但应注意防止脑脊液引流过度,维持颅内压在 15～30mmHg,因过度引流会突然发生再出血。长期脑室引流要注意继发感染(脑炎、脑膜炎),感染率为 5%～10%。同时常规应用抗生素防治感染。

(六)低钠血症的治疗

SIADH 的治疗原则主要是纠正低血钠和防止体液容量过多。可限制液体摄入量,每日 1000mL,使体内水分处于负平衡以减少体液过多与尿钠丢失。注意应用利尿剂和高渗盐水,纠正低血钠与低渗血症。当血浆渗透压恢复,可给予 5% 的葡萄糖注射液维持,也可用抑制 ADH 药物,地美环素 1～2g/d,口服。

CSWS 的治疗主要是维持正常水盐平衡,给予补液治疗。可静脉或口服等渗或高渗盐液,根据低钠血症的严重程度和患者耐受程度单独或联合应用。高渗盐液补液速度以每小时 0.7mmol/L,24h<20mmol/L 为宜。如果纠正低钠血症速度过快可导致脑桥脱髓鞘病,应予特别注意。

(七)外科治疗

经造影证实有动脉瘤或动静脉畸形者,应争取手术或介入治疗,根除病因防止再出血。

1.显微外科

夹闭颅内破裂的动脉瘤是消除病变并防止再出血的最好方法,而且动脉瘤被夹闭,继发性血管痉挛就能得到积极有效的治疗。一般认为 Hunt－Hess 分级 Ⅰ～Ⅱ级的患者应在发病后 48～72h 内早期手术。应用现代技术,早期手术已经不再难以克服。一些神经血管中心富有经验的医生已经建议给低评分的患者早期手术,只要患者的血流动力学稳定,颅内压得以控制即可。对于神经状况分级很差和(或)伴有其他内科情况,手术应该延期。对于病情不太稳定、不能承受早期手术的患者,可选择血管内治疗。

2.血管内治疗

选择适合的患者行血管内放置 Guglielmi 可脱式弹簧圈(GDC),已经被证实是一种安全的治疗手段。近年来,一般认为治疗指征为手术风险大或手术治疗困难的动脉瘤。

七、预后与预防

(一)预后

临床常采用 Hunt 和 Kosnik(1974)修改的 Botterell 的分级方案,对预后判断有帮助。Ⅰ～Ⅱ级患者预后佳,Ⅳ～Ⅴ级患者预后差,Ⅲ级患者介于两者之间。

首次蛛网膜下腔出血的病死率为 10%～25%。病死率随着再出血递增。再出血和脑血管痉挛是导致死亡和致残的主要原因。蛛网膜下腔出血的预后与病因、年龄、动脉瘤的部位、瘤体大小、出血量、有无并发症、手术时机选择及处置是否及时、得当有关。

(二)预防

蛛网膜下腔出血病情常较危重,病死率较高,尽管不能从根本上达到预防的目的,但对已知的病因应及早积极对因治疗,如控制血压、戒烟、限酒,以及尽量避免剧烈运动、情绪激动、过劳、用力排便、剧烈咳嗽等;对于长期便秘的个体应采取辨证论治思路长期用药(如麻仁润肠丸、芪蓉润肠口服液、香砂枳术丸、越鞠保和丸等);情志因素常为本病的诱发因素,对于已经存在脑动脉瘤、动脉血管夹层或烟雾病的患者,保持情绪稳定至关重要。

不少尸检材料证实,患者生前曾患动脉瘤,但未曾破裂出血,说明存在危险因素并不一定完全会出血,预防动脉瘤破裂有着非常重要的意义。应当强调的是,蛛网膜下腔出血常在首次出血后 2 周再次发生出血,并且常常危及生命,故对已出血患者积极采取有效措施进行整体调节并及时给予恰当的对症治疗,对预防再次出血至关重要。

第八节 脑底异常血管网病

脑底异常血管网病是颈内动脉虹吸部及大脑前、中动脉起始部进行性狭窄或闭塞,以及颅底软脑膜、穿通动脉形成细小密集的吻合血管网为特征的脑血管疾病。脑血管造影显示密集成堆的小血管影像,酷似吸烟时吐出的烟雾,故又称烟雾病,最初在日本报道。

一、病因及发病机制

本病病因不清,可能是一种先天性血管畸形。某些病例有家族史,母子或同胞中有类似患病者;有些病例与其他先天性疾病并存;亦可能是多种后天性炎症、外伤等因素引起,多数病例发病前有上呼吸道感染或扁桃腺炎、系统性红斑狼疮、钩端螺旋体感染史,我国学者报道的半数病例与钩端螺旋体感染有关。本病呈阶梯式进展,当某一支血管发生闭塞时,由于血流中断而出现临床事件,侧支循环形成代偿后又得以恢复,这种过程可反复发生。脑底异常血管网形成后可并发动脉瘤,一旦破裂出血可导致反复发生的脑实质内出血和(或)蛛网膜下腔出血。

二、病理

脑底部和半球深部有许多畸形增生和扩张的血管网,管壁薄,偶见动脉瘤形成。在疾病各阶段均可见脑梗死、脑出血或蛛网膜下腔出血等病理改变。主要病理改变是受累动脉内膜明显增厚,内弹力纤维层高度迂曲断裂、中层萎缩变薄、外膜改变较少,通常无炎症性改变,偶见淋巴细胞浸润。

三、临床表现

约半数病例在 10 岁以前发病,11～40 岁发病约占 40%,以儿童和青年多见。TIA、脑卒中、头痛、癫痫发作和智能减退等是本病常见的临床表现,并有年龄差异。

儿童患者以缺血性脑卒中或 TIA 为主,常见偏瘫、偏身感觉障碍和(或)偏盲,优势半球受损可有失语,非优势半球受损多有失用或忽视。两侧肢体可交替出现轻偏瘫或反复发作,单独出现的 TIA 可为急性脑梗死的先兆,部分病例有智能减退和抽搐发作;头痛也较常见,与脑底异常血管网的舒缩有关。约 10% 的病例出现脑出血或 SAH,个别病例可有不自主运动。

成年患者多见出血性脑卒中,SAH 多于脑出血;约 20% 为缺血性脑卒中,部分病例表现为反复的晕厥发作。与囊状动脉瘤所致的 SAH 相比,本病患者神经系统局灶症状如偏瘫、偏身感觉障碍、视盘水肿等发生率较高;脑出血虽发病时较重,但大多数恢复较好,有复发倾向。

四、诊断

如果儿童和青壮年患者反复出现不明原因的 TIA、急性脑梗死、脑出血和蛛网膜下腔出血,又无高血压及动脉硬化证据时,应想到本病的可能。本病确诊依赖于以下辅助检查。

数字减影血管造影(DSA)时,常可发现一侧或双侧颈内动脉虹吸段,大脑中动脉及前动脉起始部狭窄或闭塞,脑底部及大脑半球深部的异常血管网,动脉间侧支循环吻合网及部分代偿性增粗的血管;在疾病的不同时期患儿的血管影像改变可不同。

MRI 扫描可显示脑梗死、脑出血和蛛网膜下腔出血,MRA 可见狭窄或闭塞的血管部位和脑底的异常血管网,正常血管的流空现象消失等。

CT 扫描可显示脑梗死、脑出血或蛛网膜下腔出血部位和病灶范围,脑梗死病灶多位于皮层和皮层下,特别是额、顶、颞叶和基底节区;脑出血多见于额叶,病灶形态多不规则。

TCD、PET、SPECT、体感诱发电位、局部脑血流测定等不能提供直接诊断证据。

血沉、抗链"O"黏蛋白、C 反应蛋白、类风湿因子、抗核抗体、抗磷脂抗体浓度、钩体免疫试验、血小板黏附和聚集性试验等,对确定结缔组织病,钩端螺旋体感染等是必要的。

五、治疗

可依据患者的个体情况选择治疗方法。

(一)针对病因治疗

如与钩端螺旋体、梅毒螺旋体,结核和病毒感染有关,应针对病因治疗;合并结缔组织病者可给予皮质类固醇和其他免疫抑制剂治疗。

(二)TIA、脑梗死、脑出血或 SAH

TIA、脑梗死、脑出血或 SAH 可依据一般的治疗原则和方法。

(三)对原因不明者

可试用血管扩张剂、钙拮抗剂、抗血小板聚集剂和中药(丹参、川芎、葛根)等治疗,一般不用皮质类固醇。

(四)手术治疗

对发作频繁、颅内动脉狭窄或严重闭塞者,特别是儿童患者,可考虑旁路手术。如颞浅动脉与大脑中动脉皮质支,硬脑膜动脉的多血管吻合,颞肌移植或大网膜移植等,促进侧支循环的形成,改善脑供血。

六、预后

本病预后较好,病死率为 4.8%～9.8%。临床症状可反复发作,发作间期为数天至数年。儿童患者在一定时间内多呈进行性发展,但进展较缓慢,成年患者病情趋于稳定。

第九节 颈动脉粥样硬化

颈动脉粥样硬化是指双侧颈总动脉、颈总动脉分叉处及颈内动脉颅外段的管壁僵硬,内膜—中层增厚(IMT),内膜下脂质沉积,斑块形成,以及管腔狭窄,最终可导致脑缺血性损害。

颈动脉粥样硬化与种族有关,白种男性老年患者颈动脉粥样硬化的发病率最高,在美国约35%的缺血性脑血管病由颈动脉粥样硬化引起,因此,对颈动脉粥样硬化的防治一直是西方国家研究的热点,如北美症状性颈动脉内膜切除试验(NASCET)和欧洲颈动脉外科试验

（ECST）。我国对颈动脉粥样硬化的研究起步较晚，目前尚缺乏像 NASCET 和 EC－ST 等大宗试验数据，但随着诊断技术的发展，如高分辨率颈部双功超声、磁共振血管造影、TCD 等的应用，人们对颈动脉粥样硬化在脑血管疾病中重要性的认识已明显提高，我国现已开展颈动脉内膜剥脱术及经皮血管内支架形成等治疗。

颈动脉粥样硬化的危险因素与一般动脉粥样硬化相似，如高血压、糖尿病、高血脂、吸烟、肥胖等。颈动脉粥样硬化引起脑缺血的机制有两点：一是动脉－动脉栓塞，栓子可以是粥样斑块基础上形成的附壁血栓脱落，或斑块本身破裂脱落。二是血流动力学障碍。人们一直以为血流动力学障碍是颈动脉粥样硬化引起脑缺血的主要发病机制，因此把高度颈动脉狭窄（＞70%）作为防治的重点，如采用颅外－颅内分流术以改善远端供血，但结果并未能降低同侧脑卒中的发病率，原因是颅外－颅内分流术并未能消除栓子源，仅仅是绕道而不是消除颈动脉斑，因此不能预防栓塞性脑卒中。现已认为脑缺血的产生与斑块本身的结构和功能状态密切相关，斑块的稳定性较之斑块的体积有更大的临床意义。动脉－动脉栓塞可能是缺血性脑血管病最主要的病因，颈动脉粥样硬化斑块是脑循环动脉源性栓子的重要来源。因此，有必要提高对颈动脉粥样硬化的认识，并在临床工作中加强对颈动脉粥样硬化的防治。

一、临床表现

颈动脉粥样硬化引起的临床症状，主要为短暂过性脑缺血发作（TIA）及脑梗死。

（一）TIA

脑缺血症状多在 2min（≤5min）内达高峰，多数持续 2～15min，仅数秒的发作一般不是 TIA。TIA 持续时间越长（＜24h），遗留梗死灶的可能性越大，称为伴一过性体征的脑梗死，不过在治疗上与传统 TIA 并无区别。

1.运动和感觉症状

运动症状包括单侧肢体无力、动作笨拙或瘫痪。感觉症状为对侧肢体麻木和感觉减退。运动和感觉症状往往同时出现，但也可以是纯运动或纯感觉障碍。肢体瘫痪的程度从肌力轻度减退至完全性瘫痪，肢体麻木可无客观的浅感觉减退。如果出现一过性失语，提示优势半球 TIA。

2.视觉症状

一过性单眼黑蒙是同侧颈内动脉狭窄较特异的症状，患者常描述为"垂直下沉的阴影"，或像"窗帘拉拢"。典型发作持续仅数秒或数分钟，并可反复、刻板发作。若患者有一过性单眼黑蒙伴对侧肢体 TIA，则高度提示黑蒙侧颈动脉粥样硬化狭窄。

严重颈动脉狭窄可引起一种少见的视觉障碍，当患者暴露在阳光下时，病变同侧单眼失明，在回到较暗环境后数分钟或数小时视力才能逐渐恢复。其发生的机制尚未明确。

3.震颤

颈动脉粥样硬化可引起肢体震颤，往往在姿势改变，行走或颈部过伸时出现。这种震颤常发生在肢体远端，单侧，较粗大，且无节律性（3～12Hz），持续数秒至数分钟，发作时不伴意识改变。脑缺血产生肢体震颤的原因也未明。

4.颈部杂音

颈动脉粥样硬化使动脉部分狭窄，血液出现涡流，用听诊器可听到杂音。下颌角处舒张期杂音高度提示颈动脉狭窄。颈内动脉虹吸段狭窄可出现同侧眼部杂音。但杂音对颈动脉粥样硬化无定性及定位意义,仅 50%～60% 的颈部杂音与颈动脉粥样硬化有关,在 45 岁以上人群中,3%～4% 有无症状颈部杂音。过轻或过重的狭窄由于不能形成涡流,因此常无杂音。当一侧颈动脉高度狭窄或闭塞时,病变对侧也可出现杂音。

(二)脑梗死

颈动脉粥样硬化可引起脑梗死,出现持久性的神经功能缺失,在头颅 CT、MRI 扫描可显示大脑中动脉和大脑前动脉供血区基底节及皮质下梗死灶,梗死灶部位与临床表现相符。与其他病因所致的脑梗死不同,颈动脉粥样硬化引起的脑梗死常先有 TIA,可呈阶梯状发病。

二、诊断

(一)超声检查

超声检查可评价早期颈动脉粥样硬化及病变的进展程度,是一种方便、常用的方法。国外近 70% 的颈动脉粥样硬化患者经超声检查即可确诊。在超声检查中应用较多的是双功能超声(DUS)。DUS 是多普勒血流超声与显像超声相结合,能反映颈动脉血管壁,斑块形态及血流动力学变化。其测定参数包括颈动脉内膜、内膜-中层厚度(IMT)、斑块大小及斑块形态、测量管壁内径并计算狭窄程度,以及颈动脉血流速度。IMT 是反映早期颈动脉硬化的指标,若 IMT≥1mm 即提示有早期动脉硬化。斑块常发生在颈总动脉分叉处及颈内动脉起始段,根据形态分为扁平型、软斑、硬斑和溃疡型 4 型。斑块的形态较斑块的体积有更重要的临床意义,不稳定的斑块如软斑,特别是溃疡斑,更易合并脑血管疾病。目前有 4 种方法来计算颈动脉狭窄程度:NASCET 法、ECST 法、CC 法和 CSI 法。采用较多的是 NASCET 法:狭窄率=[1－最小残存管径(MRI)/狭窄远端管径(DL)]×100%。依据血流速度增高的程度,可粗略判断管腔的狭窄程度。

随着超声检查分辨率的提高,特别是其对斑块形态和溃疡的准确评价,使 DUS 在颈动脉粥样硬化的诊断和治疗方法的选择上具有越来越重要的临床实用价值。但 DUS 也有一定的局限性,超声检查与操作者的经验密切相关,其结果的准确性易受人为因素影响。另外,DUS 不易区别高度狭窄与完全性闭塞,而两者的治疗方法截然不同。因此,当 DUS 提示动脉闭塞时,应做血管造影证实。

(二)磁共振血管造影

磁共振血管造影(MRA)是 20 世纪 80 年代出现的一项无创性新技术,检查时无须注射对比剂,对人体无损害。MRA 对颈动脉粥样硬化评价的准确性在 85% 以上,若与 DUS 相结合,则可大大提高无创性检查的精确度。只有当 DUS 与 MRA 检查结果不一致时,才需要做血管造影。MRA 的局限性在于费用昂贵,对狭窄程度的评价有偏大倾向。

(三)血管造影

血管造影,特别是数字减影血管造影(DSA),仍然是判断颈动脉狭窄的“金标准”。在选择是否采用手术治疗和手术治疗方案时,相当多患者仍需做 DSA。血管造影的特点在于对血管狭窄的判断有很高的准确性。缺点是不易判断斑块的形态。

(四)鉴别诊断

1.椎－基底动脉系统 TIA

当患者表现为双侧运动或感觉障碍,眩晕、复视、构音障碍、同向视野缺失时,应考虑是后循环病变而非颈动脉粥样硬化。一些交替性的神经症状,如先左侧然后右侧的偏瘫,往往提示后循环病变,心源性栓塞或弥散性血管病变。

2.偏头痛

25％～35％的缺血性脑血管病伴有头痛,且典型偏头痛发作也可伴发神经系统定位体征,易与TIA混淆。两者的区别在于偏头痛引起的定位体征为兴奋性的,如感觉过敏、视幻觉、不自主运动等。偏头痛患者常有类似的反复发作史和家族史。

三、治疗

治疗动脉粥样硬化的方法亦适用于颈动脉粥样硬化,如戒烟、加强体育活动、减轻肥胖、控制高血压及降低血脂等。

(一)内科治疗

内科治疗的目的在于阻止动脉粥样硬化的进展,预防脑缺血的发生及预防手术后病变的复发。目前尚未完全证实内科治疗可逆转和消退颈动脉粥样硬化。

1.抗血小板聚集药治疗

抗血小板聚集药治疗的目的是阻止动脉粥样硬化斑块表面生成血栓,预防脑缺血的发作。阿司匹林是目前使用最广泛的抗血小板药,长期服用可较显著地降低心脑血管疾病发生的危险性。阿司匹林的剂量在30～1300mg/d均有效。目前还没有证据说明大剂量阿司匹林较小剂量更有效,因此对绝大多数患者而言,50～325mg/d是推荐剂量。

对阿司匹林治疗无效的患者,一般不主张用加大剂量来增强疗效。此时可选择替换其他抗血小板聚集药,如抵克得力等,或改用口服抗凝剂。抵克得力的作用较阿司匹林强,但不良反应也大。

2.抗凝治疗

当颈动脉粥样硬化患者抗血小板聚集药治疗无效,或不能耐受抗血小板聚集药治疗时,可采用抗凝治疗。最常用的口服抗凝剂是华法林。

(二)颈动脉内膜剥脱术

对高度狭窄(70％～99％)的症状性颈动脉粥样硬化患者,首选的治疗方法如下动脉内膜剥脱术(CEA)。国外自20世纪50年代开展CEA至今已有40年历史,其术式已有极大的改良,在美国每年有10万人因颈动脉狭窄接受CEA治疗。CEA不仅减少了脑血管疾病的发病率,也降低了因反复发作脑缺血而增加医疗费用。我国现已开展此项医疗技术。

四、康复

对于无症状性颈动脉粥样硬化,年龄与颈动脉粥样硬化密切相关,被认为是颈动脉粥样硬化的主要危险因素之一。

国内一组1095例无症状人群的DUS普查发现:60岁以下、60～70岁和70岁以上人群,颈动脉粥样硬化的发病率分别是3.7％、24.2％及54.8％。若患者有冠心病或周围血管病,则约1/3的患者一侧颈动脉粥样硬化狭窄程度超过50％。因此,对于高龄,特别是具有动脉粥样硬化危险因素的患者,应考虑到无症状性颈动脉粥样硬化的可能,查体时注意有无颈部血管杂音,必要时选做相应的辅助检查。

有报道无症状性颈动脉狭窄的3年脑卒中危险率为2.1％。从理论上讲,无症状性颈动粥样硬化随着病情的发展,特别是狭窄程度超过 50％的患者,产生 TIA、脑梗死等临床症状的可能性增大,欧洲一项针对无症状性颈动脉粥样硬化的研究表明,颈动脉狭窄程度越高,3 年脑卒中危险率增加。

由于无症状性颈动脉粥样硬化 3 年脑卒中危险率仅 2.1％,因此对狭窄程度超过 70％的无症状患者,是否采用颈动脉内膜剥脱术,目前尚无定论。由于手术本身的危险性,因此,目前对无症状性颈动脉粥样硬化仍以内科治疗为主,同时密切随访。

第十节　家族性自主神经功能失调

家族性自主神经功能失调以神经功能障碍,特别是自主神经失调为特征的一种先天性疾病,于 1949 年由 Riley-Day 等首先报道,因此又称为 Riley-Day 综合征,主要发病在犹太家族或其他种族的小儿的一种少见的常染色体隐性遗传病。

一、病因和机制

本病的确切病因不明。系常染色体隐性遗传,具有家族性,其发病可能与儿茶酚胺代谢异常有关,由于多巴胺－β－羟化酶活力降低,使多巴胺转变为去甲肾上腺素过程发生障碍。新近研究指出,患儿尿中的去甲肾上腺素、肾上腺素代谢产物香草酰扁桃酸(VMA)降低,高香草酸(HVA)大量增多,这可能是由于体内儿茶酚胺代谢异常,去甲肾上腺素及其衍生物形成障碍;另一些人认为是由于周围交感神经装置的缺陷。此外,副交感神经有去神经现象,在患儿表现无泪液,静脉内注射醋甲胆碱反应降低。病理变化的主要表现是丘脑背内侧核、颈髓与胸髓侧灰质细胞、背根神经节及交感神经节的异常改变,脑干网状结构变性,以及蝶腭神经节、睫状神经节的神经细胞异常;此外,脊髓脊柱、脊根,脊丘束等有脱髓鞘改变,少数发现脊髓交感神经节的色素变性。

二、临床表现

本病为一种少见的家族性疾病,几乎全部发生于北欧之犹太人,男女均可罹患,出生后即有自主神经系统功能障碍。

(一)血压不稳定

情感刺激可诱发血压显著升高,易发生直立性低血压,血压经常突然变动。

(二)消化系统症状

出生后不会吸奶,年龄大些可有吞咽困难、食物反流、周期性呕吐、发作性腹痛。

(三)神经精神方面

说话晚,构音障碍,情绪不稳,感情呆滞,运动性共济失调,反射消失,有时有神经病性关节病,脊柱后凸,Romberg 征阳性。

(四)泪液缺乏

反射性泪液减少,50％的患者有角膜溃疡,角膜知觉消失。

(五)呼吸道症状

3/4 的病例有呼吸道反复感染和肺炎(可为大叶性或散在性),单侧或双侧,皆由咽部吸入感染所致。

(六)舌

缺乏味蕾和蕈状乳头,流涎。

(七)体温调节异常

常有原因不明发热、出汗。

(八)皮肤

皮疹及皮色异常。

(九)躯体

发育缓慢,身材矮小,体重较轻,常合并脊柱侧弯和足外翻。

(十)对交感及副交感药物反应异常

如注射组胺后常无疼痛及皮肤潮红。对醋甲胆碱和去甲肾上腺素过度反应,前者滴于球结膜后可引起瞳孔缩小。

(十一)实验室检查

尿中高香草酸和香草扁桃酸比例升高,尿中 VMA 和 HMPG(3－甲氧基－4 羟基苯乙二醇)减少,尿中和脑脊液中 HVA 增加,血清中多巴胺－B－羟化酶活性降低。

三、诊断

根据上述植物性神经功能紊乱的症状及体征,结合实验室检查可诊断。脑电图、骨关节 X 线检查等可能有助诊断。

四、鉴别诊断

(一)急性自主神经病

急性起病,临床表现为视力模糊、瞳孔对光及调节反射异常、出汗少、无泪液、直立性低血压、尿潴留等。多数病例在数月或数周后自行恢复。2.5％的醋甲胆碱滴液常引起瞳孔缩小,而皮内注射组胺后反应正常。

(二)Sjogren 综合征

主要特征为泪、唾液分泌明显减少,表现为干燥性角膜炎、口腔干燥、黏膜干裂、腮腺肿大,伴有类风湿性关节炎,以及皮肤干燥无汗、胃酸缺乏,肝脾大等。

五、治疗

无有效的治疗方法。主要为对症处理和预防感染,可行缝睑术,但应注意麻醉有高度危险。

六、预后

总体预后较差。因肺炎、呕吐发作、脱水、癫痫,或小儿尿毒症、肺水肿等,多在儿童期死亡;若早期诊断,及时预防并发症及处理,不少患者可以生存至成年期。

第四章　循环系统疾病

第一节　快速性心律失常

一、期前收缩

期前收缩是指起源于窦房结以外任何部位的冲动提前出现,简称期前收缩。正常人与各种心脏病患者均可发生,可有心悸,与频发程度不直接相关,通常无须治疗。

(一)房性期前收缩

房性期前收缩冲动起源于心房的任何部位。正常成年人进行 24h 心电检测,大约 60% 有房性期前收缩发生。各种器质性心脏病患者均可发生房性期前收缩,并可能是快速性房性心律失常的先兆。心电图 P 波提前发生,与窦性 P 波形态不同,可无 QRS 波群发生(称为阻滞的或未下传的房性期前收缩)或缓慢传导(下传的 PR 间期延长)现象。房性期前收缩下传的 QRS 波群形态通常正常,亦可出现宽大畸形的 QRS 波群,称为室内差异性传导。房性期前收缩常使窦房结提前发生除极,因而包括期前收缩在内的前、后两个窦性 P 波的间期,短于窦性 PP 间期的 2 倍,称为不完全性代偿间歇。通常无须治疗。当有明显症状或因房性期前收缩触发室上性心动过速时,应给予治疗。吸烟、饮酒与喝咖啡均可诱发房性期前收缩,应劝导患者戒除或减量。治疗药物包括普罗帕酮、莫雷西嗪或 β 受体阻滞药。

(二)房室交界性期前收缩

房室交界性期前收缩简称交界性期前收缩。冲动起源于房室交界区,可前向和逆向传导,分别产生提前发生的 QRS 波群与逆行 P 波。逆行 P 波可位于 QRS 波群之前(PR 间期<0.12s)、之中或之后(PR 间期<0.20s)。QRS 波群形态正常,当发生室内差异性传导,QRS 波群形态可有变化。治疗同房性期前收缩。

(三)室性期前收缩

室性期前收缩是一种最常见的心律失常。正常人与各种心脏病患者均可发生室性期前收缩。正常人发生室性期前收缩的概率随年龄的增长而增加。常见于高血压、冠心病、心肌病、风湿性心脏病与二尖瓣脱垂患者。心肌炎、缺血、缺氧、麻醉和手术均可发生室性期前收缩。洋地黄、奎尼丁、三环类抗抑郁药中毒发生严重心律失常之前常先有室性期前收缩出现。电解质紊乱(低钾、低镁等),精神不安,过量烟、酒、咖啡亦能诱发。室性期前收缩常无与之直接相关的症状;每一例患者是否有症状或症状的轻重程度与期前收缩的频发程度不直接相关。患者可感到心悸,类似于电梯快速升降的失重感或代偿间歇后有力的心脏搏动。听诊时,室性期前收缩后出现较长的停歇,室性期前收缩之第二心音强度减弱,仅能听到第一心音。桡动脉搏动减弱或消失。颈静脉可见正常或巨大的 α 波。心电图的特征为提前发生的宽大畸形 QRS 波群,时限通常超过 0.12s,ST 段与 T 波的方向与 QRS 主波方向相反。室性期前收缩与其前面的窦性搏动之间期(称为配对间期)恒定,之后出现完全性代偿间歇。如果室性期前收缩恰巧插入两个窦性搏动之间,称为间位性室性期前收缩。室性期前收缩可孤立或规律出现。二联律是指每个窦性搏动后跟随一个室性期前收缩;三联律是每两个正常搏动后出现一个室性期前收缩;以此类推。连续发生两个室性期前收缩称成对室性期前收缩。连续3个或以上室性期前收缩称室性心动过速。同一导联内,室性期前收缩形态相同者,为单形性室性期前收缩;形态不同者称多形性或多源性室性期前收缩。

室性并行心律,心室的异位起搏点规律地自行发放冲动,并能防止窦房结冲动入侵。其心电图表现为:①异位室性搏动与窦性搏动的配对间期不恒定;②长的两个异位搏动的间距,是最短的两个异位搏动间期的整倍数;③当主导心律(如窦性心律)的冲动下传与心室异位起搏点的冲动几乎同时抵达心室,可产生室性融合波,其形态介于以上两种QRS波群形态之间。

首先应对患者室性期前收缩的类型、症状及其原有心脏病变做全面的了解;然后,根据不同的临床状况决定是否给予治疗,采取何种方法治疗以及确定治疗的终点。

无器质性心脏病时,室性期前收缩不会增加此类患者发生心脏性死亡的危险性,如无明显症状,不必使用药物治疗。如患者症状明显,其治疗以消除症状为目的。应特别注意对患者做好耐心解释,说明这种情况的良性预后,减轻患者的焦虑与不安。避免诱发因素,如吸烟、咖啡、应激等。药物宜选用β受体阻滞药、美西律、普罗帕酮、莫雷西嗪等。如有急性心肌缺血,尤其在急性心肌梗死发病开始的24h内,患者有很高的原发性心室颤动的发生率。自从开展冠心病加强监护病房处理急性心肌梗死患者后,尤其近年来成功开展溶栓或直接经皮介入干预,早期开通梗死相关血管的实现,使原发性心室颤动发生率大大下降。近年研究发现,原发性心室颤动与室性期前收缩的发生并无必然联系。目前不主张预防性应用抗心律失常药物。若急性心肌梗死发生室性心动过速与室性期前收缩,早期应用β受体阻滞药可能减少心室颤动的危险。急性肺水肿或严重心力衰竭并发室性期前收缩,治疗应针对改善血流动力学障碍,同时注意有无洋地黄中毒或电解质紊乱(低钾、低镁)。研究表明,应用Ⅰa类抗心律失常药物能有效减少室性期前收缩,但本身具有致心律失常作用,总病死率和猝死的风险反而增加,因此应当避免应用Ⅰ类药物治疗心肌梗死后室性期前收缩。β受体阻滞药对室性期前收缩的疗效不显著,但能降低心肌梗死后猝死发生率、再梗死率和总病死率。

二、心动过速

(一)窦性心动过速

成年人窦性心律的频率超过100次/分,为窦性心动过速。通常逐渐开始和终止。刺激迷走神经可使其频率逐渐减慢,停止刺激后又加速至原先水平。心电图显示窦性心律的P波在Ⅰ、Ⅱ、aVF导联直立,aVR倒置,PR间期0.12~0.20s,频率大多在100~150次/分,偶有高达200次/分。可见于健康人吸烟、饮茶或咖啡、饮酒、体力活动及情绪激动时。某些病理状态,如发热、甲状腺功能亢进、贫血、休克、心肌缺血、充血性心力衰竭,以及应用肾上腺素、阿托品等药物亦可引起窦性心动过速。治疗应针对病因和去除诱发因素。必要时β受体阻滞药或非二氢吡啶类钙通道阻滞药(如地尔硫草)可用于减慢心率。

(二)室上性心动过速

起源于心房或房室交接部的心动过速,统称为室上性心动过速。其病因、临床表现相似,治疗原则、预防及其预后也基本一致,便于临床治疗。室上性心动过速常见于无器质性心脏病者,器质性疾病的病因最常见为预激综合征,房室结双通道占30%,其他包括冠心病、原发性心肌病、甲状腺功能亢进、洋地黄中毒等。室上性阵发性心动过速常伴有各种器质性心脏病、冠心病、急性心肌梗死、二尖瓣脱垂、艾勃斯坦畸形心脏手术,以及QT间期延长综合征。诱因包括运动过度、疲劳、情绪激动、妊娠、饮酒或吸烟过多等。通常能自行消失,压迫颈动脉窦、压迫眼球或做瓦氏(Valsalva)动作、米勒(Muller)动作等可达到刺激迷走神经、减慢心率的目的,简便易行,但疗效较低。假如患者耐受性良好,仅需密切观察和治疗原发疾病,已用洋地黄者应立即停药,亦不应施行电复律。洋地黄中毒引起者,可给予钾盐、利多卡因或β受体阻滞药治疗。其他患者可选用Ⅰa、Ⅰc与Ⅲ类(胺碘酮)药物,或腺苷或维拉帕米静脉注射。非药物治疗包括直流电复律、置入型心脏复律除颤器、经导管消融、外科手术等。室上性心动过速主要包括阵发性室上性心动过速、自律性房性心动过速和非阵发性交界性心动过速。

1.阵发性室上性心动过速

阵发性室上性心动过速(PSVT)是一种阵发性快速而规则的异位心律。大部分室上性心动过速由折返机制引起,折返可发生在窦房结、房室结与心房,分别称为窦房结折返性心动过速、房室结内折返性心动过速与心房折返性心动过速。此外,利用隐匿性房室旁路逆行传导的房室折返性心动过速习惯上亦归属室上性心动过速的范畴,但折返回路并不局限于房室交界区。其特点是突然发作、突然停止,心率常在160～250次/分,心律绝对规则,持续数秒、数分钟或数小时、数日。患者通常无器质性心脏病表现,不同性别与年龄均可发生。心悸可能是唯一的表现,但如果有冠心病或其他心脏病史,就可能出现头晕、乏力、呼吸困难、心绞痛、昏厥,心电图检查有缺血的改变。刺激迷走神经的机械方法和药物对室上性心动过速者常可奏效。体检心尖区第一心音强度恒定,心律绝对规则。心电图表现为:①心率150～250次/分,节律规则;②QRS波群形态与时限均正常,但发生室内差异性传导或原有束支传导阻滞时,QRS波群形态异常;③P波为逆行性(Ⅱ、Ⅲ、aVF导联倒置),常埋藏于QRS波群内或位于其终末部分,P波与QRS波群保持固定关系;④起始突然,通常由一个房性期前收缩触发,其下传的PR间期显著延长,随之引起心动过速发作。电生理检查在大多数患者能证实存在房室结双径路。

2.自律性房性心动过速

自律性房性心动过速大多数伴有房室传导阻滞的阵发性房性心动过速,因自律性增高引起。心肌梗死、慢性肺部疾病、大量饮酒,以及各种代谢障碍均可为致病原因。洋地黄中毒特别在低血清钾时易发生这种心律失常。发作呈短暂、间歇或持续发生。当房室传导比率发生变动时,听诊心律不恒定,第一心音强度变化。颈静脉见到α波数目超过听诊心搏次数。心电图表现包括:①心率通常为150～200次/分;②P波形态与窦性者不同,在Ⅱ、Ⅲ、aVF导联通常直立;③常出现二度Ⅰ型或Ⅱ型房室传导阻滞,呈2∶1房室传导者亦属常见,但心动过速不受影响;④P波之间的等电线仍存在(与心房扑动时等电线消失不同);⑤刺激迷走神经不能终止心动过速,仅加重房室传导阻滞;⑥发作开始时心率逐渐加速。

3.非阵发性房室交界性心动过速

非阵发性房室交界性心动过速的发生机制与房室交界区组织自律性增高或触发活动有关。最常见为洋地黄中毒,其他为下壁心肌梗死、心肌炎、急性湿热或心瓣膜手术后,亦偶见于正常人。心动过速发作起始与终止时心率逐渐变化,心率 70～150 次/分或更快,心律通常规则。QRS 波群正常。自主神经系统张力变化可影响心率快慢。如心房活动由窦房结或异位心房起搏点控制,可发生房室分离。洋地黄过量者,常合并房室交界区文氏型传导阻滞,使心室率变得不规则。

上述 3 种室上性心动过速通常能自行消失,如患者耐受性良好,仅需密切观察和治疗原发疾病,如有血流动力学变化,参见预激综合征治疗。

4.预激综合征

预激综合征又称 Wolff Parkin-son-White 综合征(WPW 综合征),是指心电图呈预激表现,临床上有心动过速发作。心电图的预激是指心房冲动经房室旁路或 Kent 束,提前激动心室的一部分或全体。除 Kent 束以外,尚有 3 种较少见的旁路:①房室结-希氏束;②结室纤维;③分支室纤维。

这些解剖联系构成不尽相同的心电图表现。患者大多无其他心脏异常征象。可见于任何年龄,以男性居多。预激本身不引起症状,其中大约 80％的心动过速发作为房室折返性心动过速,15％～30％为心房颤动,5％为心房扑动。频率过于快速的心动过速(特别是持续发作心房颤动),可恶化为心室颤动或导致充血性心力衰竭、低血压。

典型心电图表现:①窦性心搏的 PR 间期短于 0.12s;②某些导联之 QRS 波群超过 0.12s,QRS 波群起始部分粗钝,终末部分正常;③ST-T 波呈继发性改变,与 QRS 波群主波方向相反。预激综合征发作房室折返性心动过速,最常见的类型是通过房室结前向传导,经旁路逆向传导,称正向房室折返性心动过速。此型心电图表现与利用"隐匿性"房室旁路逆行传导的房室折返性心动过速相同,QRS 波群形态与时限正常,但可伴有室内差异传导,而出现宽 QRS 波群。大约 5％的患者,折返路径恰巧相反,经旁路前向传导、房室结逆向传导,产生逆向房室折返性心动过速。发生心动过速时,QRS 波群增宽、畸形,此型极易与室性心动过速混淆,应注意鉴别。

预激综合征患者遇下列情况应接受心电生理检查:①协助确定诊断;②确定旁路位置与数目;③确定旁路在心动过速发作时,直接参与构成折返回路的一部分或仅作为"旁观者";④了解发作心房颤动或心房扑动时最高的心室率;⑤对药物、导管消融与外科手术等治疗效果做出评价。

治疗及预防:若患者从无心动过速发作或偶有发作但症状轻微,无须给予治疗。如心动过速发作频繁伴有明显症状,应给予治疗。治疗方法包括药物治疗和导管消融术。

预激综合征患者发作正向房室折返性心动过速,可参照房室结内折返性心动过速处理。如迷走神经刺激无效,首选药物为腺苷或维拉帕米静脉注射,也可选普罗帕酮。预激综合征患者发作心房扑动与心房颤动时禁忌使用洋地黄、利多卡因与维拉帕米,宜选择延长房室旁路不应期的药物,如普鲁卡因胺或普罗帕酮,伴有昏厥或低血压,应立即电复律。

经导管消融旁路,提供了一个治愈预激综合征室上性心动过速发作的途径,应列为首选,其适应证是:①心动过速发作频繁者;②心房颤动或心房扑动经旁路快速前向传导,心室率极快,旁路的前向传导不应期短于 250ms 者;③药物治疗未能显著减慢心动过速时的心室率者。射频消融治疗可考虑在早期应用,可取代大多数药物治疗或手术治疗。当尚无条件行消融治疗者,为了有效预防心动过速的复发,可选用β受体阻滞药、维拉帕米、普罗帕酮或胺碘酮。

(三)室性心动过速

室性心动过速常发生于各种器质性心脏病患者。最常见为冠心病,特别是曾有心肌梗死的患者。其次是心肌病、心力衰竭、二尖瓣脱垂、心瓣膜病等,其他病因包括代谢障碍、电解质紊乱、长 QT 综合征等。室性心动过速偶可发生在无器质性心脏病者。

室性心动过速的临床症状包括低血压、少尿昏厥、气促、心绞痛等。症状轻重与发作时心室率、持续时间、基础心脏病变和心功能状况相关。非持续性室性心动过速(发作时间短于30s,能自行终止)的患者通常无症状。持续性室性心动过速(发作时间超过 30s,需药物或电复律始能终止)常伴有明显血流动力学障碍与心肌缺血。

室性心动过速的心电图特征为:①3 个或以上的室性期前收缩连续出现。②QRS 波群形态畸形,时限超过 0.12s;T 波方向与 QRS 波群主波方向相反。③心室率通常为 100~250 次/分;心律规则,但亦可略不规则。④房室分离。⑤通常发作突然开始。⑥心室夺获表现为在 P 波之后,提前发生一次正常的 QRS 波群。⑦室性融合波,QRS 波群形态介于窦性与异位心室搏动之间,其意义为部分夺获心室。心室夺获与室性融合波的存在对确立室性心动过速诊断提供重要依据。⑧全部心前区导联 QRS 波群主波方向呈同向性;全部向上或向下。按室性心动过速发作时 QRS 波群的形态,可将室性心动过速区分为单形性室性心动过速和多形性室性心动过速。QRS 波群方向呈交替变换者称双向性室性心动过速。

室性心动过速与室上性心动过速伴有室内差异性传导的心电图表现十分相似,两者的临床意义与处理截然不同,因此应注意鉴别。心电生理检查对确立室性心动过速的诊断有重要价值,大约 95% 的持续性单形性室性心动过速患者在发作间歇期,应用程序电刺激技术能诱发出与临床相同的室性心动过速。75% 的持续性单形性室性心动过速发作可被程序电刺激或快速起搏终止,其余 25% 的室性心动过速发作则需直流电转复。由于电刺激技术能复制与终止持续性单形性室性心动过速,可用作射频消融治疗时标测和评价效果。

目前对于室性心动过速的治疗,一般遵循的原则是,持续性室性心动过速发作,无论有无器质性心脏病,应给予治疗。有器质性心脏病或有明确诱因应首先给予针对性治疗;无器质性心脏病患者发生非持续性短暂室性心动过速,如无症状或血流动力学影响,处理的原则与室性期前收缩相同。

如患者已发生低血压、休克、心绞痛、充血性心力衰竭或脑血流灌注不足等症状,应迅速施行同步直流电复律。洋地黄中毒引起的室性心动过速,不宜用电复律,应给予药物治疗。如无显著的血流动力学障碍,首先给予静脉注射利多卡因或普鲁卡因胺,同时静脉持续滴注,也可静脉注射普罗帕酮(不宜用于心肌梗死或心力衰竭患者),其他药物无效时,可选用胺碘酮静脉注射或改用直流电复律。

持续性室性心动过速患者,如病情稳定,可经静脉插入电极导管至右心室,应用超速起搏终止心动过速,但应用时会使心率加快,室性心动过速恶化转变为心室扑动心室或颤动。

应努力寻找和治疗诱发及使室性心动过速持续的可逆性病变,如缺血、低血压及低血钾等。治疗充血性心力衰竭有助于减少室性心动过速发作。窦性心动过缓或房室传导阻滞时,心室率过于缓慢,亦有利于室性心律失常的发生,可给予阿托品治疗或应用人工心脏起搏。

目前除β受体阻滞药、胺碘酮外,尚未能证实其他抗心律失常药物能降低心源性猝死的发生率。况且,抗心律失常药物本身亦会导致或加重原有的心律失常。

植入式心脏复律除颤器、外科手术亦已成功应用于选择性病例。对于无器质性心脏病的特发性单源性室性心动过速导管射频消融根除发作疗效甚佳。对某些冠心病合并室性心动过速的患者,单独的冠状动脉旁路移植术不能保证达到根除室性心动过速发作的目的。

特殊类型的室性心动过速:

(1)加速性心室自主节律。

加速性心室自主节律亦称缓慢型室性心动过速,其发生机制与自律性增加有关。心电图通常表现为连续发生 3～10 个起源于心室的 QRS 波群,心率常为 60～110 次/分。心动过速的开始与终止呈渐进性,跟随于一个室性期前收缩之后或当心室起搏点加速至超过窦性频率时发生。由于心室与窦房结两个起搏点轮流控制心室节律,融合波常出现于心律失常的开始与终止时,心室夺获亦很常见。

本型室性心动过速常发生于心脏病患者,特别是急性心肌梗死再灌注期间、心脏手术、心肌病、风湿热与洋地黄中毒。发作短暂或间歇。患者一般无症状,亦不影响预后。通常无须抗心律失常治疗。

(2)尖端扭转型室性心动过速。

尖端扭转型室性心动过速是多形性室性心动过速的一个特殊类型,因发作时 QRS 波群的振幅与波峰呈周期性改变,宛如围绕等电位线连续扭转得名。频率 200～250 次/分。其他特征包括 QT 间期通常超过 0.5s,U 波显著。当室性期前收缩发生在舒张晚期,落在前面 T 波的终末部可诱发室性心动过速。此外,在长-短周期序列之后亦易引发尖端扭转型室性心动过速,可进展为心室颤动和猝死。

本型室性心动过速的病因可为先天性、电解质紊乱(如低钾血症、低镁血症)、抗心律失常药物(如Ⅰa类或Ⅲ类)、吩噻嗪和三环类抗抑郁药、颅内病变、心动过缓(特别是第三度房室传导阻滞)等。

应努力寻找和去除导致 QT 间期延长的病因和停用有关药物。利多卡因、美西律或苯妥英钠等常无效,Ⅰa 类或Ⅲ类药物可使 QT 间期更加延长不宜应用。

首先静脉注射镁盐(硫酸镁 2g,稀释至 40mL 缓慢静脉注射,然后 8mg 次/分静脉滴注),亦可使用临时心房或心室起搏。起搏前可先试用异丙肾上腺素或阿托品。先天性长 QT 间期综合征治疗应选用β受体阻滞药。对于基础心室率明显缓慢者,可起搏治疗,联合应用β受体阻滞药。药物治疗无效者,可考虑置入埋藏式心脏复律除颤器。对于 QRS 波群酷似尖端扭转,但 QT 间期正常的多形性室性心动过速,可按单形性室性心动过速处理,给予抗心律失常药物治疗。

三、心房扑动和心房颤动

(一)心房扑动

心房扑动可发生于无器质性心脏病者,也可见于风湿性心脏病、冠心病、高血压性心脏病、心肌病等心脏病患者。此外,肺栓塞、慢性充血性心力衰竭、二尖瓣(或三尖瓣)狭窄与反流导致心房扩大,亦可出现心房扑动。其他病因有甲状腺功能亢进、酒精中毒、心包炎等。

心房扑动的心室率不快时,患者可无症状。心房扑动伴有极快的心室率,可诱发心绞痛与充血性心力衰竭。体格检查可见快速的颈静脉扑动。当房室传导比率发生变动时,第一心音强度亦随之变化。有时能听到心房音。心房扑动往往有不稳定的倾向,可恢复窦性心律或进展为心房颤动,但亦可持续数月或数年。按摩颈动脉窦能突然成比例减慢心房扑动的心室率,停止按摩后又恢复至原先的心室率水平。运动、施行增加交感神经张力或降低迷走神经张力的方法,可促进房室传导,使心房扑动的心室率成倍数加速。

心电图特征为:①心房活动呈现规律的锯齿状扑动波称为 F 波,扑动波之间的等电线消失,在 Ⅱ、Ⅲ、aVF 或 V₁ 导联最为明显。典型房扑的心房率通常为 250~300 次/分。②心室率规则或不规则,取决于房室传导比率是否恒定。当心房率为 300 次/分,未经药物治疗时,心室率通常为 150 次/分(2:1 房室传导)。预激综合征和甲状腺功能亢进并发之心房扑动,房室传导可达 1:1,产生极快的心室率。③QRS 波群形态正常,当出现室内差异传导、原先有束支传导阻滞或经房室旁路下传时,QRS 波群增宽、形态异常。

应针对原发疾病进行治疗。最有效终止心房扑动的方法是直流电复律。通常应用很低的电能(低于 50J),便可迅速将心房扑动转复为窦性心律。如电复律无效或已应用大剂量洋地黄不适宜电复律者,可将电极导管插至食管的心房水平或经静脉穿刺插入电极导管至右心房处,以超过心房扑动频率起搏心房,此法能使大多数典型心房扑动转复为窦性心律或心室率较慢的心房颤动。射频消融可根治心房扑动,对于症状明显或引起血流动力学不稳定的心房扑动,应选用射频消融治疗。

钙通道阻滞药维拉帕米或地尔硫䓬(硫氮卓酮),能有效减慢心房扑动时的心室率。超短效的 β 受体阻滞药艾司洛尔,亦可减慢心房扑动时的心室率。胺碘酮对预防心房扑动复发有效,200mg,每日 3 次,应用 1 周;减为 200mg,每日 2 次,应用 1 周;再减为 200mg,每日 1 次;维持量可减至每日 200mg,每周应用 5~7d。

洋地黄制剂(地高辛或毛花苷 C)减慢心室率的效果较差,常需较大剂量始能达到目的,可联合应用 β 受体阻滞药或非二氢吡啶类钙通道阻滞药。Ⅰa(如奎尼丁)或Ⅰc(如普罗帕酮)类抗心律失常药能有效转复心房扑动并预防复发。但使用奎尼丁、普罗帕酮、莫雷西嗪等药物,心房率减慢至 200 次/分以下,房室传导比率可恢复至 1:1,导致心室率显著加速,应事前以洋地黄、钙通道阻滞药或 β 受体阻滞药减慢心室率,如心房扑动患者合并冠心病、充血性心力衰竭等时,应用Ⅰa、Ⅰc 类药物容易导致严重室性心律失常。索他洛尔亦可用作心房扑动预防,但不宜用于心肌缺血或左心室功能不全的患者。如心房扑动持续发作,Ⅰ类与Ⅲ类药物均不应持续应用,治疗目标旨在减慢心室率,保持血流动力学稳定。

(二)心房颤动

心房颤动是一种十分常见的心律失常,呈阵发性或持续性。心房颤动常发生于原有心血管疾病者,常见于风湿性心脏病、冠心病、高血压性心脏病、甲状腺功能亢进、缩窄性心包炎、心肌病、感染性心内膜炎,以及慢性肺源性心脏病。心房颤动也可见于正常人情绪激动、手术后、运动或大量饮酒时发生。急性缺氧、高碳酸血症、代谢或血流动力学紊乱时亦可出现心房颤动。心房颤动发生在无心脏病变的中青年,称为孤立性心房颤动。老年心房颤动患者中部分是心动过缓心动过速综合征的心动过速期表现。

心房颤动症状的轻重受心室率快慢的影响。心室率不快时,患者可无症状。心室率超过150次/分,患者可发生心绞痛与充血性心力衰竭。心房颤动易并发体循环栓塞,但孤立性心房颤动是否增加脑卒中的发生率,尚无一致见解。心脏听诊第一心音强度变化不定,心律极不规则。当心室率快时可发生脉短绌,颈静脉搏动 α 波消失。

一旦房颤动患者的心室律变得规则,应考虑以下可能性:①恢复窦性心律;②转变为房性心动过速;③转变为心房颤动(固定的房室传导比率);④发生房室交界区性心动过速或室性心动过速。如心室律变为慢而规则(30~60次/分),提示可能出现完全性房室传导阻滞。心房颤动患者并发房室交界区性与室性心动过速或完全性房室传导阻滞,最常见原因为洋地黄中毒。

心电图表现包括:P波消失,代之以小而不规则的基线波动,形态与振幅均变化不定,称为f波;频率350~600次/分;心室率极不规则,通常在100~160次/分,QRS波群形态通常正常。

应积极寻找心房颤动的原发疾病和诱发因素,做出相应处理。

初次发作的心房颤动且在24~48h,通常发作可在短时间内自行终止。如患者发作开始时已呈现急性心力衰竭或血压下降明显,宜紧急施行电复律。对于症状显著但血流动力学稳定者,静脉注射 β 受体阻滞药或钙通道阻滞药,使安静时心率保持在60~80次/分,轻微运动后不超过100次/分,洋地黄仍可选用,但已不作为首选用药。必要时,洋地黄与 β 受体阻滞剂或钙通道阻滞药合用。心力衰竭与低血压者忌用 β 受体阻滞药与维拉帕米,预激综合征合并心房颤动禁用洋地黄、β 受体阻滞药与钙通道阻滞药。经以上处理后,心房颤动常在24~48h内自行转复,仍未能恢复窦性心律者,可应用 Ⅰa(奎尼丁、普鲁卡因胺)、Ⅰc(普罗帕酮)或Ⅲ类(胺碘酮)药物或电击复律。奎尼丁、Ⅰc类药可致室性心律失常,严重器质性心脏病患者不宜使用。胺碘酮致心律失常发生率最低。

慢性心房颤动可分为阵发性、持续性与永久性3类。阵发性心房颤动常能自行终止,急性发作的处理如上所述。持续性心房颤动不能自动转复为窦性心律。复律治疗成功与否与心房颤动持续时间的长短、左心房大小和年龄有关。如选择药物复律,普罗帕酮、莫雷西嗪、索他洛尔与胺碘酮可供选用,还可预防复发。选用电复律治疗,应在电复律前给予抗心律失常药,预防复发。低剂量胺碘酮(200mg/d)的疗效与患者的耐受性均较好。近来的研究表明,持续性心房颤动选择减慢心室率同时注意血栓栓塞的预防,其预后与经复律后维持窦性心律者并无显著差别,并且更为简便易行,尤其适用于老年患者。慢性心房颤动经复律与维持窦性心律治疗无效者,称为永久性心房颤动,可选用 β 受体阻滞药、钙通道阻滞药或地高辛控制心房颤动过快的心室率。

慢性心房颤动患者有较高的栓塞发生率。心房颤动时心室率较慢,患者耐受良好者,除预防栓塞并发症外,通常无须特殊治疗。过去有栓塞病史、心瓣膜病、高血压糖尿病、左心房扩大、冠心病等使发生栓塞的危险性更大。

存在以上任何一种情况,均应在严密监测药物可能有潜在出血的情况下接受长期抗凝治疗。口服华法林,使凝血酶原时间国际标准化比值(INR)维持在2.0~3.0,能安全而有效预防脑卒中发生。不适宜应用华法林的患者及无以上危险因素的患者,可改用阿司匹林(每日

100~300mg)。心房颤动持续不超过 2d,复律前无须做抗凝治疗。否则应在复律前接受 3 周华法林治疗,待心律转复后继续治疗 4 周。紧急复律治疗可选用静射注射肝素或皮下注射低分子量肝素抗凝。

心房颤动发作频繁、心室率很快、药物治疗无效者,可施行房室结阻断消融术,并同时安置心室按需或双腔起搏器。其他治疗方法包括射频消融、外科手术、置入式心房除颤器等。

(三)心室扑动与心室颤动

心室扑动与心室颤动常见于缺血性心脏病。此外,抗心律失常药物,特别是引起 QT 间期延长与尖端扭转的药物,严重缺氧、缺血,预激综合征合并心房颤动与极快的心室率,电击伤等亦可引起。心室扑动与心室颤动为致命性心律失常。

心电图心室扑动呈正弦图形,波幅大而规则,频率为 150~300 次/分(通常在 200 次/分以上),有时难以与室性心动过速鉴别。心室颤动的波形、振幅与频率均极不规则,无法辨认QRS 波群、ST 段与 T 波。急性心肌梗死的原发性心室颤动,可由于舒张早期的室性期前收缩落在 T 波上触发室性心动过速,然后演变为心室颤动。

临床症状包括意识丧失、抽搐、呼吸停顿甚至死亡,听诊心音消失,脉搏触不到,血压亦无法测到。伴随急性心肌梗死发生而不伴有泵衰竭或心源性休克的原发性心室颤动,预后较佳,抢救存活率较高,复发率很低。相反,非伴随急性心肌梗死的心室颤动,1 年内复发率高达20%~30%。

心室扑动与心室颤动的治疗主要是在心肺复苏的基础上进行电复律治疗。

第二节　缓慢性心律失常

冲动在心脏传导系统的任何部位的传导均可发生减慢或阻滞。如发生在窦房结与心房之间,称窦房传导阻滞。在心房与心室之间,称房室传导阻滞。位于心房内,称为房内阻滞。位于心室内,称为室内阻滞。

按照传导阻滞的严重程度,通常可将其分为 3 度。一度传导阻滞的传导时间延长,全部冲动仍能传导。二度传导阻滞,分为 2 型:莫氏(Mobitz)Ⅰ型和Ⅱ型。Ⅰ型阻滞表现为传导时间进行性延长,直至一次冲动不能传导;Ⅱ型阻滞表现为间歇出现的传导阻滞。三度又称完全性传导阻滞,此时全部冲动不能被传导。

一、窦性缓慢性心律失常

窦性缓慢性心律失常包括窦性心动过缓、窦性停搏、窦房传导阻滞病态窦房结综合征等。

(一)窦性心动过缓

成年人窦性心律的频率低于 60 次/分,称为窦性心动过缓。窦性心动过缓常同时伴有窦性心律失常(不同 PP 间期的差异>0.12s)。常见于健康的青年人、运动员与睡眠状态。其他原因包括颅内疾患、严重缺氧、低温、甲状腺功能减退、阻塞性黄疸,以及应用拟胆碱药物、胺碘酮、β 受体阻滞药、非二氢吡啶类的钙通道阻滞药或洋地黄等药物。窦房结病变和急性下壁心肌梗死亦常发生窦性心动过缓。

无症状的窦性心动过缓通常无须治疗。如因心率过慢,出现心输出量不足症状,可应用阿托品、麻黄碱或异丙肾上腺素等药物,但长期应用往往效果不确定,易发生严重不良反应,故应考虑心脏起搏治疗。

(二)窦性停搏或窦性静止

窦性停搏或窦性静止是指窦房结不能产生冲动。心电图表现为在较正常 PP 间期显著长的间期内无 P 波发生或 P 波与 QRS 波群均不出现,长的 PP 间期与基本的窦性 PP 间期无倍数关系。长时间的窦性停搏后,下位的潜在起搏点,如房室交界处或心室,可发出单个逸搏或逸搏性心律控制心室。过长时间的窦性停搏,并且无逸搏发生时,患者可出现黑蒙、短暂意识障碍或昏厥,严重者可发生 Adams-Stokes 综合征,甚至死亡。

迷走神经张力增高或颈动脉窦过敏均可发生窦性停搏。此外,急性下壁心肌梗死、窦房结变性与纤维化、脑血管意外等病变,应用洋地黄类药物、乙酰胆碱等药物亦可引起窦性停搏。治疗可参照病态窦房结综合征。

(三)窦房传导阻滞

窦房传导阻滞(SAB)指窦房结冲动传导至心房时发生延缓或阻滞。理论上 SAB 亦可分为 3 度。由于体表心电图不能显示窦房结电活动,因而无法确立一度窦房传导阻滞的诊断。三度窦房传导阻滞与窦性停搏鉴别困难,特别是当发生窦性心律失常时。二度窦房传导阻滞分为 2 型:莫氏(Mobitz)Ⅰ型即文氏阻滞,表现为 PP 间期进行性缩短,直至出现一次长 PP 间期,该长 PP 间期短于基本 PP 间期的 2 倍,此型窦房传导阻滞应与窦性心律失常鉴别;莫氏Ⅱ型阻滞时,长 PP 间期为基本 PP 间期的整倍数。窦房传导阻滞后可出现逸搏心律。

窦房传导阻滞的病因及治疗参见窦性停搏。

(四)病态窦房结综合征

病态窦房结综合征(SSS)是由窦房结病变导致功能减退,产生多种心律失常的综合表现。患者可在不同时间出现一种以上的心律失常。病态窦房结综合征经常同时合并心房自律性异常。部分患者同时有房室传导功能障碍。

窦房结周围神经和心房肌的病变,窦房结动脉供血减少是病态窦房结综合征的病因。其他如淀粉样变性、甲状腺功能减退、某些感染(布氏杆菌病、伤寒)、纤维化与脂肪浸润、硬化与退行性变等,均可损害窦房结,导致窦房结起搏与窦房传导功能障碍;迷走神经张力增高,某些抗心律失常药物抑制窦房结功能,亦可导致窦房结功能障碍。

患者出现与心动过缓有关的心、脑等脏器供血不足的症状,如发作性头晕、黑蒙、乏力等,严重者可发生昏厥。如有心动过速发作,则可出现心悸、心绞痛等症状。心电图主要表现包括:①持续而显著的窦性心动过缓(50 次/分以下),且并非由药物引起;②窦性停搏与窦房传导阻滞;③窦房传导阻滞与房室传导阻滞同时并存;④心动过缓—心动过速综合征,是指心动过缓与房性快速性心律失常(心房扑动、心房颤动或房性心动过速)交替发作。病态窦房结综合征的其他心电图改变为:①在没有应用抗心律失常药物下,心房颤动的心室率缓慢或其发作前后有窦性心动过缓和(或)第一度房室传导阻滞;②房室交界区性逸搏心律等。

根据心电图的典型表现,以及临床症状与心电图改变存在明确的相关性,便可确定诊断。

为确定症状与心电图改变的关系,可做单次或多次动态心电图或事件记录器检查,如在昏厥等症状发作的同时记录到显著的心动过缓,即可提供有力的佐证。对于可疑为病态窦房结综合征的患者,经上述检查仍未能确定诊断,下列试验将有助于诊断:病态窦房结综合征患者的固有心率低于正常值,可应用心内电生理检查技术或食管心房电刺激方法,若患者无心动过缓有关的症状,不必治疗,仅定期随诊观察。对于有症状的病态窦房结综合征患者,应接受起搏器治疗。

心动过缓—心动过速综合征患者发作心动过速,单独应用抗心律失常药物治疗,可能加重心动过缓。应用起搏器治疗后,患者仍有心动过速发作,可同时应用抗心律失常药物。

二、房室交界区性缓慢性心律失常

(一)房室交界区性逸搏

房室交界区性逸搏频率通常为 40~60 次/分。心电图表现为在长于正常 PP 间期的间歇后出现一个正常的 QRS 波群,P 波缺失或逆行 P 波位于 QRS 波群之前或之后,此外,亦可见到未下传至心室的窦性 P 波。

房室交界区组织在正常情况下不表现出自律性,称为潜在起搏点。下列情况时,潜在起搏点可成为主导起搏点:由于窦房结发放冲动频率减慢,低于上述潜在起搏点的固有频率;由于传导障碍,窦房结冲动不能抵达潜在起搏点部位,潜在起搏点除极产生逸搏。

房室交界区性心律指房室交界区性逸搏连续发生形成的节律。心电图显示正常下传的 QRS 波群,频率为 40~60 次/分。可有逆行 P 波或存在独立的缓慢的心房活动,从而形成房室分离。此时,心室率超过心房率。房室交界区性逸搏或心律的出现,与迷走神经张力增高、显著的窦性心动过缓或房室传导阻滞有关,并作为防止心室停搏的生理保护机制。查体时颈静脉搏动可出现大的 α 波,第一心音强度变化不定。一般无须治疗。必要时可起搏治疗。

(二)房室传导阻滞

房室传导阻滞又称房室阻滞,是指房室交界区脱离了生理不应期后,心房冲动传导延迟或不能传导到心室。房室阻滞可以发生在房室结、希氏束,以及束支等不同的部位。

正常人或运动员可发生文氏型房室阻滞(莫氏Ⅰ型),与迷走神经张力增高有关,常发生于夜间。其他导致房室阻滞的病变有急性心肌梗死、冠状动脉痉挛、病毒性心肌炎、心内膜炎、心肌病、急性风湿热、钙化性主动脉瓣狭窄、心脏肿瘤(特别是心包间皮瘤)、先天性心血管病、原发性高血压、心脏手术、电解质紊乱、药物中毒、Lyme 病(螺旋体感染、可致心肌炎)及传导系统本身的原发性硬化变性疾病可能是成年人孤立性慢性心脏传导阻滞最常见的病因。

一度房室阻滞患者通常无症状。二度房室阻滞可引起心搏脱漏,可有心悸症状,也可无症状。三度房室阻滞的症状取决于心室率的快慢与伴随病变,症状包括疲倦、乏力、头晕、昏厥、心绞痛、心力衰竭。如合并室性心律失常,患者可感到心悸不适。当一、二度房室阻滞突然进展为完全性房室阻滞,因心室率过慢导致脑缺血,患者可出现暂时性意识丧失,甚至抽搐,称为 Adams Strokes 综合征,严重者可致猝死。

一度房室阻滞听诊时,因 PR 间期延长,第一心音强度减弱。二度Ⅰ型房室阻滞的第一心音强度逐渐减弱,并有心搏脱漏。二度Ⅱ型房室阻滞亦有间歇性心搏脱漏,但第一心音强度恒定。三度房室阻滞的第一心音强度经常变化,第二心音可呈正常或反常分裂,间或听到响亮亢进的第一心音。凡遇心房与心室收缩同时发生,颈静脉出现巨大的 α 波(大炮)。

一度房室阻滞每个心房冲动都能传导至心室,但 PR 间期超过 0.20s。QRS 波群的形态与时限可正常或呈现束支传导阻滞图形。

通常将二度房室阻滞分为Ⅰ型和Ⅰ型。Ⅰ型又称文氏阻滞,是最常见的二度房室阻滞类型。表现为:①PR 间期进行性延长,直至 1 个 P 波受阻不能下传心室。②相邻 RR 间期进行性缩短,直至 1 个 P 波不能下传心室。③包含受阻 P 波在内的 RR 间期小于正常窦性 PP 间期的 2 倍。最常见的房室传导比率为 3∶2 和 5∶4。在大多数情况下,阻滞位于房室结,QRS波群正常,极少数可位于希氏束下部,QRS 波群呈束支传导阻滞图形。很少发展为三度房室阻滞。Ⅱ型房室传导阻滞心房冲动传导突然阻滞,但 PR 间期恒定不变。下传搏动的 PR 间期大多正常。当 QRS 波群增宽,形态异常时,阻滞位于希氏束浦肯野系统。若 QRS 波群正常,阻滞可能位于房室结构。

三度(完全性)房室传导阻滞全部心房冲动均不能传导至心室。其特征为:①心房与心室活动各自独立、互不相关;②心房率快于心室率,心房冲动来自于窦房结或异位心房节律(房性心动过速、心房扑动或心房颤动);③心室起搏点通常在阻滞部位稍下方如位于希氏束及其近邻,心室率 40～60 次/分,QRS 波群正常,心律亦较稳定;如位于室内传导系统的远端,心室率可低至 40 次/分以下,QRS 波群增宽,心室律亦常不稳定。

应针对不同的病因进行治疗。一度房室阻滞与二度Ⅰ型房室阻滞心室率不太慢者,无须特殊治疗。二度Ⅱ型与三度房室阻滞如心室率显著缓慢,伴有明显症状或血流动力学障碍,甚至 Adams-Stroke。综合征发作者,应及早给予临时性或永久性起搏治疗。

阿托品(0.5～2.0mg,静脉注射)可提高房室阻滞的心率,适用于阻滞位于房室结的患者。异丙肾上腺素(1～4μg/min 静脉滴注)适用于任何部位的房室传导阻滞,但应用于急性心肌梗死时应十分慎重,因可能导致严重室性心律失常。以上药物使用超过数天,往往效果不佳且易发生严重的不良反应,仅适用于无心脏起搏条件的应急情况。

三、室性缓慢性心律失常

(一)心室自主心律(室性逸搏心律)

频率通常为 25～40 次/分,QRS 波群宽大、畸形(>0.11s),P 波缺失或始终与 QRS 波群没有任何固定关系。心室自主心律是防止心室停搏的生理保护机制。

(二)心室内传导阻滞

心室内传导阻滞又称室内阻滞,是指希氏束分叉以下部位的传导阻滞。室内传导系统由3 个部分组成:右束支、左前分支和左后分支,室内传导系统的病变可波及单支、双支或三支。

1. 右束支阻滞(RBBB)

较为常见,常发生于风湿性心脏病、高血压性心脏病、冠心病、心肌病与先天性心血管病,亦可见于大面积肺梗死、急性心肌梗死后。此外,正常人亦可发生右束支阻滞。心电图 QRS时限≥0.12s,$V_{1\sim2}$ 导联呈 QRS 波群,R 波粗钝;V_5、V_6 导联呈 QRS 波群,S 波宽阔。T 波与QRS 主波方向相反。不完全性右束支阻滞的图形与上述相似,但 QRS 波群时限<0.12s。

2. 左束支阻滞(LBBB)

常发生于充血性心力衰竭、急性心肌梗死、急性感染、奎尼丁与普鲁卡因胺中毒、高血压性心脏病、风湿性心脏病、冠心病与梅毒性心脏病。左前分支阻滞较为常见,左后分支阻滞则较为少见。心电图 QRS 时限≥0.12s。V_5、V_6 导联 R 波宽大,顶部有切迹或粗钝,其前方无 Q 波。V_1、V_2 导联呈宽阔的 qR 波或 rS 波形。V_5～V_6 T 波与 QRS 主波方向相反。不完全性左束支阻滞图形与上述相似,但 QRS 波群时限<0.12s。

3.左前分支阻滞

额面平均 QRS 波群电轴左偏达－45°～90°。Ⅰ、aVL 导联呈 qR 波,Ⅱ、Ⅲ、aVF 导联呈 rS 波形,QRS 波群时限<0.12s。

4.左后分支阻滞

平均 QRS 波群电轴右偏达＋90°～＋120°(或＋80°～＋140°)。Ⅰ 导联呈 rS 波,Ⅱ、Ⅲ、aVF 导联呈 qR 波,且 $R_Ⅲ$＞$R_Ⅱ$,QRS 波群时限<0.12s。确立诊断前应首先排除常见引起电轴右偏的病变,如右心室肥大、肺气肿、侧壁心肌梗死与正常变异等。

5.双分支阻滞与三分支阻滞

前者是指室内传导系统三分支中的任何两分支同时发生阻滞,后者是指三分支同时发生阻滞。如三分支均阻滞,则表现为完全性房室阻滞。由于阻滞分支的数量、程度、是否间歇发生等不同情况组合,可出现不同的心电图表现。最常见为右束支合并左前分支阻滞。右束支合并左后分支阻滞较罕见。当右束支阻滞与左束支阻滞两者交替出现时,双侧束支阻滞的诊断便可成立。

单支、双支阻滞通常无临床症状。间可听到第一、二心音分裂。完全性三分支阻滞的临床表现与完全性房室阻滞相同。由于替代起搏点在分支以下,起搏频率更慢且不稳定,预后差。

慢性单侧束支阻滞的患者如无症状,无须接受治疗。双分支与不完全性三分支阻滞有可能进展为完全性房室传导阻滞,但是否一定发生,以及何时发生均难以预料,不必常规预防性起搏器治疗。急性前壁心肌梗死发生双分支、三分支阻滞或慢性双分支、三分支阻滞,伴有昏厥或 Adams-Stroke 综合征发作者,则应及早考虑心脏起搏器治疗。

第三节　感染性心内膜炎

一、概述

感染性心内膜炎(IE)是心脏内膜表面的微生物感染,以赘生物为主要特征性的病变。赘生物为大小不一、形状不定的血小板和纤维素团块,其网状结构内充满大量微生物和少量炎症细胞。心脏瓣膜最常受累;但感染也可发生在间隔缺损部位、腱索或心壁内膜。动静脉瘘、动脉瘘(如动脉导管未闭)或主动脉缩窄处的感染虽属动脉内膜炎,但临床与病理均类似于感染性心内膜炎。多个种群的细菌和真菌,以及分枝杆菌、立克次体、衣原体、支原体均可引起 IE;而最常见的病原体为链球菌、葡萄球菌、肠球菌和需复杂营养的革兰阴性球杆菌属。

根据病情的缓急,IE 可分为心急性感染性心内膜炎(AIE)和亚急性感染性心内膜炎(SIE)。AIE 往往由毒力较强的病原体感染,有严重的全身中毒症状,未经紧急救治可在数日到数周内死亡。其特征是:①中毒症状明显;②病程进展迅速,数日至数周引起瓣膜破坏;③感染迁移多见;

④病原体主要为金黄色葡萄球菌,但并非唯一的病原体。SIE由毒力相对弱的病原体感染,病程较迁延,其特征是:①中毒症状轻;②病程数周至数月;③感染迁移少见;④病原体以草绿色链球菌多见,其次为肠球菌、凝固酶阴性葡萄球菌和革兰阴性球杆菌。

感染性心内膜炎又可分为自体瓣膜心内膜炎(NVE)、人工瓣膜心内膜炎(PVE)和静脉药瘾者心内膜炎。

二、流行病学

20世纪70年代,感染性心内膜炎的发病率相对稳定,约4.2/10万人年。20世纪80年代早期,英国和荷兰IE的年发病率分别为2.0/10万和1.9/10万。1984—1999年发病率则较高;瑞典和费城的IE发病率分别为5.9/10万和11.6/10万。费城病例中约有一半与静脉药瘾有关。心内膜炎往往多发于男性;发病率男女性别比为1.6∶2.5。20世纪70至80年代,在我国主要以风湿性心瓣膜病变为主的基础上发生的感染性心内膜炎,近年随着我国老年化人口的比例增加,以及改革开放程度的增加,发生在老年瓣膜退行性变基础上的AIE也在增加;静脉药瘾有关的心内膜炎也呈逐年增加的趋势。

由于近几十年抗生素的预防应用和早期应用,IE患者年龄中位数已由过去的30～40岁逐渐增至47～69岁。发达国家儿童及成人的风湿热及其继发的风湿性心脏病发病率已明显下降。作为IE危险因素之一的获得性瓣膜病变患者存活期大大延长。此外,这些患者病程晚期多需瓣膜置换手术,使得罹患IE的危险性增加。普通人群的寿命延长使得退行性心脏病也成为IE的主要基础病。最后,老年人由于各种基础疾病而频频入院,使得医院内心内膜炎发生率也随着住院率的增高而不断升高。

36%～75%的自体瓣膜心内膜炎患者有易患因素:风湿性心脏病、先天性心脏病、二尖瓣脱垂、退行性心脏病,不对称性室间隔肥厚或者静脉药瘾史。7%～25%的病例与人工瓣膜置换有关。仍有25%～47%的患者易患因素尚不明确。

三、病因与病理机制

(一)基础心血管病变

感染性心内膜炎大多数发生于伴有器质性心脏病患者的基础上,如风湿性心脏瓣膜病变、先天性心脏病、二尖瓣脱垂、老年心脏瓣膜退行性变等。此外,在15～60岁的成年组中胃肠外药品滥用也占相当的比例,该组患者可无基础心脏病的存在,三尖瓣、二尖瓣和主动脉瓣均可受累。

西方国家,二尖瓣脱垂(MVP)已成为最主要的IE易患心脏结构异常,在成人中占了与静脉药瘾或院内感染无关的自体瓣膜心内膜炎(NVE)病因的7%～30%。IE病例中伴发MVP的频率并不直接反映危险性的大小,而是一定程度上提高了发病危险,因为MVP在普通健康人群中也有一定的发生率(社区样本得出的发生率为2.4%)。

MVP患者的心内膜炎相对危险度在3.5～8.2。心内膜炎危险性的增加也大多只局限于二尖瓣脱垂.瓣叶增厚(>5mm)伴有二尖瓣反流杂音者。男性和45岁以上的患者,患病危险性也会增加。已出现收缩期反流杂音的MVP患者IE发病率为52/10万人年,而没有杂音的MVP患者或者普通人群IE发病率则只有4.6/10万人年。MVP患者IE的致病菌谱与非静脉药瘾自体瓣膜心内膜炎患者的致病菌谱相似,其病死率约为14%,与总体NVE的病死率也相近。

西方国家,风湿性心脏病作为 IE 易感的心脏病变占 20 世纪 70 和 80 年代所有病例的 20%～25%。80 年代北美和欧洲的医院病例报告,风湿性心脏病诱发 IE 仅占所有病例的 7%～18%,风湿性心脏病患者的心内膜炎最常累及二尖瓣,并且多见于女性患者;主动脉瓣则位居第二,且多见于男性患者。根据我国的部分资料,IE 患者中 80%左右的有风湿性心脏病,8%～15%的发生于先天性心脏病,无器质性心脏病者占 2%～10%。

先天性心脏病作为 IE 的基础心脏疾病,在年轻成年人中占 10%～20%,而在老年人中占 8%。成年人常见的易感病变包括动脉导管未闭、室间隔缺损和主动脉瓣二叶瓣畸形;其中主动脉瓣二叶瓣畸形所致的 IE 多见于超过 60 岁。

静脉药瘾者的心内膜炎具有感染右心瓣膜的独特倾向。临床研究系列中累及瓣膜的分布情况为:三尖瓣 46%～78%,二尖瓣 24%～32%,主动脉瓣 8%～19%(多达 16%的患者为多瓣膜感染)。静脉药瘾者中 75%～93%的心内膜炎患者心瓣膜在未感染前是没有病变的。

在发达国家中流行病学调查发现 PVE 占所有 IE 病例的 10%～30%。在费城,每 10 万人中有 0.94 例 IE 与人工瓣膜有关。1965—1995 年 6 项临床研究观察的所有接受瓣膜手术患者中,PVE 后 12 个月累积发生率保守估计也在 1.4%～3.1%,而 5 年累积发生率有 3.0%～5.7%。但是随时间推移 PVE 危险性的增加并不是均匀的。瓣膜术后的头 6 个月内危险性最大(尤其在头 5～6 周),而之后危险性降低并稳定在较低水平(每年为 0.3%～0.35%)。PVE 可以分为"早期"和"晚期"两种类型,前者指的是症状发生于瓣膜术后 60d 以内,而后者指的是症状发作于 60d 以后。

(二)病原微生物类型

Q 热立克次体,在美国是不常见的 IE 病原体,在英国占 1976—1985 年所有病例的 3%,而在法国则是 IE 主要病原体之一。巴尔通体已成为 IE 不可忽视的病因之一,占某一报道所有病例的 3%。

HIV 感染,除非有基础心脏病或静脉药瘾,否则并不是 IE 显著的危险因素。非静脉药瘾的 HIV 感染人群的 IE 致病菌既包括 NVE 典型致病菌,也包括 HIV 感染人群中特有的菌血症相关的致病菌,如沙门菌属和肺炎链球菌。值得注意的是,40%的病例属于院内感染。

静脉药瘾者 IE 的微生物学特征有以下几个方面特点。与普通成年人 NVE 的病原学不同,金葡菌引起该人群超过 50%的 IE 病例,60%～70%的累及三尖瓣。静脉药瘾者对金葡菌的相对易感可以发生于异常的或正常的左心瓣膜。尽管静脉药瘾者正常的右心瓣膜受金葡菌感染并不特异,但的确高发于普通人群。静脉药瘾人群原有异常的二尖瓣或主动脉瓣感染链球菌和肠球菌的机会,与普通 NVE 人群相当。相比之下,左右心脏瓣膜受铜绿假单胞菌和其他革兰阴性菌感染的机会和左心瓣膜受真菌感染的机会在静脉药瘾人群中均有所增高。此外,一些不常见微生物,如棒状杆菌属、乳酸杆菌、蜡样芽孢杆菌和非致病性奈瑟菌属,也可以引起该人群的心内膜炎,这种情形很可能与静脉注射受污染的物质有关。多微生物所致的心内膜炎占该人群 IE 病例的 3%～5%。

PVE 的微生物学特征相对容易预见,并且部分反映了医院或社区获得性感染公认的病原体类型,凝固酶阴性葡萄球菌,主要归属于表皮葡萄球菌,是瓣膜术后 60d 内 PVE 的主要病因。金葡菌、革兰阴性杆菌、类白喉杆菌(特别是杰氏棒状杆菌)和真菌(特别是念珠菌属)也是早期 PVE 常见的病因。偶见由军团菌属、非结核性杆菌、支原体和念珠菌以外的真菌引起的院内 PVE 病例报告。

(三)发病机制

在正常情况下自不同途径进入血循环的致病微生物可被机体的防御机制所消除。当有心血管器质性病变存在时,血流由正常的层流变为涡流和喷射束,并从高压腔室分流至低压腔室,形成明显的压差,使受血流冲击处的内膜损伤,内层胶原暴露,白细胞和纤维蛋白、血小板积聚,形成所谓的白色血栓,也叫作无菌性赘生物,从而为病原微生物的侵入创造了条件。反复发生的菌血症可使机体循环中产生抗体如凝集素,有利于病原体在损伤部位黏附,赘生物表面的破坏,胶原进一步暴露,白细胞和纤维蛋白、红细胞、血小板积聚,使赘生物加大,形成所谓的红色血栓,即感染性赘生物。赘生物成为细菌的庇护处,其内的细菌受到保护,血小板—纤维素聚集而逐渐增大,使瓣膜破坏加重;当赘生物破裂时,碎片脱落导致栓塞,细菌被释放入血流中产生菌血症和转移性播种病灶。免疫系统的激活可引起关节炎、血管损害,慢性缺氧可致杵状指等。

(四)病理

1.心内感染和局部扩散

(1)赘生物呈小疣状结节或菜花状、息肉样,小至不足 1mm,大至可阻塞瓣口。赘生物导致瓣叶破损、穿孔或腱索断裂,引起瓣膜关闭不全。

(2)感染的局部扩散产生心肌脓肿、传导组织破坏、乳头肌断裂或室间隔穿孔和化脓性心包炎。

2.赘生物碎片脱落致栓塞

(1)动脉栓塞导致组织器官梗死,偶可形成脓肿。

(2)脓毒性栓子栓塞动脉血管壁的滋养血管引起动脉管壁坏死;或栓塞动脉管腔,细菌直接破坏动脉壁。上述两种情况均可形成细菌性动脉瘤。

3.血源性播散

菌血症持续存在,在心脏以外的部位播种化脓性病灶,形成迁移性脓肿。

4.免疫系统激活

持续性菌血症刺激细胞和体液介导的免疫系统,引起:①脾大;②肾小球肾炎(循环中免疫复合物沉积于肾小球基底膜);③关节炎、心包炎和微血管炎(可引起皮肤、黏膜体征和心肌炎)。

四、临床表现

感染性心内膜炎的潜伏期一般较短,NVE 从菌血症到出现症状约在 2 周以内,PVE 的潜伏期可较长,偶可达 2~5 个月或更长。

(一)发热

发热是 IE 患者最常见的症状体征,占 80%~90%。在老年人或者患有充血性心力衰竭、极度虚弱、慢性肾衰竭和有些凝固酶阴性葡萄球菌引起的 NVE 患者中,可以没有发热或者发热很轻微。亚急性者可有全身不适、乏力、食欲缺乏和体重减轻等非特异性症状。热型:可有弛张性低热,一般<39℃,午后和晚上高。头痛、背痛和肌肉关节痛常见。急性者呈暴发性败

血症过程,可高热寒战。突发心力衰竭者较为常见。

(二)心脏杂音

80%~85%的患者心脏听诊可以闻及心脏杂音,代表已经存在诱发 IE 的内膜损伤。但是三尖瓣 IE 患者往往听不到杂音。金葡菌引起的急性 NVE 患者中,起病初期仅有 30%~45%的患者可以闻及杂音,但最终可以在 75%~85%的患者中发现新出现的杂音或者杂音发生变化(多提示瓣膜功能失调的反流性杂音)。杂音的变化在亚急性 NVE 相对少见,而较普遍存在于急性 IE 和 PVE,也是充血性心力衰竭重要的前驱体征。15%~50%的患者发现有脾大,这更常见于长病程的亚急性 IE。

(三)周围体征

多为非特异性,目前已不多见,包括如下。

(1)瘀点,可出现于任何部位,以锁骨以上皮肤、口腔黏膜和睑结膜常见,病程长者较多见。

(2)指甲和趾甲下线状出血。

(3)Roth 斑,为视网膜的卵圆形出血斑.其中心呈白色,多见于亚急性感染。

(4)Osler 结节,为指和趾垫出现的豌豆大的红或紫色痛性结节,较常见于亚急性者。

(5)Janeway 损害,为手掌和足底处直径 1~4mm 无痛性出血红斑,主要见于急性患者。引起这些周围体征的原因与微血管炎或微栓塞有关。

(四)其他表现

(1)脾大:见于病程>6 周 15%~50%的患者,急性者少见。

(2)贫血:IE 时贫血较为常见,尤其多见于亚急性者,有苍白无力和多汗。主要由感染抑制骨髓所致。多为轻至中度贫血,晚期患者有重度贫血。

(3)部分患者可见杵状指、趾。

五、并发症

(一)心脏疾病

(1)心力衰竭为最常见并发症,主要由瓣膜关闭不全所致,主动脉瓣受损者最常发生心内膜炎(75%),其次为二尖瓣(50%)和三尖瓣(19%);瓣膜穿孔或腱索断裂导致急性瓣膜关闭不全时可诱发急性左心衰竭。

(2)心肌脓肿常见于急性患者,可发生于心脏的任何部位,以瓣周组织特别是在主动脉瓣环多见,可致房室和室内传导阻滞,心肌脓肿偶可穿破。

(3)急性心肌梗死大多由冠状动脉栓塞引起,以主动脉瓣感染时多见,少见原因为冠状动脉细菌性动脉瘤。

(4)化脓性心包炎不多见,主要发生于急性患者。

(5)心肌炎。

(二)细菌性动脉瘤

细菌性动脉瘤占 3%~5%,多见于亚急性者。受累动脉依次为近端主动脉(包括主动脉窦)、脑、内脏和四肢,一般见于病程晚期,多无症状,为可扪及的搏动性肿块,发生于周围血管时易诊断,如发生在脑、肠系膜动脉或其他深部组织的动脉时,往往直至动脉瘤破裂出血时,方可确诊。

(三)迁移性脓肿

迁移性脓肿多见于急性患者,亚急性者少见,多发生于肝、脾、骨髓和神经系统。

(四)神经系统

约 1/3 的患者有神经系统受累的表现,如下。

(1)脑栓塞占其中 1/2,大脑中动脉及其分支最常受累。

(2)脑细菌性动脉瘤,除非破裂出血,多无症状。

(3)脑出血,由脑栓塞或细菌性动脉瘤破裂所致。

(4)中毒性脑病,可有脑膜刺激征。

(5)脑脓肿。

(6)化脓性脑膜炎,不常见。

后 3 种情况主要见于急性患者,尤其是金黄色葡萄球菌性心内膜炎。

六、实验室检查

(一)血、尿常规与生化检查

IE 患者血液学参数普遍存在异常改变。70%~80% 的患者有正常细胞正常色素性贫血、低血清铁水平和低血清铁结合力。贫血随着病程的迁延而加重;急性 IE 可能不伴有贫血。亚急性 IE 的白细胞计数大多正常;相反,急性 IE 则常见以分叶核粒细胞为主的白细胞增多。血小板减少症可以发生,但是极少。

尿液分析结果往往也可异常,即使肾功能仍是正常,但约 50% 的患者存在蛋白尿和镜下血尿。

红细胞沉降率(ESR)在几乎所有的 IE 患者中均增高(平均水平在 55mm/h 左右)。其他实验室检查结果往往提示免疫刺激或炎症状态:循环免疫复合物、类风湿因子、免疫球蛋白定量冷球蛋白和 C 反应蛋白。虽然这些检查结果与疾病活动相一致,但是耗费昂贵,并且不是诊断 IE 及监测治疗反应的有效方法。测定循环免疫复合物和补体的浓度有助于评估弥散性免疫复合物性肾小球肾炎引起的氮质血症。

(二)血培养

持续菌血症是 IE 的典型特征。在评估阳性血培养结果时,必须将持续性菌血症(持续时间在 1h 以上)同一过性菌血症区分开。在 24h 内或者更长的时间跨度内的多份血培养结果为阳性,则必须考虑 IE 的诊断。临床疑 IE 者,应在第 1 日间隔 1h 采血 1 次,共 3 次。如次日未见细菌生长,重复采血 3 次后,开始抗生素治疗。在近期未接受过抗生素治疗的患者血培养阳性率可高达 95% 以上,其中 90% 以上患者的阳性结果获自入院后第 1 日采取的标本。病情凶险者的急性患者,应在入院后 3h 内,每隔 1h 1 次共取 3 个血标本后开始治疗。部分亚急性 IE 患者,如已用过抗生素,病情许可时,可考虑停药 2~7d 后采血,有助明确诊断。每次取得血标本均须要放入两个培养基,一个需氧培养基;另一个是硫胶质肉汤培养基(厌氧培养基),每个培养基内注入的血液不少于 10mL。

此外,为了达到最佳的培养结果,应当告知实验室心内膜炎是可能诊断之一,如果有怀疑的不常见病原体(军团菌、巴尔通体等微生物)也应当向实验室说明。如果怀疑是真菌性心内膜炎,血培养则应用溶解—离心法。应当要求实验室保留致病菌株直到完成成功的治疗。血清学试验有时候也可以用于布氏杆菌、军团菌、巴尔通体、衣原体等病原学推测诊断。利用特别的技术,包括 PCR,这些病原体及其他难以在血培养中发现的病原体,可以从血标本或者赘生物中确认出来。

(三)心电图

偶可见急性心肌梗死或房室、室内传导阻滞,后者提示主动脉瓣环或室间隔脓肿。

(四)X 线检查

肺部多处小片状浸润阴影提示脓毒性肺栓塞所致肺炎。左心衰竭时有肺瘀血或肺水肿征。主动脉细菌性动脉瘤可致主动脉增宽。细菌性动脉瘤有时需经血管造影诊断。CT 扫描有助于脑梗死、脓肿和出血的诊断。

(五)超声心动图

超声心动图是诊断 IE 的重要手段之一,经食管超声心动图(TEE)比经胸壁超声心动图(TTE)具有更高的敏感性与特异性,超声心动图不应当作为血培养阳性和不明原因发热但临床上患 IE 可能性低的患者非选择性的筛查手段。然而,必须对大多数临床上疑似 IE 而血培养阴性的患者进行超声心动图检查评估。TEE 利用双平面或多平面技术,结合彩色血流成像和脉冲多普勒连续成像,已臻于完美。TEE 可以显示更小的赘生物,具有 TTE 无法比拟的图像分辨率。TEE 不仅对临床疑似 IE 而 TTE 检查不能充分显示的患者是一种可取的检查手段,而且对肺动脉瓣成像、PVE 患者(尤其是二尖瓣部位)、有心内并发症高危因素的患者也是一个可选择的方法。

TTE 检测出 NVE 赘生物的敏感度约为 60%。相比之下,TEE 检测出 NVE 赘生物的敏感度则在 85%~95%。对于 PVE 患者而言,由于受到人工瓣膜的屏蔽效应,尤其是二尖瓣部位,TTE 的诊断敏感性降至 15%~35%。但是,TEE 检测 PVE 赘生物,无论是机械瓣膜还是生物瓣膜,主动脉瓣位置或者二尖瓣位置,敏感性都仍达 82%~96%。TTE 检测脓肿的敏感性和特异性分别为 28% 和 98%,相比之下,TEE 则分别为 87% 和 95%。对于识别主动脉下侵袭性感染和瓣膜穿孔,TEE 也比 TTE 更加敏感和准确。

虽然 TEE 发现确证 IE 者心内膜赘生物的敏感度这么高,但病因的确定仍需要血培养确认或者直接的病理解剖和微生物学确证。超声心动图既不能区分感染性赘生物与消耗性损伤,也不能鉴别赘生物与血栓或人工瓣膜血管翳。而且,它往往不能辨别 NVE 患者活动性赘生物与已治愈的赘生物。瓣膜增厚、腱索或瓣膜断裂、瓣膜钙化和瓣膜瘤都可能被误认为赘生物。这说明单独超声心动图检查的特异性是有限的,单靠超声心动图本身不能确立诊断,但可以提供赘生物和瓣膜功能失调,以及治疗效果、评价预后等宝贵的临床资料。

(六)磁共振和计算机体层显像

这些技术可以发现瓣膜旁的感染扩散、主动脉根部动脉瘤和瘘管;但是与超声心动图相比,它们还不够实用。

(七)核素扫描

目前已经尝试使用镓 67 的柠檬酸盐、铟 111 标记粒细胞和铟 111 标记血小板对 IE 患者和 IE 动物模型进行核素扫描以辨别内膜赘生物和心内脓肿。但是这些方法尚不够敏感,也不能准确解剖定位,故在临床上并不常用。

七、诊断对策

(一)有 NVE 可能的人群

有基础心脏病变存在或 IE 行为模式,同时临床上有难以解释发热者,即应考虑 IE 的可能;如有菌血症、栓塞现象和心内膜活动性病变(包括心脏杂音改变)的证据,就必须认真考虑心内膜炎的诊断。心内膜炎的症状和体征常是全身性的,而局部症状常为感染性心内膜炎的并发症,并不反映心脏内本身的感染。因此,临床医生为了避免漏诊 IE,必须保持高度警惕性。

(二)有 PVE 可能的人群

由于瓣膜置换术后患者是罹患 PVE 的高危因素,这类患者一旦出现发热或植入瓣膜的功能障碍,如超声心动图提示有新近出现的瓣周漏等,这时应考虑到心内膜炎可能的诊断。对于有罹患心内膜炎危险性的患者,出现可以引起 IE 类似综合征的并发症时应当仔细考虑以求正确诊断。当然,最后的确诊仍需有细菌学证据和(或)符合 Duke 诊断标准。

(三)提高鉴别诊断的意识

有多种疾病临床症状与 IE 类似,但细菌培养阴性,如心房黏液瘤、急性风湿热、系统性红斑狼疮或其他胶原血管病、非细菌性栓塞性心内膜炎、淋巴瘤腹腔内感染、结核病、抗磷脂抗体综合征、类癌综合征、伴高心输出量的肾细胞癌和血栓形成性血小板减少性紫癜。急性者应与金黄色葡萄球菌、淋球菌、肺炎球菌和革兰阴性杆菌败血症相鉴别。应该清楚,即使有典型的心内膜炎症状与体征,最后的确诊也要求有阳性血培养结果或者赘生物、栓子细菌培养结果(或者微生物 DNA 的组织学或 PCR 证据)为阳性。密切结合超声心动图结果与 Duke 诊断标准,以防误诊与漏诊。

八、诊断措施与标准

根据临床表现、实验室及超声心动图检查制订了感染性心内膜炎的改良 Duke 诊断标准。

(一)主要标准

(1)两次血培养阳性,而且病原菌完全一致,为典型的感染性心内膜炎致病菌。

(2)超声心动图发现赘生物,或新的瓣膜关闭不全。

(二)次要标准

(1)基础心脏病或静脉滥用药物史。

(2)发热,体温≥38℃。

(3)血管现象:栓塞、细菌性动脉瘤、颅内出血、结膜瘀点及 Janeway 损害。

(4)免疫反应:肾小球肾炎、Osler 结节、Roth 斑及类风湿因子阳性。

(5)血培养阳性,但不符合主要诊断标准。

(6)超声心动图发现符合感染性心内膜炎,但不符合主要诊断标准。

确诊心内膜炎:符合 2 项主要标准或 1 项主要标准加 3 项次要标准或 5 个次要标准。

可能心内膜炎:仅符合 1 项主要标准加 1 个次要标准或 3 个次要标准。

善于运用 Duke 这一整套评估体系(并不局限于发病初期收集到的临床数据),对于诊断 IE 既敏感又特异,一般不至于漏诊。

诊断为"可能心内膜炎"患者也需要接受心内膜炎患者相同的治疗方案。Duke 诊断标准要求至少收集到 1 个主要标准或者 3 个次要标准才能诊断"可能心内膜炎",从而降低了过度诊断和给予未发生感染者治疗的可能性。

诊断凝固酶阴性葡萄球菌或类白喉棒状杆菌(可以引起 IE,但常常是血培养的污染菌)心内膜炎诊断时,要求血培养必须持续阳性或者多次偶发阳性培养发现的微生物必须是同一克隆。诊断标准中也体现了这一方面的考虑。

九、治疗对策

有效治疗 IE 必须实现 2 个主要目标。第一,赘生物内感染的微生物必须清除。如果无法清除则可能导致感染复发。第二,侵袭性、破坏性的心内和心外感染并发症也必须矫正,这样才能将发病率和病死率降到最低。第二个目标的实现往往超出有效抗生素治疗的能力范围,这还要求心脏或其他部位的外科干预。

(一)IE 治疗的基本原则

强调采用:杀菌性抗生素;高血浆药物浓度;静脉给药;联用药物;长疗程用药。

赘生物内细菌当繁殖到每克组织 $10^9 \sim 10^{10}$ 个的菌群密度时就会转入代谢静止状态,变得难以清除了。临床经验和动物模型试验提示最佳的治疗是应用杀菌性抗生物或联合应用抗生素,而不是单用抑菌性抗生素。此外,微生物通过被动扩散到达无血管赘生物的中心。为了达到赘生物内的有效抗生素浓度,用药时必须首先达到高血浆药物浓度,即使这样,一些抗菌药物的穿透力在此时仍受到限制。只要可行均应静脉给予抗生素,以达到合适的血浆抗生素浓度,并且可以避免口服给药可能带来的药物吸收水平波动。强调要长疗程用药以保证休眠细菌的清除。

在选择治疗 IE 的抗生素种类时,不但要考虑到抗生素本身的杀菌能力,还必须考虑到这些抗生素的最小抑菌浓度(MIC)和最小杀菌浓度(MBC)。MIC 指的是抗生素抑制细菌繁殖生长的最低浓度,MBC 指的是抗生素在 24h 内清除 99.9% 标准接种细菌的最低浓度。对于大多数链球菌和葡萄球菌来说,青霉素、头孢菌素和万古霉素的 MIC 和 MBC 两者几乎相同或者仅仅相差 2%~4% 分位数。使得这些抗生素 MBC 比 MIC 大 10 倍或更多的微生物很少见。

而这种现象被称作耐药性。大多数耐药菌株仅仅比非耐药菌被杀死得更慢一些而已,在延长的治疗潜伏期后(48h)它们的 MIC 和 MBC 也趋于相同。肠球菌在接受青霉素和万古霉素抗菌测试时表面上表现出耐药性,但是事实上,哪怕经过再长的治疗时间这类细菌也不被这些抗生素杀死而是仅仅被抑制。肠球菌可以被青霉素或万古霉素两者中一种与氨基糖苷类抗生素合用的联合活性杀死。如果治疗强度充分,这种联用药物对肠球菌互相加强的抗菌活性则被称为协同作用或协同杀菌效应。相同的效应也可见于联用药物治疗链球菌和葡萄球菌时。

协同杀菌效应原理可以用来制订肠球菌心内膜炎的最佳治疗方案,也可以用以制订其他微生物引起的 IE 更有效的治疗方案或者有效的短疗程治疗方案。虽然机体内已经表明链球菌或葡萄球菌也可存在耐药性,但是在动物模型试验中耐药性却与治愈率下降或对青霉素、头孢菌素或万古霉素的延迟反映无关。与此相对应的,链球菌或葡萄球菌存在耐药性时并不要求联合治疗,并且实际上是参考这些耐药菌的 MIC 来制订给药方法已达到良好的治疗效果。

特定细菌引起的 IE 治疗推荐给药方案必须保证血浆中和赘生物中的抗生素浓度在大多

数给药间期也均要高于该细菌的 MIC。虽然 IE 患者赘生物内抗生素浓度并不常测定,但是成功地按照推荐的给药方案给药就足以表明已经实现了赘生物内足够高的抗生素浓度。相应的,对于最佳治疗方案,严格遵守推荐的给药方案是十分重要的。

(二)确定抗生素治疗的时间概念

1.开始的时间

由于目前存在降低成本的压力,因而常常一获得血培养标本就开始对可疑的心内膜炎进行抗生素治疗。这种方式适合用于高度破坏性和急剧进展的急性 IE 患者和表现为血流动力学失代偿急需手术干预患者。即时治疗可以对这类患者的预后产生好的影响。但是,对于血流动力学稳定的可疑亚急性心内膜炎患者,仓促地开始抗生素治疗并不能预防早期并发症,而且影响之后的血培养,从而使心内膜炎的病原学诊断变得困难。对于后面这类患者,更谨慎的处理是暂时延缓抗生素治疗,等待初始的血培养结果。如果这些培养没有立刻表现出阳性结果,治疗上的延迟使得有机会再次取血标本进行培养,而结果不受试验性治疗的混淆。这对于近期曾接受过抗生素治疗的患者尤其重要。

2.各类 IE 的疗程

对青霉素敏感的细菌至少用药 4 周;对青霉素耐药的链球菌主张联合用药 4 周;肠球菌心内膜炎,疗程 4~6 周;金黄色葡萄球菌和表皮葡萄球菌至少用药 4~6 周;真菌性心内膜炎用药时间甚至长达数月;静脉药瘾性心内膜炎一般主张用药 4 周;人工瓣膜心内膜炎,疗程 6~8 周。

3.心内膜炎治疗的监测

患者在治疗过程中及疗程完成后的数月内均要接受严密的观察。抗生素治疗失败、心肌或迁徙性脓肿、栓子、抗菌药物的超敏反应和其他治疗并发症(导管相关感染、血栓性静脉炎)或病程中并发的疾病可以表现为持续或者反复的发热。应用 β 内酰胺类抗生素特别是青霉素和氨苄西林,治疗的 IE 患者中有 33% 发生药物不良反应。这些不良反应包括发热、皮疹和中性粒细胞减少;在治疗时间超过 15d 后,这些不良反应出现的频率逐渐增高。这些临床表现提示需要对抗生素治疗方案或者辅助的手术治疗加以改良,以便拯救患者的生命。

有必要定期地测定万古霉素或氨基糖苷类抗生素的血浆浓度,这可帮助调整用药剂量保证最佳治疗的同时避免不良反应发生。此外,应用这两种抗生素的患者必须监测肾功能,而接受大剂量 β 内酰胺类抗生素或万古霉素治疗的患者必须至少每周测定一次全细胞计数。

在治疗刚开始的几天内或者持续发热需要明确菌血症是否控制时需要重复抽血进行血培养。对于治疗后发热复燃的患者,即时血培养对评价心内膜炎复发的可能性也是必需的。

十、特定微生物的抗生素治疗

心内膜炎的抗微生物治疗不但应该清除病原微生物,而且应该引起很小的毒性或者不引起毒性。治疗过程还要求改良治疗方案以兼顾患者可能存在的器官障碍、已有的过敏史和其他预计可能存在的毒性。对于大多数细菌引起的心内膜炎来说,治疗 PVE 的抗生素推荐给药方案其疗程要长于 NVE,葡萄球菌性心内膜炎例外,因两者的给药方案相似。

(一)副流感嗜血杆菌、嗜血杆菌、伴放线菌、人类心杆菌、啮蚀艾肯菌和金氏金菌(HACEK 组微生物)心内膜炎

过去一直使用氨苄西林单独用药或与庆大霉素联合用药治疗 HACEK 组病原体引起的

心内膜炎。偶尔分离到产 β 内酰胺酶而对氨苄西林耐药的 HACEK 微生物。由于产 β 内酰胺酶和非产 β 内酰胺酶 HACEK 菌株均对三代头孢菌素高度敏感,因此推荐使用头孢曲松或者相当于三代的头孢菌素治疗这类病原体引起的 NVE 或 PVE。对于非产 β 内酰胺酶菌株所致的心内膜炎,氨苄西林与庆大霉素联用可以替代头孢曲松治疗。

(二)真菌性心内膜炎

念珠菌性心内膜炎推荐应用足剂量两性霉素并常常联用 5-氟尿嘧啶治疗。也有报告多例无心内并发症的念珠菌性 NVE 和 PVE 患者经延长疗程的氟康唑治疗后痊愈。尽管如此,在两性霉素治疗后即给予外科干预仍是念珠菌性心内膜炎的标准治疗方案。并且提倡不论是用内科还是外科方式治疗念珠菌性心内膜炎,都应给予长疗程或者不定疗程的氟康唑治疗。真菌感染用静脉滴注两性霉素 B,首日 1mg,之后每日递增 3~5mg,直至 25~30mg/d,总量 3~5g,应注意两性霉素的毒性反应。两性霉素用够疗程后口服氟胞嘧啶 100~150mg/(kg·d),每 6h 1 次,用药数月。脂质体两性霉素因比两性霉素去胆酸盐毒性更小而更为有用,尽管并不常用。棘球白素和吡咯类药物等新药也可以作为紧急抑制性治疗的替代药物。

(三)其他病原体心内膜炎

不常见微生物引起的 IE 患者的抗微生物治疗基于有限的临床经验和从动物模型及离体实验研究得到数据。

必须谨慎地评估导致心内膜炎棒状杆菌对抗生素的敏感性。很多仍然对青霉素、万古霉素和氨基糖苷类抗生素敏感。氨基糖苷类抗生素敏感菌种可以被青霉素与氨基糖苷类抗生素的协同作用杀死。杰氏棒状杆菌,尽管往往对青霉素和氨基糖苷类抗生素耐药,但是仍可被万古霉素杀死。棒状杆菌属所致 NVE 或 PVE,可以采用青霉素和氨基糖苷类抗生素或万古霉素联用治疗,取决于致病菌的敏感程度。

肠杆菌科(大肠埃希菌、克雷伯杆菌、肠杆菌属、黏质沙雷菌和变形杆菌)对第三代头孢菌素、亚胺培南和氨曲南高度敏感。这些抗生素中选择一种以大剂量用药与氨基糖苷类抗生素联用治疗肠杆菌科引起的 IE。

Q 热立克次体所致 IE 难以清除病原体。提倡应用长疗程(至少 4 年)多西环素(100mg bid)或者其他四环素类抗生素与喹诺酮联用的治疗方案。18~48 个月疗程(平均 31 个月,中位数 26 个月)的多西环素与羟氯喹联合治疗可比疗程更长的多西环素联用喹诺酮治疗方案更加有效。在有效的治疗中,手术也不可或缺。

(四)细菌培养阴性的心内膜炎

厌氧细菌和其他微生物引起的心内膜炎必须特殊诊断。因此,除非临床上或者流行病学上提供了病原学诊断的线索,否则仍推荐采用氨苄西林联合庆大霉素治疗方案。治疗细菌培养阴性的 NVE;因为在非混合应用抗生素治疗的条件下,肠球菌和链球菌不可能引起培养阴性 NVE,所以头孢曲松可用以替代治疗方案中的氨苄西林。对于培养阴性的 PVE 患者,则在该治疗方案中加用万古霉素。在未获得血培养结果就接受抗生素治疗,并在治疗的第 1 周内,体温即回降至正常的培养阴性心内膜炎患者病死率较低。在处理培养阴性 IE 患者时必须仔细鉴别是否为非细菌性栓塞性心内膜炎。对试验性抗生素治疗反应不佳的患者应考虑手术干预。如果进行手术治疗,就必须对术中切出的组织进行详细的微生物学和病理学检查以明确病原学诊断。

(五)难以控制的感染或缺乏有效的抗生素治疗

对于最大限度的抗菌治疗都无法清除感染，或者在某些情况甚至无法抑制菌血症的患者，外科干预可改善该类患者的预后。对念珠菌性心内膜炎，推荐两性霉素 B 治疗后不久行外科治疗。对于一些革兰阴性杆菌，如铜绿假单胞菌、氧化木糖无色杆菌引起的心内膜炎，即使给予最大可耐受量的抗生素治疗也无法清除感染，这也要求手术切除感染组织以达治愈。布氏杆菌所致心内膜炎的标准治疗方案也包含了手术治疗，因为单纯药物治疗极少成功。对协同杀菌治疗耐药的肠球菌所致的心内膜炎，包括初次治疗没有反应或者在治疗后复发，也要求手术治疗。瓣膜周围感染在某些情况下也属难清除的感染类型。PVE 在最佳抗菌治疗后复发，提示累及异体材料的感染难以清除，故 PVE 复发患者需要手术治疗。相比之下，NVE 患者复发，除非复发与高度耐药菌或瓣膜周围感染有关，否则往往再次给予加强的长疗程抗生素治疗。

十一、预后评估

未治疗的急性患者几乎均在 4 周内死亡。亚急性者的自然史一般≥6 个月。预后不良因素中以心力衰竭最为严重，其他包括主动脉瓣损害、肾衰竭、革兰阴性杆菌或真菌致病、瓣环或心肌脓肿、老年等。死亡原因为心力衰竭、肾衰竭、栓塞、细菌性动脉瘤破裂和严重感染。除耐药的革兰阴性杆菌和真菌所致的心内膜炎者外，大多数患者可获细菌学治愈。但本病的近期和远期病死率仍较高，治愈后的 5 年存活率仅 60%～70%。10% 的在治疗后数月或数年内再次发病。

十二、预防

有易患因素(人工瓣膜置换术后、感染性心内膜炎史、体肺循环分流术后、心脏瓣膜病和先天性心脏病)的患者，接受可因出血或明显创伤而致短暂性菌血症的手术和器械操作时，应予预防感染性心内膜炎的措施。

(一)口腔、上呼吸道手术或操作

针对草绿色链球菌预防用药。

(1)阿莫西林 2.0g 术前 1h 口服。

(2)不能口服者，氨苄西林 2.0g，术中 30min 内肌内注射或静脉注射。

(3)对青霉素过敏者，克林霉素 600mg 术前 1h 口服或术前 30min 静脉滴注；或头孢氨苄 2.0g 术前 1h 口服；或头孢唑啉(先锋 V 号)1.0g 术前 30min 静脉注射或肌内注射；或头孢羟氨苄 2.0g 术前 1h 口服；或克拉霉素(甲红霉素)500mg 术前 1h 口服。

高危患者(人工瓣、心内膜炎史、复杂发绀型先天性心脏病或体—肺循环分流术后)术后 6h 需重复应用抗生素半量。

(二)泌尿、生殖和消化道手术或操作

针对肠球菌预防用药。

1.高危患者

可用氨苄西林加庆大霉素：氨苄西林 2.0g＋庆大霉素 1.5mg/kg 术中 30min 内静脉注射或肌内注射，术后 6h，氨苄西林 1.0g 静脉注射或肌内注射；或阿莫西林 1.0g 口服。青霉过敏

者(万古霉素加庆大霉素):万古霉素 1.0g 术前 30min 静脉滴注 1～2h＋庆大霉素 1.5mg/kg 术前 30min 静脉注射或肌内注射。术后不必重复用药。

2.中危患者(瓣膜病和除外房间隔缺损的先天性心脏病)

可用莫西林或氨苄西林:阿莫西林 2.0g 术前 1h 口服,或氨苄西林 2.0g 术前 30min 肌内注射或静脉注射。青霉素过敏者可用万古霉素 1.0g 术前 30min 静脉滴注 1～2h。术后不必重复。

第四节　缺血性心肌病

缺血性心肌病是冠状动脉病变使心肌长期缺血,发生营养障碍和萎缩,或局部心肌反复坏死和愈合、纤维组织增生所致。其临床表现类似扩张型心肌病。病理特点是病变呈多样化,肥大与萎缩的心肌细胞、分布不均的毛血管网、存活与坏死的心肌、顿抑与冬眠的心肌、僵硬度高低不等的心室壁常同时存在。治疗需针对心力衰竭、心律失常和心肌缺血等并发症,有相应指征者行介入性治疗或旁路移植手术,晚期患者常是心脏移植的主要对象。

一、病理解剖和病理生理

心肌弥散性纤维化伴有肥大、萎缩的心肌细胞,病变主要累及左心室和乳头肌,也可累及起搏和传导系统。患者的冠状动脉多呈广泛而严重的粥样硬化,管腔明显狭窄。纤维组织在心肌呈灶性、散在性或不规则分布,常由大片心肌梗死或多次小灶性心肌梗死后的瘢痕形成。心肌细胞减少而纤维结缔组织增多时冠状动脉则有闭塞性病变。

动物实验显示,在 20min 以内缺血心肌恢复灌注,心功能并不立即恢复正常,而是在数小时内才恢复,此现象称为"心肌顿抑",心肌顿抑的严重程度与心肌缺血时间的长短和缺血严重的程度呈正相关。临床上急性心肌梗死患者其病变的冠状动脉常完全阻塞,心肌得到再灌注常在数小时之后,其心功能不全的完全恢复常在数周之后。心肌顿抑的发生机制与缺血心肌再灌注时产生的 OFR 及心肌细胞内钙超载有关。慢性而持久的心肌供血不足,使心功能低下,如血供最终恢复,其心功能不全也可恢复但常在数月之后,称为"心肌冬眠"。心肌冬眠被视为心肌的自我保护机制,最常见于冠心病伴心功能不全的患者,是心脏对低血流状态的自我适应,此时心肌收缩能力及氧需求均减低以维持其组织的存活。心肌功能对血流降低的反应,即血流收缩适应大致有 3 种形式:急性适应,持续数分钟;短期适应,或称短期冬眠,持续数小时;慢性适应,或称慢性冬眠,持续数月或数年。临床更多见的是慢性冬眠。据估计,冠状动脉血流量降到正常的 70％～80％时,相关的心肌即可进入冬眠状态。

长期心肌缺血致心肌坏死和纤维化,心室功能的损害成为不可逆。开始时以舒张功能不全为主,心室僵硬度增加,以后收缩和舒张功能都不全,心室僵硬度下降。传导系统受累引起各种心律失常。

二、临床表现

缺血性心肌病的临床表现主要是心脏增大、心力衰竭和心律失常。

(一)心脏增大

以左心室增大为主,后期两侧心脏均扩大。患者多为中老年男性,有心绞痛或心肌梗死的病史,常伴有高血压、高脂血症。部分患者可无明显心绞痛或心肌梗死病史。

(二)心力衰竭

心力衰竭多逐渐发生,大多先出现左心衰竭。在左心室僵硬度增加阶段,心脏顺应性降低,发生舒张功能不全。此时,患者有劳累性呼吸困难,严重时有端坐呼吸,夜间阵发性呼吸困难,甚至发生肺水肿。

随着病情的发展,收缩功能也受损,发生右心衰竭。此时出现少尿、周围水肿、腹胀等症状。体征有颈静脉充盈,心浊音界增大;心尖部可闻第三心音和第四心音、肺动脉瓣区第二心音亢进、可有二尖瓣和三尖瓣反流的杂音,肺有啰音,肝大,或胸腔积液,甚至有腹水。X线可见左心室或全心扩大、肺瘀血、肺间质以至肺泡水肿或胸腔积液,心电图显示 ST 段和 T 波变化,以及陈旧性心肌梗死的异常 Q 波;核素检查心室壁动作异常,射血分数降低,超声心动图检查显示心脏扩大,收缩末期和舒张末期容量增大,心室壁动作异常。

(三)心律失常

各种心律失常均可出现,并且一旦出现常持续存在,其中以期前收缩(室性或房性)、心房颤动、病态窦房结综合征、房室传导阻滞和束支传导阻滞为多见,阵发性心动过速亦时有发现。有些患者在心脏还未明显增大前已发生心律失常。

三、诊断和鉴别诊断

(一)诊断

中老年患者有冠心病的易患因素、动脉粥样硬化的证据和排除可引起心脏扩大、心力衰竭和心律失常的其他器质性心脏病即可诊断。X线检查见心脏扩大、主动脉扩张扭曲或有钙质沉着;心电图检查见心律失常,ST 段压低、T 波平坦或倒置、QT 间期延长,QRS 波群低电压或有异常 Q 波等;放射性核素检查见心肌显像的缺损;超声心动图检查除见心脏增大、心室壁运动减弱外,还可见到心肌节段性运动不良。如患者以往有心绞痛或心肌梗死病史,更有助于诊断。选择性冠状动脉造影可确立诊断。因此,临床上诊断缺血性心肌病,须具备 3 个肯定条件和 2 个否定条件。

1.肯定条件

(1)明确的冠状动脉疾病证据(心绞痛、心肌梗死、冠状动脉造影阳性)。

(2)明显心脏增大。

(3)顽固性心力衰竭。

2.否定条件

(1)除外冠心病并发症(室壁瘤、室间隔穿孔、乳头肌功能不全及心律失常)所致者。

(2)除外其他原因(特发性心肌病、风心病、高血压性心脏病、长期贫血、甲状腺功能亢进和心脏结节病等)引起的心脏增大和心力衰竭。

(二)鉴别诊断

诊断缺血性心肌病应与心肌病(特别是扩张型原发性心肌病、克山病等)、心肌炎、高血压性心脏病、内分泌性心脏病等鉴别。

四、预后与防治

缺血性心肌病预后不佳,其 5 年病死率 50%～84%,心脏显著增大,严重心律失常和射血分数明显降低为预后不佳的预测因素。死亡原因主要是心力衰竭、心肌梗死和严重心律失常所致的猝死。

积极防治动脉粥样硬化,并在有心脏增大而尚未发生心力衰竭时,保护心脏功能,推迟心力衰竭的发生和发展。治疗在于改善冠状动脉供血和心肌的营养,控制心力衰竭和心律失常。心力衰竭应用强心苷时宜用作用和排泄快速的制剂,如毒毛旋花苷 K、毛花苷 C、地高辛等。利尿剂、血管扩张剂、血管紧张素转换酶抑制剂等药物也适于本病心力衰竭时的治疗。近年认为,慢性充血性心力衰竭患者经长期治疗之后有心肌的 β 受体密度降低,对交感神经的调节作用反应不佳,而应用 β 阻滞剂后可使受体密度上调,从而改善心力衰竭的症状。然而 β 阻滞剂有负性肌力作用,应用时有使心力衰竭恶化的可能。临床应用较小剂量的 β 受体阻滞剂治疗心力衰竭是否有益尚无定论。新近有认为新一代的 β 受体阻滞剂卡维地洛能阻滞 β_1、β_2 和 α_2 受体,阻滞肾上腺素能活性长期增高对心肌的功能损害、并扩张周围血管,且有抗氧自由基和防止心肌细胞凋亡作用,适用于治疗缺血性和非缺血性心肌病所致的心力衰竭,剂量为 12.5～100mg/d。病态窦房结综合征和房室传导阻滞有阿-斯综合征发作者,宜及早安置永久性人工心脏起搏器;心房颤动的患者,如考虑转复窦性心律,应警惕其同时存在病态窦房结综合征的可能,避免转复窦性心律后心率极为缓慢,反而对患者不利。选择性冠状动脉造影证实冠状动脉病变而又有相应指征的患者,可行 PTCA 或 CABG。晚期患者常是心脏移植的主要对象。

第五节　心肌病

一、概述

(一)定义

1.WHO 定义

心肌病是伴有心功能不全的心肌疾病。

2.AHA 定义

心肌病是一组异质性的心肌疾病,伴有机械和(或)电生理功能异常,表现为不恰当的心室肥厚或扩张。病因多种多样,但通常为遗传性疾病。心肌病可以仅累及心脏,也可能仅是全身系统性疾病的一部分,心肌病常导致患者死亡或进行性心力衰竭。

(二)分类

1.WHO 分类

心肌病根据心室形态可分为扩张型心肌病(DCM)和肥厚型心肌病(HCM),或根据特征性血流动力学病理改变分为限制型心肌病(RCM)。致心律失常性右心室发育不良是一种比较少见的心肌疾病,与年轻人猝死有关。特殊类型心肌病主要指与特定的心脏或系统性疾病相关的心肌疾病。

2.AHA 分类

心肌病按累及的器官主要分为两大类。

(1)原发性心肌病:遗传的、非遗传的或后天获得的仅累及心脏或以心脏受累为主的心肌疾病。

(2)继发性心肌病:心肌的病理学改变表现为各种各样的系统性(累及多器官)紊乱的一部分。在这些系统性疾病中,心肌的病变是继发的。

(三)流行病学

DCM 是心肌病中最常见的类型,在普通人群中的患病率估计为(40～50)/10 万人。HCM 约占心肌病总例数的 1/5,RCM 和致心律失常性右心室发育不良极少见。

心肌病的特征性表现:

(1)通过二维或多普勒超声心动图对心室腔大小、室壁厚度及左心室收缩、舒张功能进行测定可区分各种主要的心肌病类型。

(2)DCM 的特点包括左心室(LV)腔扩大和收缩功能下降。HCM 表现为 LV 腔变小或正常,LV 肌层肥厚及收缩功能增强。RCM 则主要表现为舒张功能障碍。

应注意,各型心肌病间有交叉。晚期 HCM 时心腔扩大,可同时有 HCM 和 DCM 的表现。

某些只有轻度左心室壁肥厚的 HCM 患者,可表现出类似 RCM 的血流动力学特征。RCM 也可表现出一定程度的心室扩张,被称为"轻微扩张型 RCM"。即使各型心肌病独立存在,其临床表现亦可有一定程度的交叉。

二、扩张型心肌病

(一)定义

WHO 将 DCM 定义为左心室或双心室腔扩张伴收缩功能不全的心肌病变。其病因可多样,且心脏的功能损害不能用心脏疾病的负荷状态异常或缺血损伤程度来解释。组织学发现常为非特异性的。临床表现为进行性心力衰竭。心律失常、血栓栓塞及猝死比较常见,并且可发生于疾病的任何时期。

(二)病因学

病因迄今不明,除特发性、家族遗传性外,近年来认为持续病毒感染是其重要原因,此外,化疗后(多柔比星)、获得性免疫缺陷综合征、浸润性疾病(血色素沉着症)、围生期心肌病、伴发于肌营养不良、心动过速,乙醇也可引起本病。一些可逆性心脏病的心脏改变可能很像特发性DCM。其中之一就是心动过速性心肌病,它可见于反复发作的室上性心动过速或长时间心房颤动患者。通过治疗心律失常,这种 LV 功能不全可以逆转。频发室性期前收缩者也可出现LV 功能不全,有效控制室性期前收缩后,可以使 LV 功能恢复正常。冬眠心肌是另一种可逆性心肌病的病因。

浸润性疾病(特别是血色素沉着症)可引起 DCM,随着过量的铁被清除,心功能也可恢复。虽然血色素沉着症和淀粉样变性都可以引起浸润性心肌病,但血色素沉着症不像淀粉样变性那样引起心室壁的增厚。血色素沉着症诱发的 DCM 患者,经每周放血疗法可使 LV 功能明显改善并使心腔缩小。与之相反,淀粉样变性引起的心肌病是不可逆转的。

(三)病理

DCM 心脏大体外观的表现比较特殊,且在所有患者几乎一致:通常 4 个心腔均有扩大,两心室心尖部心腔内常有血栓形成。LV 壁厚度大致正常,但由于左心室舒张内径扩大,LV 肌肉总重量明显增大,同时也伴有右心室扩大。

(四)临床表现

起病缓慢,常有饮酒过量和高血压病史,多在临床症状明显时方就诊,如有气急,甚至端坐呼吸、水肿和肝大等充血性心力衰竭的症状和体征时,始被诊断。部分患者可发生栓塞或猝死。主要体征为心脏扩大,早期只表现为 LV 扩大,随后出现左心房扩大,最后,所有心腔均扩大,右心室扩大时提示预后不良。常可听到第三或第四心音,心率快时呈奔马律。常合并各种类型的心律失常。DCM 不会引发心绞痛,当出现心绞痛时,常提示存在冠状动脉疾病。

(五)辅助检查

1.胸部 X 线检查

心影常明显增大,心胸比>50%,肺瘀血。

2.心电图

可见多种心电异常如心房颤动、传导阻滞等各种心律失常。其他尚有 ST-T 改变,低电压,R 波减低,少数可见病理性 Q 波,多系心肌广泛纤维化的结果,但需与心肌梗死相鉴别。

3.超声心动图

本病早期即可有心腔轻度增大,后期各心腔均增大,以左心室增大早而显著,室壁厚度正常,即使冠状动脉血流无明显降低,DCM 患者也可出现节段性室壁运动异常,提示心肌收缩力下降,以致二尖瓣、三尖瓣本身虽无病变,但在收缩期不能退至瓣环水平,而彩色血流多普勒显示二尖瓣、三尖瓣反流。

4.心脏放射性核素检查

核素血池扫描可见舒张末期和收缩末期左心室容积增大,左心室射血分数降低;核素心肌显影表现为灶性散在性放射性减低。

5.心导管检查和心血管造影

早期近乎正常,有心力衰竭时可见左、右心室舒张末期压、左心房压和肺毛细血管楔压增高,心输出量、心脏指数减低。心室造影可见心腔增大、室壁运动减弱、心室射血分数低下。冠状动脉造影多无异常,有助于与冠状动脉性心脏病的鉴别。

6.心内膜心肌活检

心内膜心肌活检可见心肌细胞肥大、变性间质纤维化等。活检标本除发现组织学改变外,尚可进行病毒学检查。

(六)诊断与鉴别诊断

本病缺乏特异性诊断指标,临床上看到心脏增大、心律失常和充血性心力衰竭的患者时,如超声心动图证实有心腔扩大与心脏弥散性搏动减弱,即应考虑有本病的可能。但应除外各种病因明确的器质性心脏病,如急性病毒性心肌炎、风湿性心脏病、冠心病、先天性心血管病及各种继发性心肌病等后方可确立诊断。

(七)治疗

因本病原因未明,尚无特殊的防治方法。在病毒感染时密切注意心脏情况并及时治疗,有一定的实际意义。目前治疗原则是针对充血性心力衰竭和各种心律失常。一般是限制体力活动,低盐饮食,应用洋地黄和利尿药。但本病较易发生洋地黄中毒,故应慎用。此外,常用扩血管药物、血管紧张素转换酶抑制剂(ACEI)等长期口服。近年来发现在心力衰竭时能使肾上腺素能神经过度兴奋,β受体密度下降,选用β受体阻滞药从小剂量开始,视症状、体征调整用量,长期口服可使心肌内β受体密度上调而延缓病情进展。这样不但能控制心力衰竭而且还能延长存活时间。中药黄芪、生脉散和牛磺酸等有抗病毒、调节免疫改善心功能等作用,长期使用对改善症状及预后有一定的辅助作用。由于上述治疗药物的采用,目前扩张型心肌病的存活率已明显提高。对一些重症晚期患者,合并左束支传导阻滞可在药物治疗的基础上,考虑置入双腔或三腔起搏器,通过调整左、右心室收缩程序,改善心脏功能,缓解症状,有一定疗效。对长期严重心力衰竭,内科治疗无效的病例,可考虑进行心脏移植。在等待期如有条件尚可行左心机械辅助循环,以改善患者心脏功能。也有试行左心室成形术,通过切除部分扩大的左心室同时置换二尖瓣,以减轻反流、改善心功能,但疗效尚待肯定。

(八)DCM 预后不良的预测因素

(1)心室功能异常(射血分数下降是最重要的预测因子)。

(2)LV 腔扩大(由胸部 X 线片的心胸比,超声心动图 LV 舒张期末直径评估,后者更为准确),右心室扩大是预后较差的独立危险因素。

(3)心功能分级:纽约心脏协会心功能分级高,心肺联合运动试验的最大氧摄取量<12mL/(kg·min)。

(4)心电图:左束支传导阻滞;无症状的非持续性室性心动过速。

(5)临床表现:左心衰竭或右心衰竭,晕厥。

(6)内分泌活性和电解质水平:低钠血症(血清钠浓度<135mmol/L);血浆儿茶酚胺、心房钠尿肽及肾素水平增高。

(7)血流动力学改变:LV 舒张期末压升高(>18mmHg)或以肺毛细血管楔压替代 LV 舒张期末压;心输出量下降[心功能指数<2.5L/(min·m²)];肺动脉高压(肺动脉收缩压>35mmHg)。

(8)心肌活检:心肌细胞内肌丝减少;肠道病毒 RNA 检测持续阳性。

三、限制型心肌病

(一)定义

限制型心肌病(RCM)以一侧或双侧心室充盈受限、舒张容积正常或降低,但收缩功能及室壁厚度正常或接近正常为特征。发生这种改变的原因通常是,心肌顺应性降低导致室内压急剧上升,而心室容积仅轻度增加。RCM 可累及单侧或双侧心室,因此会表现出左心室或右心室衰竭的症状或体征。右心室受累的体征通常较为常见,表现为中心静脉压升高、外周水肿及腹水。左心室受累时,常表现为气短、肺水肿,而心脏大小一般正常。患者出现心力衰竭但没有心脏增大或收缩功能不全的证据时,应考虑 RCM 的可能。RCM 需要与缩窄性心包炎进行鉴别,因为缩窄性心包炎与 RCM 有相同的临床表现,但它可以通过外科手术治愈。

（二）病因学

RCM 是心肌病中最少见的一种类型。关于病因学方面，在非热带地区，心肌淀粉样变性是研究得较深入的一种病因。在非洲部分地区，心内膜心肌纤维化呈地方性流行，在美国中部和亚洲则呈现出散发的特点。有很多局部或全身性疾病能导致 RCM，有些疾病在临床上非常罕见。一些比较常见的疾病，如心肌淀粉样变性，可以有心力衰竭的表现。特发性 RCM 出现血流动力学异常时却很难发现组织病理学的改变。

1.特发性 RCM

特发性 RCM 可能是家族性的，可伴有肢体骨骼肌病和房室传导阻滞。在儿童中，特发性 RCM 更多见于女孩，且预后更差，平均存活期约为 1 年。对于成年人，特发性 RCM 的病程长短不一，一部分心脏重量轻至中度增加的患者临床病程似乎更长。特发性 RCM 中，双心房扩大很常见，通常伴心耳内血栓形成。心室大小一般不变，收缩功能正常或轻度减低。如存在肺动脉高压，右心室可有扩大。如果纤维化影响到了传导系统，可能会导致完全性传导阻滞而需要起搏治疗。

2.淀粉样变性

在原发性淀粉样变性中心肌受累更加常见，主要由浆细胞产生的免疫球蛋白轻链造成，这种情况多见于多发性骨髓瘤。家族性淀粉样变性也可出现心肌受累。其发病机制是，损伤后正常心肌被浸润性间质所替代。舒张期充盈受限可见于无症状的 RCM 患者。心肌淀粉样变性的患者也可出现心绞痛。心肌淀粉样变性的患者出现 RCM 提示预后不良，约55%的患者死于心律失常或心力衰竭。淀粉样物质的心肌浸润多见于老年患者和一些有慢性心脏病的患者，如风湿性心脏病、某些先天性心脏病。通过心内膜下心肌活检和免疫组织化学染色的方法能帮助我们区分不同种类的心肌淀粉样变性。

心肌淀粉样变性患者的心肌组织较僵硬、顺应性差，心室腔缩小或扩大，心耳常伴血栓形成。该病的典型表现：不溶性的淀粉样纤维组织沉积于 4 个心腔，导致心腔壁增厚，不伴有心腔扩大。有时心包、瓣膜和冠状动脉可受累。左心室壁厚度可作为预后判断因素，室壁厚度正常者平均可存活 2.4 年，而室壁明显增厚者仅为数月。增厚的心腔壁在二维超声心动图上有特征性的颗粒状闪烁表现。心脏舒张期充盈受限也可作为存活率下降的一个预测因素。

淀粉样物质沉积在心脏的传导系统后，可导致包括复杂性室性心律失常在内的各种心律失常。心电图多表现为低电压心房颤动、心室率较慢。具有低电压心房颤动等典型心电图表现的心肌淀粉样变性患者，在接受起搏器治疗时，很难在右心室找到一个起搏阈值合适的位置来固定电极。心律失常的严重程度与心力衰竭的程度及超声心动图的异常表现有关。根据病程阶段的不同，患者可出现包括不对称的室间隔肥厚、心力衰竭、舒张功能不全、射血分数降低等表现。

3.其他浸润性和贮积性疾病

很多浸润性疾病可导致 RCM。Gaucher 病及其相关综合征能造成包括心脏在内的多器官的脑苷脂沉积。在 Hurler 综合征患者中，黏多糖可在心肌、心脏瓣膜及冠状动脉沉积，进而导致 RCM。Fabry 病患者也可表现出 RCM 的症状。

心脏肉瘤样病最初可表现为舒张功能不全而收缩功能正常，随后损伤和纤维化进展可导致收缩功能不全,弥散性收缩乏力及节段性室壁运动异常。系统性肉瘤样病的患者可出现心肌受累,导致亚临床的心功能不全。心脏肉瘤样病因传导系统受累可表现为猝死或高度房室传导阻滞。心内膜活检有助于诊断心脏肉瘤样病,但活检阴性并不能排除该疾病。

心内膜心肌纤维化和 Loffler 心肌炎(嗜酸性粒细胞性心肌病)是 RCM 的不同表现形式,但都与嗜酸性粒细胞增多症有关。任何原因造成严重的长期嗜酸性粒细胞增多(过敏性、自身免疫性、寄生虫感染、白血病或特发性)都可导致嗜酸性粒细胞在心肌组织的浸润,使心肌顺应性降低。虽然有碱性及阳离子蛋白的保护作用,但嗜酸性粒细胞脱颗粒产生的酸性及阴离子蛋白仍会造成心肌细胞的损伤。Loffler 综合征晚期将出现密集的心内膜下心肌纤维化、室内血栓形成、心室腔填充。有时,纤维化较局限,导致瓣膜关闭不全或狭窄,可以通过瓣膜置换进行治疗。

心内膜心肌纤维化患者预后不良,手术切除纤维化部分联合瓣膜修补(或置换)可能会改善预后。该病的潜在隐患是会导致左心室或右心室衰竭。与其他原因导致的 RCM 相比,心内膜心肌纤维化很少引起猝死和昏厥发作。心电图可见心房颤动、QRS 波群低电压、一度房室传导阻滞及左心房增大。超声心动图可见二尖瓣反流及心尖部血栓形成,体循环栓塞和肺栓塞很少见。

(三)临床表现

隐匿型 RCM 没有明显临床表现。主要症状包括气促、阵发性呼吸困难、端坐呼吸、外周水肿、腹水及乏力。心肌淀粉样变性引起 RCM 时,心绞痛可以是首发症状,其他类型的 RCM 没有心绞痛。在一些进展期病例中,可见除心脏增大以外所有的心力衰竭症状,其临床表现很像缩窄性心包炎。1/3 以上的特发性 RCM 患者可能会出现血栓栓塞并发症。心肌淀粉样变性和肉瘤样病所致的 RCM 病例中,传导阻滞比较常见。心房颤动多见于特发性及心肌淀粉样变性 RCM。在老年人群中,应鉴别 RCM 与年龄相关性心肌顺应性减低。

RCM 体检的特征性表现包括:静脉压力升高,吸气时颈静脉搏动无减弱,可能还会上升(Kussmaul 征)。进展期患者常发生外周水肿和腹水,还可能出现肝大、肝震颤。左心室收缩功能一般正常。第一心音和第二心音正常,伴有生理性第二心音分裂。第二心音的肺动脉瓣成分并无增强。可闻及右心室或左心室起源的第三心音,第四心音少见。心前区体征多正常,可出现二尖瓣和(或)三尖瓣反流性杂音。

胸部 X 线片检查时,心脏通常大小正常。存在房室瓣关闭不全时,可见心房增大。可出现肺瘀血和肺间质水肿,肺间质水肿的患者可见 KerlyB 线。胸腔积液也比较常见。心电图可见非特异性 ST 段和 T 波异常、束支传导阻滞、房室传导阻滞、心室肥大的表现。

如果临床上有可疑的指征,可进行血清蛋白电泳、电解质分析、血管紧张素转换酶水平分析及适当的寄生虫检查。

(四)辅助检查及诊断

1.超声心动图检查

超声心动图对 RCM 具有诊断意义。多数情况下,二维超声心动图可见左心室大小和功能正常,双侧心房均增大。特发性 RCM 室壁厚度多正常。而一些浸润性疾病导致的 RCM(如心肌淀粉样变性)则表现出室壁增厚。多普勒超声心动图显示充盈受限,提示心腔顺应性明显下降。可见舒张早期充盈速率增快（≥1.0m/s），心房充盈速率减慢（≤0.5m/s），舒张早期充盈与心房充盈比值增大（≥2），减速时间缩短（≤150ms），等容舒张期缩短（≤70ms）。E/A比值增高，二尖瓣流入速率减速时间缩短，提示心室充盈的突然终止；还可见到肺静脉收缩、舒张血流速率比值下降，常提示存在中度肺动脉高压。

2.心导管检查

RCM的血流动力学特征是：舒张期开始时，心室压力曲线出现深大、快速的下降；而后，在舒张早期，迅速上升直达平台期。这一现象称为"平方根"征，虽然RCM右心室压力也会升高，但右心房舒张期高压更为明显，平均达15～20mmHg。左心室舒张期压力曲线与右心室相一致，但比右心室高5mmHg左右，两者的数值也可能相同。运动后，左、右心室的压差会变得更加明显。

（五）鉴别诊断

缩窄性心包炎的临床病程与普通心包炎很相似。有结核感染病史时应考虑有无缩窄性心包炎，在某些非工业化国家更是如此。缩窄性心包炎也常继发于创伤、心脏外科手术、放疗，以及急性心包炎（数年后可发生缩窄性心包炎）后。某些RCM也能导致缩窄性心包炎，如心肌淀粉样变性和心脏肉瘤样病，但这种情况十分罕见。没有方法能完全而可靠地将这两种疾病区别开来，有时只能依赖于心包活检。

（六）治疗

1.对症治疗

利尿药可用于治疗肺部及全身静脉瘀血，但要注意用量，大量的利尿药能降低心室充盈压，降低心输出量而导致低血压、低灌注的症状。地高辛因其潜在的致心律失常作用而不推荐使用，尤其是对于心肌淀粉样变性的患者。对RCM患者而言，维持窦性心律是十分重要的。心房颤动可抵消心房对心室充盈的作用，使早已存在的舒张功能不全更加恶化，进而引起心室率代偿性增快。如严重的传导系统病变，则应置入起搏器进行治疗。由于RCM患者心脏每次输出量近乎固定，因此，缓慢性心律失常可能会加剧心力衰竭，所以，维持心率是十分重要的。正因为如此，钙通道阻滞药和β受体阻滞药这些影响心率的药物对RCM的治疗并无益处。心脏肉瘤样病常出现恶性室性心律失常，应置入自动复律除颤装置。RCM患者心耳处常有血栓形成.因而有栓塞并发症的风险，因此，大部分患者都应采用华法林进行抗凝治疗。

2.特殊治疗

（1）心肌淀粉样变性的治疗：在某些有全身症状的心肌淀粉样变性RCM患者中，虽然药物治疗有一定的益处，但是，该类患者总体预后不良。在某些经验丰富的中心，心脏移植治疗已获得成功。但是，如果特发性心肌淀粉样变性患者术后未进行干细胞移植治疗，或者家族性淀粉样变性患者术后未进行肝移植，那么，淀粉样变性所致的心脏病变在移植术后仍可能复发。

（2）心内膜心肌纤维化和嗜酸性粒细胞增多性心肌病的治疗：Loffler心内膜炎患者早期应用皮质醇和细胞毒性药物能改善症状和存活率。在心内膜心肌纤维化的晚期，手术切除纤维化的心肌及瓣膜置换能缓解患者症状。

（3）其他类型心肌病的治疗：血色素沉着症的并发症和预后取决于铁离子沉积的程度，早期静脉切开放血或铁螯合剂疗法可能会对某些存在心力衰竭相关性血流动力学异常的患者有益。心脏及肝联合移植治疗已获得成功。

对于原发性及家族性 RCM 应考虑心脏移植治疗。虽然心肌肉瘤样病患者也可以进行心脏移植,但是移植后的心脏容易复发肉瘤样变。

四、肥厚型心肌病

肥厚型心肌病(HCM)是相对常见的基因功能失调(1∶500)造成的以左心室肥大为特征的疾病。无种族和性别差异。HCM 为编码心肌肌节收缩蛋白的基因突变引发的常染色体显性遗传疾病。最常见的突变见于心肌 β 肌球蛋白重链、肌球连接蛋白 C、心肌钙蛋白 T。通过超声心动图检出的人群发病率为 1∶500,是临床较常见的原发性心肌病,是年轻人猝死的主要原因,同时亦是各年龄段心功能不全的重要原发病变。

(一)临床表现

HCM 可在任何年龄段内被诊断,但其临床表现差异较大。患者可以完全无症状,只是根据心脏杂音、异常心电图或通过在参与竞技类体育运动前的监测从而做出诊断。有的患者心肌肥厚已经十分严重,但仍无症状。有的患者直到突然的心源性猝死才被诊断出来。

1.症状

HCM 典型的三联征包括劳力性呼吸困难、心绞痛、昏厥先兆或昏厥。伴有心房颤动者可出现体循环栓塞。HCM 的气短是左心室舒张功能异常、流出道梗阻或明显的二尖瓣关闭不全所致。心外膜冠状动脉无病变时心绞痛也很常见,其原因是心室肌肥厚导致的心肌供氧与耗氧不平衡、心肌舒张功能异常,以及内皮功能异常导致的小动脉弹性的变化。昏厥可由心律失常或流出道梗阻突然加重引起。HCM 患者常合并自主神经功能异常,血管抑制性昏厥也可能是 HCM 导致昏厥机制的一部分。

2.体征

当存在左心室流出道梗阻时,体检常有异常发现,而在非梗阻性 HCM 则体征可不明显。HCM 体检的特征性改变是左心室肥大。触诊时,发现心尖冲动较为局限但呈抬举样。有时可触及收缩前期明显的心房搏动。当存在流出道梗阻时,可有"三重搏动",但这种典型的体征很难见到,通常只是听到心尖部心音分裂或是双房搏动,第 1 个搏动来源于肥大心房的收缩波(心房推动作用或是心室收缩前的推动作用),第 2 个搏动来源于持续的左心室心尖部的搏动。出现心房搏动是由长期的左心室舒张压增高和二尖瓣关闭不全使心房肥大、收缩有力所致。由于存在心室压力阶差,整个心前区均可闻及粗糙的收缩期喷射性杂音,向心尖和心底部传导,但不向颈部传导。很多患者可闻及二尖瓣反流性杂音。这两种杂音对一些改变左心室负荷状态的检查手法的反应是一致的。

HCM 的杂音在左心室舒张期末容积减少(减少静脉回流和降低后负荷、增加心肌收缩力、应用血管扩张药、正性变力药、利尿药及 Valsalva 动作)时增强,卧位、被动抬起下肢、负性变力药(如 β 受体阻滞药)、丙吡胺和任何增加左心室舒张期末容积的方法均使杂音减弱。让患者活动或爬楼梯后检查也能使心脏杂音增强从而更易发现。

除第四心音奔马律外,还可出现第三心音奔马律。以往认为,心腔扩大是第三心音奔马律产生的必备条件,但在 HCM 患者中,即使无左心室扩张,也常可闻及第三心音及第四心音奔马律。

(二)辅助检查

1.心动图

心动图可表现为左心室肥大、复极异常、病理性 Q 波、左心房或右心房扩大等异常征象。

2.超声心动图

二维和多普勒超声是诊断和评价 HCM 的标准检查。二维超声心动图可以直观地判定心肌肥厚的部位和程度。虽然多数患者出现室间隔和前侧壁非对称性肥厚,但也可以是弥散性向心性肥厚或心尖、左心室游离壁的局限性肥厚。超声声学造影能帮助我们发现一些特殊的 HCM,如心尖部 HCM。有流出道梗阻时,常可见到二尖瓣收缩期前向运动。

3.基因实验室 DNA 检测

DNA 检测是诊断 HCM 最确切的方法。

(三)诊断及鉴别诊断

主要的诊断方法是二维超声心动图,心脏磁共振检查和计算机断层扫描也能确定心肌肥厚。但一定要注意的是,在诊断 HCM 之前,还应考虑到其他原因导致的心肌肥厚(如高血压、主动脉瓣或瓣下狭窄)或室壁增厚(如心肌淀粉样变性、Fabry 病、Freidrich 共济失调)。HCM 还应当通过超声或心脏磁共振检查与"运动员心脏"区别开来。HCM 左心室室间隔壁的增厚是不对称的,常＞15mm,左心房增大(＞4cm),左心室舒张期末直径不超过 45mm;"运动员心脏"心肌肥厚常是向心性的,室间隔厚度≤15mm,左心房直径≤4cm,左心室舒张期末直径＞45mm,训练停止后,肥厚常可在 3 个月内自行消退,相对于 HCM 心脏舒张功能的异常,"运动员心脏"舒张功能是正常的。

(四)治疗

HCM 治疗的主要目标在于缓解症状、改善运动耐力和预防猝死。主要包括一般治疗、药物治疗、外科治疗、心肌化学消融治疗及预防猝死治疗。

1.一般治疗

(1)患者所有的第 1 代亲属均应行超声心动图筛查,青年患者如果要结婚就应进行基因检测。

(2)HCM 的成年家庭成员应每 5 年复查 1 次,儿童或要参与竞技性体育运动的家庭成员应每 12～18 个月复查 1 次。

(3)HCM 患者应避免参与剧烈运动.参与小运动量的有氧运动能降低心血管病死率。

(4)患者在进行牙科或外科手术时,应预防性应用抗生素以防止心内膜炎的发生。

(5)避免脱水。

(6)需行动态心电图并连续观察 24～48h,以检测有无室性心动过速并进行风险分级。

有症状的 HCM 患者应首选负性变力药。首选大剂量 β 受体阻滞药,普萘洛尔每日 200～400mg 或等同剂量的其他 β 受体阻滞药。选择性 β 受体阻滞药在大剂量时会丧失其选择性,故使用 β₁ 受体阻滞药并无额外益处。β 受体阻滞药可通过减慢心率使舒张期充盈时间延长、心肌耗氧量下降、心肌缺血减轻,从而使 50％的患者症状缓解。若单用 β 受体阻滞药不能有效地降低流出道压差并使症状缓解,可联用钙通道阻滞药,通常应用维拉帕米每日 240～

320mg。重度流出道梗阻者应用钙通道阻滞药要小心,因为外周血管的突然扩张可能会使血流动力学状况急剧恶化。二氢吡啶类钙通道阻滞药因单纯地扩张血管而禁用于梗阻性 HCM 的治疗。利尿药用于有心力衰竭症状的 HCM 患者,但因有患者存在舒张功能不全,需要相对高的充盈压满足心室足够充盈,故应谨慎给药,最好在无流出道梗阻情况下应用。丙吡胺为Ⅰ类抗心律失常药,负性变力作用强,也可用于治疗 HCM,可以改善 SAM 征、流出道梗阻、二尖瓣反流,改善存在静息梗阻患者的症状,但其抗胆碱能效应常可导致男性尿潴留和口干。另外,本药可加快房室结传导,在心房颤动时可增加室率,故建议同时给予低剂量的 β 受体阻滞药。血管扩张药、大剂量的利尿药和正性变力药物由于能加重左心室流出道梗阻而应当避免使用。

2.经皮室间隔乙醇消融术

室间隔乙醇消融术是某些药物难治性梗阻性 HCM 患者作为替代手术切除方法的另一种可供选择的治疗方案。在心肌对比超声指导下,向灌注肥厚室间隔支的目标血管注入乙醇,室间隔消融类似于室间隔切除术,减少室间隔厚度,扩大左心室流出道,降低二尖瓣反流,从而快速减轻静息时左心室流出道压差。冠状动脉夹层引起的心肌梗死、乙醇导致的左前降支闭塞、冠状动脉无复流较少发生。另外,消融导致的心室壁变薄与心律失常事件、HCM 终末期的关系还不明确。因此,乙醇消融术的病例选择至关重要。

3.双腔起搏治疗

早期研究认为起搏治疗可以减轻左心室流出道梗阻,改善患者症状,而后期随机试验却未见明确结果。对药物治疗无效而又无其他合适治疗措施的老年严重左心室流出道梗阻患者可以选择应用起搏治疗。

4.HCM 终末期药物治疗

50%的 HCM 患者能发展成收缩功能不全和心力衰竭,常与左心室壁变薄、心腔增大有关。此类患者的治疗包括减轻心脏负荷、逆转心脏重构治疗。无效者可考虑心脏移植。

5.HCM 合并心房颤动

阵发性或永久性心房颤动可见于 20%～25% 的 HCM 患者,与高龄、左心房增大有关。随疾病进展可最终导致心力衰竭性死亡、致命或非致命性脑卒中。初发心房颤动 48h 内者可在排除心房血栓、抗凝治疗基础上给予电复律或药物复律。胺碘酮是预防心房颤动复发的有效药物。慢性心房颤动,β 受体阻滞药和维拉帕米能有效控制心室率。有时可根据病情选择房室结消融联合起搏器治疗。慢性或阵发性心房颤动患者均应接受抗凝治疗(华法林)。

6.HCM 合并妊娠和分娩

HCM 患者一般能耐受妊娠和分娩。绝对病死率较低,除非有严重症状或临床风险较高的妇女,此类患者妊娠和分娩期间在应给予心脏检查和产科护理。

(五)注意事项

1.对 HCM 患者(尤其是 60 岁以上)进行危险分层,具备以下条件者为高危患者。

(1)心搏骤停病史或自行终止性室性心动过速。

(2)家族近亲有未成年人心脏性死亡史,尤其是猝死。

(3)未知原因的昏厥(尤其运动时),反复发作、年轻患者。

(4)24h 心电图记录到心率 120 次/分以上的非持续性室性心动过速 3 次以上。

(5)适量运动时出现异常的低血压,尤其 50 岁以下。

(6)左心室壁最大厚度≥30mm。

2.预防心源性猝死:心源性猝死是 HCM 患者早亡的最主要形式,多见于无或症状轻微的年轻患者,30~35 岁以下的青少年常见。猝死可发生于轻度运动、坐姿、睡眠时。资料显示最普遍的机制是心室颤动,其他因素尚有室上性心动过速、心律失常、心肌缺血、传导疾病等。

有心搏骤停病史、持续自发性室性心动过速的患者发生猝死的危险性极高,可考虑安装自动复律除颤器作为二级预防的手段,应综合年龄、风险因素的强度考虑预防策略的制订。胺碘酮能改善 HCM 的生存率,高危因素的患者可选择应用。但 ICD 可能是最有效、可靠的预防措施。年轻的 HCM 患者应限制剧烈运动以减少猝死发生。患者的直系亲属和其他家庭成员中,如 DNA 检查不能进行时,筛查措施包括病史和体检、12 导联心电图、二维心脏超声、每年临床评估(尤其 12~18 岁)。左心室肥大可能延迟出现,因此 18 岁以上的亲属应每 5 年检查心电图、心脏超声进行临床评估,尤其是有家族晚发疾病病史的家庭。

五、致心律失常性右心室心肌病

致心律失常性右心室心肌病(ARVC)在 1995 年 WHO 分类体系中被单独列出。它是常染色体显性遗传疾病,广泛的或局部的心肌被取代为脂肪或纤维脂肪组织,主要影响右心室,可通过磁共振或心内膜活检(取小梁或室间隔)检测。>50% 的病例通过常染色体显性遗传,核盘状球蛋白和桥粒斑蛋白基因的突变(ARVC 的隐性形态称为 Naxos 病)与家族性 ARVC 有关。残留的心肌细胞岛或束常为电活动不稳定的,导致广泛的室性心动过速和年轻个体的猝死。临床上,可表现为成年人早期的心动过速或右心衰竭(有时延伸到左心室)。心脏超声能发现局部的右心室室壁瘤或孤立的右心衰竭,心电图则提示前壁导联 ST 段模糊和 T 波倒置(epsilon 波)不伴右束支传导阻滞。常需要积极的治疗如抗心律失常药物、射频消融和 ICD 置入。心力衰竭难以处理,部分病例可考虑心脏移植。

六、其他类型心肌病

(一)缺血性心肌病

该病表现为心室扩大、收缩功能受损,其症状与冠状动脉疾病的严重程度或缺血程度不符。

(二)瓣膜性心肌病

该病表现为心室功能不全,但其程度与已存在的心肌负荷异常不成比例。

(三)高血压性心脏病

该病常表现为 LV 肥大伴 DCM 或 HCM 的临床特征及心力衰竭。家族性 DCM 占全部 DCM 患者的 20%,DCM 患者的家属成员即使无症状也应进行超声心动图筛查。

(四)炎症性心肌病

该病即心肌炎合并心功能不全。心肌炎是心肌的炎症性疾病,可根据组织学、免疫学及免疫组织化学标准进行诊断。现已发现特发性、自身免疫性及感染型炎症性心肌病。炎症性心肌病变参与了 DCM 及其他心肌病的病理过程(如 Chagas 病、艾滋病病毒、肠道病毒、腺病毒和原细胞病毒)。

(五)代谢性心肌病

该病包括如下类型:内分泌性(如甲状腺功能亢进、甲状腺功能减退、肾上腺皮质功能不全、嗜铬细胞瘤、肢端肥大症及糖尿病)、家族代谢性疾病和浸润性疾病(血色素沉着症、糖原贮积性疾病、Hurler 综合征、Refsum 综合征、Niemann-bick 病、Hand Schuller Christian 病、Fabry-Anderson 病及 Morquio Ullrich 病)、缺乏性疾病(钾代谢紊乱、低镁血症及营养性疾病,如 kwa-shiorkor 病、贫血、维生素 B_1 缺乏病及缺锌)、淀粉样变性(原发性心肌淀粉样变化、继发性心肌淀粉样变化、家族遗传性心肌淀粉样变性)、家族性地中海热及老年淀粉样变性。

(六)系统性疾病

该病包括结缔组织病(系统性红斑狼疮、多发性结节性动脉炎、风湿性关节炎、硬皮病及皮肌炎)及浸润性疾病和肉芽肿。

(七)肌营养不良性疾病

该病包括脊髓病性、Becker 及强直性肌营养不良。神经肌肉异常该病包括 Friedreich 共济失调、Noonan 综合征和着色斑病。

(八)过敏和毒性反应

该病包括对乙醇、儿茶酚胺、蒽环类抗生素、照射及其他物质过敏或中毒。乙醇性心肌病可发生于大量饮酒者。目前,还不能确定乙醇是发病的原因还是条件,也不能提供精确的诊断标准。

(九)围生期心肌病

该病首次发病出现在围生期,可能是一种特殊的类型。

(十)应激性心肌病

应激性心肌病首次报道于日本,临床上表现为急性左心室收缩功能障碍,但能很快恢复,不伴有冠心病。与左心室远端形态有关(心尖球形),由较重的心理应激引起。

第六节　病毒性心肌炎

近年来,国内病毒性心肌炎的发病率有所增高,病毒所致心脏疾病包括心包、心肌及心内膜炎等,而临床上以心肌炎最多见,其次为心肌心包炎。心肌中病毒持续感染可致扩张型心肌病。

很多病毒都可引起心肌炎,其中以肠道病毒包括柯萨奇 A.B 组病毒、ECHO 病毒、灰髓炎病毒等为常见,尤其是柯萨奇 B 组病毒(CVB)。此外,流感、风疹、单纯疱疹、巨细胞病毒、肝炎病毒及腺病毒等均能引起心肌炎。

病毒性心肌炎至今尚无特效治疗措施,虽然不少新药包括抗病毒、免疫抑制剂、免疫调节剂等已被应用于实验性或临床病毒性心肌炎研究,但总的防治方案尚需在阐明发病机制前提下才能有所进展。

一、发病机制

有关发病机制至今尚未阐明,但由于病毒性心肌炎实验动物模型及培养搏动心肌细胞感染 CVB 致心肌病毒性心肌炎模型的建立,用分子杂交标本检测心肌标本中病毒核酸的广泛应用,其发病机制逐渐阐明。一般认为与下述因素有关。

(一)病毒本身所致溶细胞作用

柯萨奇 B3 病毒(CVB3)感染小鼠后,心肌就产生散在坏死病灶,炎症细胞浸润及坏死,免疫组化示巨噬细胞及其他细胞增多,表现为非特异性吞噬或溶细胞作用。Hilton 在 10 例婴儿死于急性心肌炎的心肌中,2 例用 PCR 及原位杂交均检得 EVs-RNA,且阳性信号见于炎症及心内膜下,亦认为心肌病变是病毒的直接溶细胞作用,病毒 RNA 的优先转译曾长期认为是扰乱细胞代谢的主要方面,由此而导致细胞死亡。

因此认为,直接病毒作用机制在 CVB3 感染鼠中所致心肌损害似较以往认识更为重要,特别在非限制性病毒增生的组装方面。

(二)细胞免疫损伤作用

很多实验证明病毒性心肌炎发病与病毒感染导致细胞介导的细胞毒(CMC)作用有关。在某些病毒性心肌炎的病理过程中,最严重的心肌炎症改变即大量的细胞浸润和坏死往往出现于病毒滴度明显降低时;此外用抗胸腺血清或射线去除小鼠的 T 细胞,可阻止发生病毒性心肌炎,提示 CMC 可能是致心肌损害的重要因素。

(三)基因及自身免疫作用

1.病理观察

自不同种小鼠感染 CVB3 后,所致心肌炎的早、晚期病理观察发现,早期病变系病毒使心肌产生单核细胞浸润的炎症反应及心肌坏死;而后期心肌出现纤维瘢痕、单核细胞浸润少见的病理改变,系免疫反应所致。早晚期病变均受基因所控制。Hextomty 认为,CVB3 感染时免疫反应有矛盾作用,首先此反应能阻止病毒继续复制,其次使心肌炎症反应继续进行,并伴同心肌特异性自身抗体产生,这些自身抗体是否提示心肌炎后期是一种自身免疫疾病,或仅是进行性心肌损害的标记尚不清楚。

2.线粒体内层 ADP/ATP 载体自身抗体

ADP/ATP 载体是位于线粒体内膜上的一种疏水性蛋白质,它以耗能过程将 ATP 转移至细胞质中,再将 ADP 送入线粒体经氧化磷酸化生成 ATP。在病毒性心肌炎患者血清中常有 ATP/ADP 载体抗体,而在正常人及冠心病患者中则极为罕见;并发现含该抗体的血清的确可特异性抑制心肌细胞线粒体膜的核酸转运,且这种抑制作用具器官特异性,认为病毒感染可先引起细胞坏死,暴露出 ADP/ATP 载体,再由载体的自身免疫而引起自身免疫性心肌炎。

3.抗肌凝蛋白重链抗体及抗原分子拟似机制

本病的早期免疫反应起自病毒渗入细胞,二期反应起自在早期反应后病毒抗原与心肌肌浆抗原决定簇间的反应。其中最主要的心肌肌浆膜有关抗原(自身抗原)是肌凝蛋白的异构体。有认为在遗传基因人群中,心肌肌凝蛋白可能是导致病毒感染后心肌炎的一种自身抗原。用心肌肌凝蛋白免疫同种动物诱发的心肌炎,与 CVB3 引起的自身免疫性心肌炎(慢性心肌炎阶段)颇为相似。此外,心肌肌凝蛋白位于心肌细胞内,与免疫系统隔绝,正常情况下不能诱发免疫反应,但在病毒感染致心肌细胞破坏后,大量的肌凝蛋白释放入血或淋巴道,与免疫系统接触而诱发自身免疫反应,产生抗肌凝蛋白重链抗体。抗肌凝蛋白重链抗体可能通过与α-HC反应而使肌凝蛋白失活。然而,有人认为该抗体并不能直接作用于完整的心肌细胞,其可能主要通过激活抗体依赖性细胞毒作用损害心肌。

4.白介素 1(IL-1)、γ干扰素(IFN-γ)及肿瘤坏死因子(TNF)等作用

NK 细胞除直接杀伤细胞外,还通过释放 IFN-γ、TNF 等细胞因子诱导增强了心肌细胞主要组织相容抗原-Ⅰ类抗原表达,促进毒性 T 淋巴细胞在感染后期杀伤和破坏心肌细胞,致细胞凋亡以致死亡。

(四)其他机制

1.一氧化氮的作用

研究发现,浸润 CVB3 心肌炎小鼠的巨噬细胞及粒细胞可表达一氧化氮合成酶(iNOS),且 iNOS 具有较高活性,提示 NO 在病毒性心肌炎发病中有一定的作用。

2.信号传递系统

即 G 蛋白-腺苷酸环化酶信号系统异常变化。

3.神经体液的变化

Kanda 的研究,显示心肌炎小鼠心肌细胞中,β_2 受体上调及血管紧张素Ⅰ和Ⅱ的暂时升高,均可能在病毒性心肌炎的病理生理过程中有重要作用。

二、临床表现

国内外报道 59%~88%的病毒性心肌炎患者有过发热、流感或腹泻等先驱病毒感染史。病毒性心肌炎的临床表现常取决于病变的广泛程度,轻重变异很大,可完全没有症状,也可猝死,男性多于女性,成人症状多半轻于婴儿。目前门诊诊断病毒性心肌炎的标准一般偏松,年轻的患者只要在心电图上出现几个期前收缩都被认为患有病毒性心肌炎,其实某些期前收缩与情绪激动、过度劳累有关;某些可能系左室假腱索、二尖瓣脱垂所致;在高热时出现的短暂期前收缩可能系病毒感染的一过性心肌反应,这类期前收缩在退热后会自行消失,因此诊断时必须仔细询问病史,做必要的超声心动图检查及动态心电图监测。

三、病原学检查

(一)病毒分离

成人病毒性心肌炎,一般在心脏症状出现时自咽、肛拭中已分离不到病毒,EM 符合心肌炎诊断的心肌炎患者中也罕见分离到病毒,虽然以往在死于急性病毒性心肌炎的婴幼儿及成年人心肌中均曾报道分离到病毒,但一般罕见。

(二)病毒中和抗体测定

在国内此仍为目前常用的检测心肌炎患者的病毒学依据。将早期及恢复期血清 CVB 中和抗体效价≥4 倍上升或一次≥1:640 作为阳性标准,但有报道此阳性结果与 EMB 标本检测 EVsRNA 结果不相平行而对此持不信任态度。

(三)特异性 IgM 抗体测定

一般用酶标记免疫吸附试验(ELISA)检测,在病程早期 1~3d 即出结果,常见的 CVB 特

异性则抗体检测,均用 CVB 活病毒或灭活病毒作为抗原,抗原性时而不够稳定,又如用活病毒易致实验室污染。国内相关医院和病毒性心脏病重点实验室,用合成多肽替代 CVB 检测 CVB 特异性 IgM,其阳性率与用 CVB 灭活或用活病毒作为抗原相似,而高于双份血清 CVB 中和抗体检测,并具抗原性稳定,特异性强,非病毒本身抗原,无感染性,操作安全可靠等优点,目前已做常规检测。

(四)用分子杂交技术检测心肌活检组织及外周血中病毒 RNA 或 DNA

该检查系有创检查,不易为患者接受,其阳性率与可靠性为 $40\% \sim 60\%$,因此不宜作为常规诊断手段。

四、心肌损伤指标

心肌炎症性坏死时有肌磷酸激酶(CK)升高,尤其是 CK-MB 增高对诊断心肌损伤帮助最大,其他如乳酸脱氢酶(LDH)LDH1>LDH2,谷草转氨酶(AST)亦可见增高,最近在小鼠自身免疫性心肌炎中,在心肌病损严重的患鼠中均有心肌肌钙蛋白(C-tro-ponin)T 及 CK-MB 增高,尤以心肌肌钙蛋白 T 较 CK 敏感。与急性心肌梗死患者中所见雷同。有报道人心肌炎时心肌肌钙蛋白 T 也增高。在多发性心肌和(或)皮肌炎可使心肌受累而很少有临床表现。有认为肌钙蛋白 T 在一般骨骼肌病损中释出亦多,而肌钙蛋白 I 是心肌特异性的,因此作为急性病毒性心肌炎心肌损伤的指标更优于肌钙蛋白 T,出现早而持续时间久。但也有资料认为心肌肌钙蛋白 I 对内源性组织蛋白酶的降解作用持续敏感,故在血中的浓度不够稳定,持续时间相应较短,这方面的优缺点尚需更大标本量给予评价。

五、超声心动图检查心肌炎的进展

近年来,超声在心肌炎的临床应用有了较大进展。

(一)常规超声检查

1.节段性室壁运动异常

据研究报道,64%的急性心肌炎患者出现局部室壁收缩活动减弱、消失或不协调,其部位多见于室间隔与心尖部,甚至可并发室壁瘤。部分心肌炎患者出现上述异常较难与心肌梗死鉴别,尤其当伴有胸痛、缺血型 ST-T、异常 Q 波或心肌酶谱升高时,鉴别诊断需再做冠状动脉造影或心肌活检。Nieminen 等认为,虽然两种疾病室壁运动异常部位的回声线均变窄,但前者同时还具有回声线中断的特点。这一发现为这两种疾病的鉴别诊断提供了新思路。

2.室壁肥厚

动物实验证实,心肌炎的心脏重量与体重之比高于正常。临床研究发现,急性心肌炎可于起病后数天至数周内出现室壁肥厚并收缩功能异常,该现象被认为与一过性间质水肿及心肌变性相关,可于数月后消失。

3.血栓形成

心肌炎附壁血栓形成并不少见,多位于室壁运动减弱部位,提示与炎症或局部血流淤滞有关。

4.心室舒张功能异常

国外学者报道,20%的急性心肌炎患者有舒张期早期的急速充盈及随后的充盈骤停,其中部分病例伴有左心房肥大,并呈现与心室收缩功能不一致的充血性心力衰竭。心导管检查发现其血流动力学特点与限制型心肌病相似。国外学者经心肌活检、心脏超声、心导管检查证实,极少数急性病毒性心肌炎可转化为限制型心肌病。

5.心室收缩功能异常

研究表明,急性病毒性心肌炎中,多无或仅有轻度左心室增大,但 69％的患者有射血分数降低。出现充血性心力衰竭者,左室收缩功能异常占 88％,右心室收缩功能异常占 23％。临床表现仅有房室传导阻滞或胸痛者心功能多属正常。左心室内径与临床充血性心力衰竭无关。

(二)负荷超声试验

Zoot 等对 36 例心肌炎后的患者进行运动负荷超声试验,证实该方法更易检出潜在心功能受损。Kurozuni 等对 21 例有过心肌炎、心力衰竭史、疑诊为扩张型肌病的患者进行血管紧张素Ⅱ负荷超声试验,发现其中 9 例正常,12 例心功能特点与扩张型心肌病类似。后者心肌活检证实其病理改变为心肌变性、肥厚及间质纤维化,类似于扩张型心肌病。由此认为该组患者具有演化为扩张型心肌病的潜在危险。

(三)起声组织特征分析

心肌炎早期与晚期所产生的心肌坏死、水肿、纤维化病灶,可使反射回换能器的超声信号发生细微改变,通过超声组织特征分析可以定量检出这一变化,但部分结果尚存争议。

(四)超声评价心肌炎的转归

Lieberman 等采用超声心动图结合临床,病理特点和转归,将病毒性心肌炎分为 4 个亚型:暴发型、急性型、慢性活动型和慢性迁延型,发现慢性迁延型的左心室功能始终正常,无心力衰竭症状,而其他三型均在不同时期出现程度不同的左心室功能异常;心肌活检发现慢性活动型心肌炎伴巨细胞形成,最终进展为扩张型心肌病;急性型可演变为扩张型心肌病或痊愈不完全;暴发型的心肌炎转归向两极发展,为完全缓解或死亡。

综上所述,尽管超声检查不能特异性诊断心肌炎,但可通过随访室壁运动、室壁厚度心脏收缩、舒张功能并结合超声负荷试验、超声组织特征分析技术提高急性病毒性心肌炎诊断的可靠性,帮助判断心肌炎的分型、病程、疗效及预后。

六、病毒性心肌炎与扩张型心肌病的关系

病毒性心肌炎与扩张型心肌病的关系越来越被人们所重视。动物实验中柯萨奇 B 病毒(CVB)、脑心肌炎病毒等不但可引起病毒性心肌炎,并能导致类似扩张型心肌病样改变的报道已不少见。目前普遍认为病毒性心肌炎可演变为扩张型心肌病,甚至建议应摒弃"心肌炎"与"扩张型心肌病"的说法,因这两个术语仅仅是描述了同一疾病的两个不同表现。也有人把与病毒有关的心脏病统称为病毒性心脏病。病毒性心肌炎演变成扩张型心肌病的确切机制尚未完全阐明,而解决这一问题显然对病毒性心肌炎和扩张型心肌病的防治具有重要意义。近年来,由于聚合酶链反应(PCR)及原位杂交等分子生物学技术的发展和应用,对这些问题的研究正日益深入并已取得许多进展。目前认为病毒性心肌炎演变成扩张型心肌病主要与下列因素有关。

(一)病毒持续感染

众所周知,引起病毒性心肌炎的病毒主要为肠道病毒(EV),尤其是柯萨奇 B 组病毒。近

年来,人们用原位杂交等分子生物学技术在急、慢性病毒性心肌炎及扩张型心肌病心肌标本中均检测到 EVsRNA,提示 EV 持续感染可能是病毒性心肌炎慢性进展及扩张型心肌病发病的原因。病毒持续感染在病毒性心肌炎演变为扩张型心肌病中的机制可能包括以下几点。

1.病毒对心肌组织的直接损害

与急性 EV 感染致心肌细胞破坏伴炎症细胞浸润不同,EV 持续感染主要引起肌原纤维的退行性变、心肌肥厚和间质的纤维化。

2.诱发自身免疫反应

CVB3 的病毒蛋白质与心肌细胞内的某些蛋白质如肌凝蛋白和 ADP/ATP 载体等存在相同的抗原决定簇,病毒持续感染可激活机体产生相关抗体及致敏淋巴细胞,发生交叉免疫反应而致心肌持续损害。

3.病毒持续感染可能影响心脏基因表达

Lilzqrist 等和 Grasso 等采用 PCR 分别检测 35 例和 21 例扩张型心肌病患者的心脏移植心肌标本中的 EVsRNA,结果均为阴性。另外在扩张型心肌病患者心肌标本中也未检出 EVsRNA。他们认为扩张型心肌病与 EV 持续感染无关。

(二)自身免疫

在病毒性心肌炎和扩张型心肌病患者血清中常发现有特异性心肌自身抗体,如抗心肌肌凝蛋白重链抗体及抗 ADP/ATP 载体抗体,表明自身免疫反应在病毒性心肌炎和扩张型心肌病的发病中具有重要作用,心肌炎和扩张型心肌病可能均是病毒感染引起的自身免疫性心肌病。

(三)细胞介导的细胞毒作用(CMC)

已知病毒性心肌炎发病机制中,由病毒感染早期 NK 细胞释放的穿孔素起有一定作用,病毒性心肌炎时心肌中有明显穿孔素表达。近来,Seko 尚证实扩张型心肌病的心肌中也有穿孔素表达,提示穿孔素在病毒性心肌炎和扩张型心肌病中可能均起了介导心肌损害的作用。因此,CMC 可能是病毒性心肌炎和扩张型心肌病免疫病理的共同基础,也可是病毒性心肌炎演变成扩张型心肌病重要机制。

(四)遗传因素

有证据表明,遗传因素也是病毒性心肌炎转化为扩张型心肌病的一个重要原因。

综上所述,病毒性心肌炎和扩张型心肌病可能密切相关,即病毒性心肌炎能演变为扩张型心肌病。然而,众所周知,绝大部分病毒性心肌炎经治疗能够痊愈,仅有少数可能发展为扩张型心肌病。因此,病毒性心肌炎发展为扩张型心肌病是多因素的综合作用,可能在一定的遗传缺陷的背景下,病毒感染诱发自身免疫反应,包括体液免疫和(或)CMC 等,对心肌产生持续性损害,这一切均有待进一步研究。此外,尚有人认为病毒感染也可能仅仅加速了已经存在的隐匿性扩张型心肌病的发展。

七、心肌炎的治疗

病毒性心肌炎的治疗目前仍多采用休息、营养心肌、对症及支持等综合治疗。许多新药不断应用于病毒性心肌炎的试验及临床研究,以求取得治疗上的新突破。

(一)免疫抑制剂

有关这类药物治疗病毒性心肌炎的研究颇多,但无论是实验研究抑或临床领域的调查,至今尚无取得一致意见。环孢素通过干扰激活的 T 辅助淋巴细胞释放 IL-2 而产生免疫抑制作用。

近年有报道 FIC－506(一种新型的免疫抑制剂)应用于病毒性心肌炎的试验研究,认为其能抑制自身免疫反应,对病毒性心肌炎治疗有利。但也有报道认为,其同环孢素一样可增加心肌炎的病死率,但最近 Kanda 报道,在脑心肌炎病毒致小鼠免疫性心肌炎中,单用 5K－506 或环孢素均未能减轻心肌炎症,而两者分别与人重组干扰素(INF-αA/D)联合使用时则对心肌炎症能起控制作用。

糖皮质激素应用广泛,其使用的根据是病毒从心肌清除后,心肌损害是免疫反应所致。但激素抑制干扰素形成,削弱机体的抗病毒能力,一般认为早期应用不利于限制病毒复制。国内研究提示,重症心肌炎应尽早应用激素治疗,以保护心肌细胞和减轻心肌水肿。对心肌炎患者用泼尼松合并环孢素或硫唑嘌呤进行了一组临床治疗试验,发现免疫抑制治疗不能进一步改善 LVEF 或降低病死率,认为心肌炎不应常规用免疫抑制剂治疗。

总之,不同种系动物,免疫状况各异,不同病毒感染不同的动物,其产生心肌炎的机制可能不一,因而对免疫抑制剂的反应亦不一致。临床研究中没有完全一致的诊断及治疗标准,亦缺乏合适的对照组,因而无论是阳性抑或阴性结果,总不能令人完全信服,因此无论是实验研究还是临床调查,免疫抑制剂对病毒性心肌炎的疗效评价至今无统一意见。

(二)免疫调节剂

目前多数研究发现病毒性心肌炎的患者存在免疫失控,故通过免疫调节剂纠正免疫失控是可行的。干扰素的抗病毒及调节细胞免疫作用已被肯定。许多研究均提示其对 VMC 有防治作用。Matsumori 的有关研究表明适时使用 IFN－aA/D 在小鼠脑心肌炎病毒性心肌炎模型中能抑制心肌内病毒复制,从而起到保护作用。Kishimoto 的研究结果也有同样结论。最近已观察到在一组与病毒感染有关的扩张型心肌病患者中用重组 γ 干扰素治疗,结果在 1 个月的疗程结束后心肌内肠道病毒 RNA 在半数患者中消失,而心脏功能(LVEF)均有改善。

祖国医学在治疗病毒性心肌炎方面有着广阔的前景,有众多报道,认为中药黄芪、苦参、复方制剂如玉屏风散、生脉散等对心肌炎均有一定效果。培养新生大鼠心肌细胞感染 CVB3 后心肌酶(包括 AST、LDH 及 CPK 等)释放明显增高,出现严重心肌细胞病变以致死亡而无细胞搏动;透射电镜显示心肌肌原纤维、细胞核及线粒体等明显改变,心肌细胞质内可见病毒颗粒并可分离出,亦可以检测到 CVBRNA;感染 24h 细胞形态尚未出现明显改变时,已出现搏动频率、节律及动作电位的异常,经心肌细胞膜钙内流增加;$Na^+－Ca^{2+}$ 交换减少,牛磺酸跨膜内流降低。用膜片钳技术发现经膜钙通道增加。黄芪能改善上述异常改变,其作用似与干扰素相似但又不完全一致。小鼠感染 CVB3 后,不论用光镜或电镜观察,均发现黄芪能明显减轻心肌的炎症浸润及线粒体病变,减少坏死面积,降低病毒滴度,原位杂交 CVB3RNA 明显减少;改善由 CVB3 引起的外周血、脾脏及心肌中 CD3、CD4 及 CD8 的异常分布,提示黄芪在小鼠 VMC 中能通过调节 T 细胞免疫而起到治疗作用,黄芪还能使 VMC 小鼠心肌细胞异常电活动取得部分改善包括动作电位振幅、超射及动作电位最大上升速率等。结果证实了黄花具有抗病毒、调节免疫、保护心肌及部分改善心电活动的作用。临床上我们用黄芪注射液肌内注射、静脉滴注、黄芪冲剂及黄芪口服液等不同制剂,从不同角度观察了它们在 VMC 患者中的疗效,发现注射液和口服制剂疗效基本相似。经治疗后胸闷心悸、气急、乏力和易感冒等。临床症状及期前收缩发作均见改善。

(三)血管紧张素转换抑制剂(ACEI)及其受体阻滞剂

ACEI 已被认为可应用于多种心血管疾病。卡托普利是第一代 ACEI 制剂,认为它的巯基具有氧自由基的清除作用,为其具有心肌保护作用的机制。卡托普利减轻心脏后负荷,减少氧自由基的产生,从而减少心肌炎的心肌损伤。也可能与其对缓激肽系统的调节作用(扩张冠状血管、阻止血管痉挛)有关。小鼠柯萨奇病毒 B3 心肌炎模型研究显示卡托普利是有效的,尤其早期使用,它能减轻心肌重量,减轻心肌炎症反应、心肌纤维化及心肌钙化程度,并能改善充血性心力衰竭。Suzuki 等的心肌炎小鼠模型研究也证明卡普利能明显改善生存率,减轻心肌损伤,且这种疗效是剂量依赖性的。总之,卡托普利在实验小鼠心肌炎治疗中是相当有效的,运用于人体疗效如何,有待随机临床研究的证实。

近来的研究表明,血管紧张素Ⅱ受体阻滞剂对实验性病毒性心肌炎也有较好的疗效,可明显减轻心肌炎小鼠心肌中炎性细胞浸润、坏死及钙化的程度,但对病毒复制无明显影响。

(四)钙离子拮抗剂

维拉帕米是钙离子拮抗剂的经典代表制剂。在心肌炎的治疗中既往多被应用于合并室上性心动过速的患者。有作者认为,心肌炎的发生与病毒感染、免疫反应及微血管痉挛有关,且疾病的持续与钙离子有密切关系。Morris 报道维拉帕米能改善心肌炎小鼠的临床及病理表现,并能改变心肌炎发展为扩张型心肌病的自然进程。Dong 报道维拉帕米应用于心肌炎病毒感染的小鼠,结果发现,维拉帕米无论是预防性或在病毒血症高峰时给予,均能明显减少微血管的痉挛及心肌坏死、钙化、纤维化,与对照组有显著性差别。Kuhi 认为心肌炎时钙离子的大量内流引起细胞内的钙超载,进一步致心律失常和心肌细胞坏死。因此维拉帕米具有心脏保护作用。

亦有研究提示,维拉帕米早期应用有增加病毒的复制,加重心肌损害,在慢性期改变不明显。提示在急性病毒性心肌炎患者应用维拉帕米抗心律失常应慎重。这方面的研究有待进一步进行。

另外,中药牛磺酸有抑制病毒复制、保护心肌细胞损伤、抗心律失常等重要的作用,临床研究表明中西药联合应用如黄芪、牛磺酸、辅酶 Q10 等对病毒性心肌炎的治疗有良好的效果。提示用上述中西医结合治疗病毒性心肌炎不失为一种有效的治疗手段,有关减低其心律失常后遗症的作用有待进一步临床验证与长期随访。

第七节 原发性高血压

一、概述

原发性高血压(EH)是一种以体循环动脉压升高为主要临床表现而病因未明的独立性疾病,占所有高血压90%以上。2005年美国高血压协会(ASH)将高血压定义为:高血压是由多种复杂和相关因素引起的处于不断进展状态的心血管综合征,在血压持续升高以前即有早期标志物出现,其发展过程与心血管功能和结构的异常密切相关,最终导致心脏、肾脏、大脑、血管和其他器官的损害。近年来有关高血压临床研究为高血压的治疗积累了大量循证医学证据。因此,用循证医学结果指导临床科学控制血压,早期干预各种危险因素,改善糖、脂代谢紊乱,预防和逆转靶器官的不良重塑已成为防治高血压的重要途径。

二、流行病学

高血压是心血管疾病中最常见的疾病之一。中国南北方14省市的自然人群调查显示,高血压总患病率为27.86%,并且北方多于南方。国外资料显示,美国现有高血压患者约5000万人,而全球约有10亿人。预计2025年全球高血压的患病率将增长60%,达15.6亿人。血压升高使脑卒中、冠心病事件、终末期肾病的风险显著增加。高血压是脑卒中的最重要危险因素。资料显示,高血压患者的病死率比无高血压者高48%。根据WHO调查,每年大约有1700万人死于高血压。目前我国每年用于治疗高血压及其导致的相关心脑血管疾病费用高达3000亿元。高血压已经成为危害人类健康的主要疾病之一。

三、病因和发病机制

(一)病因

高血压是一种多因素多基因联合作用而导致的疾病,其具体发病原因并不十分清楚。研究发现,父母均患高血压,其子女的高血压发生率可达46%,父母中一人患高血压,子女高血压的发生率为28%,显示高血压与遗传因素有关。不良生活方式,如膳食过多的钠盐、脂肪,以及缺少体力活动、长期精神紧张、吸烟、过量饮酒均可引发高血压。资料表明,每天摄入食盐增加2g,则收缩压和舒张压分别升高2.0mmHg及1.2mmHg。男性持续饮酒者比不饮酒者4年内高血压发生危险增加40%。年龄、性别及肥胖也与高血压密切相关。另外,糖尿病和胰岛素抵抗也是高血压的重要危险因素,据WHO资料,糖尿病患者中高血压的患病率为20%～40%。近来研究发现,炎症及细胞因子、氧化应激、睡眠呼吸暂停等均是高血压发病的重要原因。

(二)发病机制

高血压的发病机制较为复杂。心输出量升高、交感神经过度兴奋、肾素分泌过多、血管内皮细胞分泌过多内皮素等是高血压的传统发病机制,其中RAS的过度激活起着至关重要的作用。这些因素通过中枢神经和交感神经系统功能亢进、肾脏水钠潴留、离子转运异常、血管内皮细胞功能异常、胰岛素抵抗等环节促使动脉内皮反复痉挛缺氧,不能承受血管内压力而被分开,血浆蛋白渗入,中膜平滑肌细胞肥大和增生,中膜内胶原、弹性纤维及蛋白多糖增加,最后导致血管的结构和功能发生改变,即血管重塑。因此,外周血管重塑、顺应性下降、血管阻力增加是高血压的主要病理生理表现。随着病情的进一步发展,血压不断升高,最终导致心脏、大脑、肾脏及眼底等靶器官循环障碍、功能受损。

四、诊断

(一)血压水平

《中国高血压防治指南》(2010 修订版)(以下简称《指南》)将血压分为正常、正常高值及高血压 3 类。高血压诊断标准采用国际公认标准,即在未用抗高血压药情况下,收缩压≥140mmHg 和(或)舒张压≥90mmHg。由于血压水平与心血管发病危险之间的关系呈连续性特点,各国在血压水平定义上也不完全一样。我国指南将血压 120～139/80～89mmHg 定为正常高值,该人群 10 年中心血管发病危险较<110/75mmHg 水平者增加约 1 倍以上。而美国高血压预防、检测、评估和治疗联合委员会第七份报告(简称 JNC－7)则将血压 120～139/80～89mmHg 定为高血压前期,目的是对高血压进行提前干预,而将收缩压≥160mmHg 或舒张压≥100mmHg 定为 2 级高血压,不设 3 级高血压,认为 2 级以上高血压其临床处理相似,操作更为简便。收缩压≥140mmHg 和舒张压<90mmHg 单列为单纯性收缩期高血压。

(二)危险分层

根据高血压危险因素、靶器官的损害程度及血压水平对患者进行危险分层及风险评估。2007 ESC/ESH 欧洲高血压指南(以下简称 2007 欧洲指南)强调"高血压诊断分类中要综合考虑总体心血管危险的重要性"。认为高血压的治疗与预后不单纯取决于血压升高水平,同时也取决于总体心血管危险,并提出临床上应更加关注亚临床靶器官损害。包括颈动脉增厚(IMT>0.9mm)或斑块形成、颈股动脉脉搏波速率>12m/s、踝臂血压指数<0.9、轻度血肌酐升高(男 1.3～1.5mg/dL,女1.2～1.4mg/dL)、肾小球滤过率或肌酐清除率降低、微量清蛋白尿(30～300mg/24h)等。虽然亚临床靶器官损害常常无明显临床表现,但与预后密切相关,研究表明,纠正上述亚临床损害可降低患者的心血管病发病率与病死率。

五、治疗

(一)治疗原则

降压治疗的最终目的是降低患者心血管总体危险水平,减少靶器官的损害,进而改善患者的预后。

降压目标:我国指南建议,普通高血压患者血压降至 140/90mmHg 以下;老年人收缩压降至150mmHg 以下,如能耐受,还可进一步降低;年轻人或糖尿病及肾病患者降至 130/80mmHg 以下;糖尿病患者尿蛋白排泄量如达到 1g/24h,血压控制则应低于 125/75mmHg。将血压降低到目标水平可以显著降低心脑血管并发症的风险。但在达到上述治疗目标后,进一步降低血压是否仍能获益,尚不确定。有研究显示,将老年糖尿病患者或冠心病患者的舒张压降低到 60mmHg 以下时,可能会增加心血管病事件的风险。

1.非药物治疗

非药物治疗主要是进行生活方式的干预。资料显示,进行生活方式干预可有效预防和控制高血压,降低心血管风险,并且可提高降压药的效果。我国指南认为血压在正常高值时,就应进行早期干预;JNC7 设定"高血压前期",也是强调早期血压控制及进行健康生活方式干预的重要性;2007 欧洲指南更是强调高血压的防治要考虑"总的心血管危险因素",说明了非药物治疗的重要性及必要性。非药物治疗措施包括减轻体重,减少钠盐及脂肪摄入,多吃水果和蔬菜,限制饮酒,戒烟,减轻精神压力,适当有氧运动等。低脂饮食不仅可使血脂水平降低,还可以延缓动脉粥样硬化的进程。WHO 建议每人每日食盐量不超过 6g,建议高血压患者饮酒越少越好。目前非药物治疗已成为高血压防治必不可少的有效手段。

2.药物治疗

大量的临床试验研究证实,降压治疗的主要收益来自于降压本身,且血压降低的幅度与心血管事件的发生率直接相关。因此,进行非药物治疗的同时,还要进行药物降压治疗。其用药原则:早期、长期、联合、用药个体化。目前常用于降压的药物主要有以下 5 类,即利尿剂、β受体阻滞剂、血管紧张素转换酶抑制剂、血管紧张素 II 受体阻滞剂(ARB)、钙拮抗剂。

(1)利尿剂。利尿剂用于高血压的治疗已有半个世纪了。多年来的临床经验证明,无论单用或联合使用都能有效降压并减少心血管事件危险,是抗高血压的常用一线药物之一。传统复方降压制剂如复方降压片、北京降压 0 号及海捷亚等均含有利尿剂。但随着 ACEI、ARB 及长效 CCB 等新药的开发,加之长期使用利尿剂所带来的糖脂代谢异常不良反应,使利尿剂在高血压中的地位也经受过考验。2002 年发表的规模最大的降压试验 ALLHAT 显示,利尿剂氯噻酮在减少主要终点事件(致死性冠心病和非致死性心肌梗死发生率)上与 CCB 氨氯地平或 ACEI 赖诺普利无差别,但在减少两个次要终点(脑卒中和联合的心血管事件)上利尿剂优于赖诺普利,而且氯噻酮组心力衰竭发生率较氨氯地平组低 38%,较 ACEI 组低 19%,脑卒中发生率减少 15%。利尿剂减少心力衰竭及脑卒中发生率的作用在 CONVINCE 及 HYVET 试验中也得到证实。HYVET 研究显示,在收缩压 160mmHg 以上的高龄老年(80 岁)高血压患者中进行降压治疗,采用缓释吲达帕胺 1.5mg/d 可减少脑卒中及死亡危险。但 ALLHAT 试验发现氯噻酮组的新发糖尿病的发生率为 11.6%,明显高于赖诺普利组或氨氯地平组。后来的 ASCOT-BPLA 的研究也证实,利尿剂与 β受体阻滞剂搭配使用全因病死率比 CCB 和 ACEI 高 11%,新发生的糖尿病的比率>30%,提示利尿剂与 β受体阻滞剂合用时有更大的不良反应。

但是,另外一些大规模临床试验(SHEP、STOP 和 MRC)证实,利尿剂与其他降压药一样不仅具有良好的降压效果,而且小剂量对糖、脂肪、电解质代谢无不良影响,其相关不良反应呈剂量依赖性。美国的一项近 24 万人的 42 个临床试验分析表明,小剂量利尿剂在预防心血管病方面比其他抗高血压药更为有效。基于大量的临床试验证据,JNC7 将噻嗪类利尿剂作为降压的首选药物,并提出大多数患者需首选利尿剂或以其作为联合用药的基础。我国指南及2007 欧洲指南也将利尿剂作为一线和基础用药。适用于轻至中度高血压患者、老年人单纯收缩期高血压、肥胖及高血压合并心力衰竭的患者。慎用于有糖耐量降低或糖尿病、高血脂、高尿酸、痛风,以及代谢综合征的患者,特别注意不要与 β受体阻滞剂联合使用。常用量:氢氯噻嗪片 12.5~25mg/d。

(2)ACEI。ACEI 用于治疗高血压始于 20 世纪 80 年代。通过抑制 RAS、减少 AngII 的生,成及醛固酮分泌、增加缓激肽及前列腺素释放等机制降低血压。ACEI 在高血压的治疗中疗效明确,作用肯定。CAPPP 和 ALLHAT 试验发现,ACEI.利尿剂或 CCB 长期治疗能同等程度地降低主要终点事件和病死率。BPLTTC 的汇总分析表明,使用 ACEI 治疗使高血压患者的脑卒中发生率降低 28%、冠心病事件减少 20%、心力衰竭减少 18%、主要心血管病事件减少 22%、心血管病病死率降低 20%、总病死率降低 18%。

大量循证医学证据也证实,ACEI 具有很好的靶器官保护作用,如 SOLVD、CONSENSUS 及 V-HeFT Ⅱ 试验证实 ACEI 能显著降低心力衰竭的总病死率。SAVE、AIRE 及 TRACE 均证实,ACEI 不仅使心肌梗死患者的病死率显著降低且能防止心肌梗死复发。HOPE、ANBP2 发现,ACEI 对冠心病高危人群预防干预中有重要作用。ALLHAT 试验中 ACEI 显著减少新发糖尿病风险。PROGRESS 证实,脑卒中后无论患者血压是否升高,ACEI 与利尿剂合用有益于预防脑卒中复发。BENEDICT 研究结果显示,ACEI 单独应用也能够预防和减少 2 型糖尿病时微量白蛋白尿的发生。AIPRI 及新近 ESBARI 研究均证明贝那普利对肾功能作用的很好保护作用。基于大量的循证医学证据,在 JNC7 中,ACEI 拥有心力衰竭、心肌梗死后、冠心病高危因素、糖尿病、慢性肾病、预防脑卒中复发 6 个强适应证。

研究发现,ACEI 可以与多种降压药组合使用,与利尿剂搭配可增加降压疗效,降低不良反应。ADVANCE 研究结果显示,在糖尿病患者中采用低剂量培哚普利($2\sim4mg$)/吲达帕胺($0.625\sim1.25mg$)复方制剂进行降压治疗,可降低大血管和微血管联合终点事件 9%。ASCOT-BPLA、INVEST 显示,ACEI 和钙拮抗剂组合使总病死率、心血管病病死率、脑卒中及新发生糖尿病均显著降低,被誉为最合理组合。我国指南也将其作为一线和基础降压用药。其用法注意从小剂量开始,逐渐加量以防首剂低血压。

(3)ARB。近 10 多年来,ARB 在心血管药物治疗领域得到迅速发展。它能阻断 RAS 的 AT_1 受体,降低外周血管阻力,抑制反射性交感激活及增强水钠排泄,改善胰岛素抵抗和减少尿蛋白,其降压平稳而持久,长期应用耐受性好。在 LIFE 研究中,ARB 氯沙坦与 β 受体阻滞剂阿替洛尔降压效果相似,但前者可使高血压伴左心室肥大的患者心血管事件发生率显著降低 13%,脑卒中发生率降低 25%,新发糖尿病的危险进一步下降 25%。SCOPE 研究发现,老年高血压患者使用 ARB 坎地沙坦的降压效果优于对照组,同时该药显著减少非致死性脑卒中的发生。MOSES 证实,高血压合并脑血管病史的患者,ARB 依普沙坦较尼群地平更能显著减少心血管事件和再发脑卒中的发生。

虽然 VALUE 试验未显示出缬沙坦用于高危高血压治疗的总体心脏预后优于氨氯地平,但发现前者比后者心力衰竭发生率显著降低 19%,新发糖尿病显著减少 23%。IRMA2 及 IDNT 提示 ARB 能降低 2 型糖尿病患者患肾病的风险,其效应与降压无关。最近的 JIKEI-HEART 研究认为,高血压合并冠心病、心力衰竭、糖尿病等高危因素的患者加用 ARB 缬沙坦,不但增强降压效果,而且脑卒中的发生率较对照组显著降低 40%,充分说明 ARB 在抗高血压的同时具有超越降压以外的心脑血管保护作用。鉴于 ARB 的突出表现,2007 欧洲指南指出,ARB 可广泛用于心血管病:心力衰竭、心肌梗死后、糖尿病肾病、蛋白尿/微量蛋白尿、左心室肥大、心房颤动、代谢综合征及 ACEI 所致的咳嗽。但是否 ARB 可以完全代替 ACEI 呢?有关 ARB 与 ACEI 的对照研究(ELLITE2、OPTIMAL、VALIANT 等)均未能证实 ARB 在高危高血压患者(MI 史)或合并心力衰竭的患者中降低终点事件方面优于 ACEI。但最近 HIJ-CREATE 结果显示,合并高血压的冠心病患者应用 ARB 与应用 ACEI 相比,两者对心血管事件的复合终点的影响相似,但前者在预防新发糖尿病及保护肾功能方面具有更多优势,推测合并高血压的冠心病患者可能更适于应用 ARB 类药物治疗。但这方面的证据目前尚不多。建议不能耐受 ACEI 者可选用 ARB。ONTARGET 试验提示,ARB 或 ACEI 等治疗心血管高危人群(冠心病、脑卒中、周围血管病、伴靶器官损害的糖尿病),可预防心血管事件的发生。

(4)CCB。CCB 用于治疗高血压已有 20 多年的历史。常用的抗高血压药代表药为硝苯地平,现已发展到第三代氨氯地平。大量研究证实,CCB 的降压幅度与利尿剂、ACEI、β 受体阻滞剂及 ARB 相似。ALLHAT 试验发现,与赖诺普利组相比,氨氯地平组致死性与非致死性脑卒中发生率显著下降 23%,我国 FEVER 研究证实,CCB 与利尿剂联用可进一步降低脑卒中事件。PREVENT、CAMELOT 及 IDNT 的结果表明,氨氯地平在平均降低收缩压 5mmHg的情况下,可使心肌梗死危险下降 31%。VALUE 与 IDNT 的研究提示,氨氯地平在预防脑卒中及冠心病、心肌梗死方面均显著优于 ARB。虽然在预防新发糖尿病风险方面,VALUE、IDNT 及 ALLHAT 证实 CCB 不及 ARB;但在 HOT 和 ALLHAT 研究中证实,长效 CCB 在糖尿病高血压患者中应用具有很好的安全性和有效性,降压的同时能延缓或阻止肾功能损害进展。CHIEF 研究阶段报告表明,初始用小剂量氨氯地平与替米沙坦或复方阿米洛利联合治疗,可明显降低高血压患者的血压水平,高血压的控制率可达 80% 左右,提示以钙通道阻断剂为基础的联合治疗方案是我国高血压患者的优化降压方案之一。

另外,PREVENT、INSICHT、BPLT、Syst-Eur 及中国几组研究也证明,CCB 对老年人、SBP、ISH、颈动脉粥样硬化、糖尿病及外周血管病均有良好效果。研究发现,在 ALLHAT 中单用 CCB 苯磺酸氨氯地平或 ACEI 赖诺普利其疗效并未优于传统药物噻嗪类利尿剂,但在ASCOT 试验中两药联合使用时疗效却明显优于传统组合,不但显著减少了总的冠心病事件,而且大幅度降低了新发糖尿病的发生率,充分显示新药组合带来的良好收益。

(5)β 受体阻滞剂。β 受体阻滞剂通过对抗交感神经系统的过度激活、减轻儿茶酚胺的心脏毒性、减慢心率、抑制 RAS 的激活等发挥降压、抗心肌重构、预防猝死的作用。多年来一直作为一线降压药物使用。随着有关 β 受体阻滞剂临床试验的开展,其临床地位也备受争议。

LIFE 研究发现,氯沙坦组比阿替洛尔组新发生的糖尿病减少 25%。在高危的糖尿病亚组中结果更为显著,氯沙坦组的主要终点比阿替洛尔组减少 24.5%,总病死率减少 39%。在ASCOT 试验中也证实,β 受体阻滞剂/利尿剂的组合效果不及 CCB/ACEI 组合,并证明使用 β受体阻滞剂可以显著增加新发糖尿病的风险。学术界对此也展开了一场大讨论。

2006 年英国高血压协会(BHS)指南不再将 β 受体阻滞剂作为高血压患者的首选药物,将其地位从第一线降至第四线。但后来分析发现以上有关 β 受体阻滞剂研究中多选用传统药物阿替洛尔,并不能代表所有的 β 受体阻滞剂,而且不同的研究对象也会产生不同的结果。在INVEST 中,发现患有高血压和冠心病的患者,使用 β 受体阻滞剂阿替洛尔和使用 CCB 维拉帕米其在降低病死率,减少心肌梗死发生,以及预防脑卒中上的效果一样,这说明,对于高血压伴有冠心病的患者,β 受体阻滞剂仍然大有作为。BPLTTC Meta 分析显示,β 受体阻滞剂在降低血压和降低心血管危险方面与 CCB 或 ACEI 无显著差别。

MAPHY 研究中,美托洛尔与利尿剂具有相同的降压疗效,且总病死率、心源性死亡、猝死发生率美托洛尔组显著低于利尿剂组。一些大型临床研究(STOP-H、UKPDS、CAPP、

STOP-2)均证实β受体阻滞剂治疗高血压能显著改善患者的预后。基于这些大量的 Meta 分析和临床试验,2007 欧洲指南认为,β受体阻滞剂在高血压降压治疗中仍占有重要地位,并将β受体阻滞剂仍放在一线降压药物之列。我国指南也指出,β受体阻滞剂与其他几类降压药物一样可以作为降压治疗的起始用药和维持用药,特别适用于伴有冠心病心绞痛、心肌梗死、快速心律失常、心功能不全、β受体功能亢进等患者,但因其对脂类和糖类代谢的不良影响,不主张与利尿剂联合使用。β受体阻滞剂的使用也应从小剂量开始,逐渐加大至最大耐受量。

3.调脂治疗

我国高血压患者有 30%～50% 的患者伴有高脂血症。血清总胆固醇水平升高,对高血压病患者的冠心病危险起协同增加作用。虽然在 ALLHAT 中加用普伐他汀治疗没有显现出较大优势,但 ASCOT 研究表明,CCB(氨氯地平)组加用阿托伐他汀使冠心病事件降低了 53%,而在β受体阻滞剂(阿替洛尔)治疗组中,则只减少了 16%。表明氨氯地平与阿托伐他汀联用在预防冠心病事件上存在明显的协同作用,提示对伴有高血脂的高血压患者,配合调脂治疗获益更大。有人认为,以 CCB 为基础加上他汀的治疗方案是最好的联合治疗方案,称其为"AS-COT 方案"。REVERSAL、IDEAL 和 ASTEROID 均证明,强化降脂可以实现动脉粥样斑块的逆转。他汀类药物除降脂外,还与其降脂外作用如抗炎、抗氧化、内皮修复等有关,它能直接抑制血管壁和肝脏中的胆固醇生成,稳定或逆转动脉粥样硬化斑块,并最终降低临床心血管事件的发生率。最近的研究试图从升高 HDL-C 角度上寻找依据,如最新发布的 ILLUMINATE 试验结果,发现胆固醇酯转移蛋白(CETP)抑制剂 Torcetrapib 虽可显著升高 HDL-C 水平,但增加总病死率和主要心血管事件,这方面证据不多,尚需进一步积累。目前普遍认为,降压的同时给予调脂治疗是降压治疗的新策略。

4.抗血小板治疗

阿司匹林抑制血小板聚集抗血栓的特性使其在心血管疾病预防中具有重要地位。目前已常规用于冠心病二级预防。以前由于抑制血小板聚集导致脑出血的危险性增加,多年来人们一直谨慎用于高血压患者。近年来的大量临床试验证实,对于既往有心脏事件史或心血管高危患者,抗血小板治疗可降低脑卒中和心肌梗死的危险。在 HOT 试验中,小剂量阿司匹林的应用使主要的心血管事件减少 15%,心肌梗死的发生风险降低 36%,并且对脑卒中和致死性出血的发生率无影响。

CHARISMA 结果显示:对于心血管事件高危患者(一级预防)和心血管疾病患者(二级预防),单纯阿司匹林组疗效和氯吡格雷加阿司匹林组相比主要疗效终点(心肌梗死、脑卒中和心血管性死亡)无显著性差异,但氯吡格雷组出血并发症发生率显著高于阿司匹林组,进一步确定阿司匹林在心血管事件一级、二级预防中长期应用的基石地位。

JNC7 推荐:血压控制良好的高血压患者应该考虑使用阿司匹林。我国指南指出,小剂量阿司匹林对 50 岁以上、血清肌酐中度升高或 10 年总心血管危险≥20% 的高血压患者有益,建议对高血压伴缺血性血管病或心血管高危因素者血压控制后可给予小剂量阿司匹林。推荐 100mg/d(75～150mg)阿司匹林为长期使用的最佳剂量。

5.高血压疫苗

高血压疫苗 CYT006－AngQb,主要作用于血管紧张素Ⅱ。目前已进入Ⅱa期试验。研究发现注射疫苗 14 周后,日间收缩压和舒张压下降幅度分别为 5.6mmHg 和 2.8mmHg,明显低于基线水平。收缩压整体下降幅度也显著优于安慰剂组。特别令人感兴趣的发现是,高血压疫苗可有效控制晨峰血压。

研究显示,高浓度组可将凌晨收缩压稳定控制在 130～140mmHg,而安慰剂组该时间段收缩压则在 130～160mmHg 变化。与降压药物相比,高血压疫苗比普通降压药更具有优势:半衰期长(123d),可有效控制晨峰血压;每 4 个月注射一次,依从性好;可有效控制血压,而降压药物只能使 1/4 的患者血压得到控制。主要不良反应表现为注射部位疼痛、皮疹或红肿等。目前研究仍在继续中。如果试验成功并最终用于临床,那么患者每年注射 2～3 次即有望控制血压,这将是高血压治疗史上具有里程碑意义的进展。

6.基因治疗

高血压是一种多基因遗传性疾病,是某些基因结构及表达异常的结果,具有家族聚集倾向,并且药物控制并不十分满意,所以研究者们试图从基因水平探索新的防治方法。与降压药物相比,基因治疗特异性强、降压效果稳定、持续时间长、毒性反应小,有望从根本上控制具有家族遗传倾向的高血压。

高血压基因治疗包括正义(基因转移)和反义(基因抑制)两种方式。正义基因治疗高血压是指以脂质体、腺病毒或反转录病毒为载体,通过静脉注射或靶组织局部注射将目的基因转染到体内,使之表达相应蛋白以达到治疗高血压的目的。常用的有肾上腺髓质素基因、心房利尿肽基因、一氧化氮合酶基因、血红素加氧酶基因等。反义基因治疗是根据靶基因结构特点设计反义寡核苷酸(ASODN)分子,导入靶细胞或机体后与双链 DNA 结合形成三聚体(triplex)或与 mRNA 分子结合形成 DNARNA 和 RNARNA 杂合体,从而封闭或抑制特定基因的复制或表达。

目前 ASODN 在恶性肿瘤、病毒感染性疾病(肝炎、流感等)、某些遗传性疾病等试验治疗中已取得一定效果。反义基因主要有:Ⅰ型 AngⅡ受体基因、酪氨酸羟基酶基因、血管紧张素原基因。随着心血管分子生物学的快速发展,基因技术也将不断克服困难,最终造福于广大高血压患者。

第八节　继发性高血压

一、概述

继发性高血压又称症状性高血压,是指由某些确定疾病或病因引起的血压升高,约占所有高血压的 5%,虽其比例不高,但绝对人数仍相当多,部分病例如原发性醛固酮增多症、嗜铬细胞瘤、肾血管性高血压等,可被手术治愈,即使不能手术治愈,也能针对病因进行正确合理的治疗,从而减少致残率及病死率。此外,只有在除外继发性高血压的前提下,原发性高血压的诊断才能成立,因此对继发性高血压的病因诊断和治疗是非常有意义的。

二、诊断步骤

(一)病史采集要点

(1)高血压家族史。

(2)高血压患病时间、最高、最低及平时血压水平。30岁前出现中至重度高血压,中老年后(有时50岁左右)病情进展迅速,而无原发性高血压病史者,应高度怀疑有无引起继发性高血压的病因。

(3)高血压类型(持续型或阵发型)。

(4)夜尿增多及周期性瘫痪史。

(5)多汗、心悸及面色苍白史。

(6)尿痛、尿急及血尿史。

(7)贫血及水肿史。

(8)高血压患者对不同类型降压药的反应。降压药物治疗效果差或无效,或在血压控制良好的患者短期内血压又升高,也应排除继发性高血压。

(9)避孕药服用史及第二性征发育史,包括月经来潮史等。

(二)体格检查要点

(1)立卧位血压测定。

(2)四肢血压及血管搏动情况。

(3)体型、面色及四肢末梢温度。

(4)皮肤多汗及毛细血管情况。

(5)面部及下肢有无水肿。

(6)第二性征的发育情况,包括阴毛、乳房发育等。

(7)心率及心脏杂音。血管杂音包括锁骨上、颈部、耳后、眼部、胸部、上腹部、腰背部及髂窝。

(8)眼底检查。

(三)门诊资料分析

常规实验室检查包括如下。

(1)血常规检查。

(2)尿常规检查。

(3)生化检查:包括血钾、钠、尿素氮、肌酐、空腹血糖、总胆固醇、三酰甘油。

(4)心电图检查:必要时行超声心动图检查。

三、诊断对策

(一)诊断要点

首先必须掌握继发性高血压常见的病因分类,然后结合临床采集到的线索,采取有针对性地进一步实验室检查帮助明确诊断。继发性高血压常见病因分类如下。

1.肾源性高血压

(1)肾实质性疾病(急性与慢性肾小球性肾炎、慢性肾盂肾炎、巨大肾积水、先天性多囊肾、肾肿瘤、肾结石、肾结核等）。

（2）肾动脉疾病（肾动脉狭窄、硬化、栓塞、系统性红斑狼疮、结节性动脉周围炎、低血钠高血压综合征、过敏性紫癜等）。

（3）肾周围疾病（肾周围炎、肿瘤等）。

（4）继发性肾脏病变（糖尿病肾病、结缔组织病、肾淀粉样变等）。

2.心血管疾病

（1）主动脉瓣关闭不全。

（2）主动脉缩窄。

（3）主动脉血栓性狭窄。

（4）动脉导管未闭。

（5）围生期心肌病。

3.内分泌障碍性疾病

（1）甲状腺功能亢进症。

（2）甲状旁腺功能亢进。

（3）嗜铬细胞瘤。

（4）原发性醛固酮增多症。

（5）皮质醇增多症（Cushing 综合征）。

（6）先天性肾上腺皮质增生。

（7）肢端肥大症。

4.神经系统疾病

（1）脑肿瘤。

（2）脑外伤。

（3）脑干感染。

（4）睡眠呼吸暂停综合征。

5.其他

（1）妊娠高血压综合征。

（2）红细胞增多症。

（3）药物（糖皮质激素、拟交感神经药、环孢素 A 等）。

（二）鉴别诊断要点

1.肾实质性高血压

（1）慢性肾小球肾炎，这是一组肾小球疾病，其共同临床表现为：①有肾炎既往史，可有水肿、贫血；②尿常规检查有异常发现，肾功能受损直至尿毒症；③转归主要为肾衰竭。慢性肾小球肾炎继发高血压，需与原发性高血压继发肾损害相鉴别。前者年轻（20～30 岁），尿异常先于高血压，水肿、贫血较常见，尿蛋白量较多，镜检常见红细胞和管型。后者一般在 40 岁以上，出现蛋白尿前一般有 5 年以上的高血压病史，水肿、贫血少见，蛋白尿一般为轻至中度，镜检有形成分少、罕见红细胞管型。此外，在原发性高血压，左心室肥大多见，肾小管功能损害早于肾小球功能损害，往往常先有夜尿增多的表现，病程进展较慢，转归主要为心脑血管事件；在慢性肾炎,左心室肥大较少见,病程进展较快,转归主要为慢性肾衰竭,必要时可做肾穿刺进行鉴别。

急性肾炎多见于青少年,起病前有链球菌感染史,有水肿、血尿、蛋白尿,可并发高血压脑病,眼底检查可见视网膜动脉痉挛。

慢性肾盂肾炎,女性多见,有轻度蛋白尿和高血压,有反复尿路感染史,尿异常先于高血压,尿中有蛋白、红细胞、脓细胞、尿细菌培养阳性,静脉肾盂造影有肾盂、肾盏扩张和畸形,抗感染有效。在40岁以上的女性患者需注意慢性肾盂肾炎和原发性高血压两者可并存。

多囊肾常有家族史,肾区扪及肿大的肾脏,超声检查可明确诊断。

(2)糖尿病肾病。早期可有微量蛋白尿,此时血压可轻度升高,进展为显性糖尿病肾病,甚至终末期肾衰竭时,可发生严重高血压。根据血糖和糖耐量试验做出糖尿病诊断,微量蛋白尿是诊断早期糖尿病肾病的重要指标。

2.肾血管性高血压

肾血管性高血压指一侧或双侧肾动脉主干或分支狭窄、阻塞所造成的高血压。其常见病因有多发性大动脉炎,肾动脉纤维肌性发育不良和动脉粥样硬化,前两者主要见于青少年,后者见于老年人。肾动脉狭窄性高血压常有如下临床表现:病史较短,突然发生明显的高血压,或原有高血压突然加重,无高血压家族史,降压药物疗效不佳,上腹部或腰部脊肋区可闻及血管杂音,腰部外伤史,进一步检查可做静脉肾盂造影,放射性核素肾图,肾静脉肾素活性测定,确诊依靠肾动脉造影。治疗上用经皮腔内肾动脉血管成形术、放置支架或手术等方法,解除动脉狭窄或阻塞后,高血压可以逆转或减轻。

3.嗜铬细胞瘤

嗜铬细胞瘤起源于肾上腺髓质、交感神经节和体内其他部位嗜铬组织,肿瘤间歇或持续释放过多肾上腺素、去甲肾上腺素与多巴胺。临床表现变化多端,当患者血压升高而且波动大,同时出现怕热、多汗、面色苍白、四肢发凉时,应首先想到嗜铬细胞瘤的可能,为了定性诊断,需查血浆儿茶酚胺浓度。如血浆儿茶酚胺浓度明显增高(静息状态下或发作间歇期),则嗜铬细胞瘤的诊断可以成立,进一步定位诊断则需通过:①腔静脉分段取血查血浆儿茶酚胺浓度;②按腔静脉分段取血的儿茶酚胺的峰值水平查CT和(或)MRI以明确定位诊断;③核素MIBG显像。以上3项只需查1~2项,多可定位明确。

4.原发性醛固酮增多症

原发性醛固酮增多症是由于肾上腺皮质增生或肿瘤,分泌醛固酮增多引起的综合征。本病多见于成年女性,长期血压升高伴以顽固性低血钾是最主要的临床表现,常见症状有乏力、周期性瘫痪、烦渴、多尿,血压中至轻度升高。服用螺内酯如能明显改善症状,血压下降,则有助于诊断。实验室检查有低血钾、高血钠、代谢性碱中毒、血浆肾素活性降低的证据。超声、CT等可对病灶做定位诊断。

5.Cushing综合征

Cushing综合征又称皮质醇增多症,由肾上腺皮质增生或肿瘤,分泌糖皮质激素过多所致。主要表现为水钠潴留而致血压升高、向心性肥胖、满月脸、多毛、性功能紊乱、皮肤细薄及紫纹,血糖升高。有以上特殊表现,一般诊断不难,要确诊本病尚需进一步证明皮质醇分泌过多或失去其正常的昼夜节律,即晨间分泌高于正常,晚上及午夜的分泌不低于正常或高于午后的分泌水平。24h尿中17酮类固醇增多,地塞米松抑制试验及促肾上腺皮质激素兴奋试验阳性,部分增生型病例的X线颅骨检查可见蝶鞍扩大,肾上腺CT、放射性核素肾上腺扫描可确定病变部位。

6.主动脉缩窄

主动脉缩窄多为先天性,少数为多发性大动脉炎所致。主动脉缩窄多见于青少年,男性多于女性。临床表现主要有上肢血压增高,下肢血压明显低于上肢,形成反常的上高下低现象。腹主动脉、股动脉和其他下肢动脉搏动减弱或不能触及,肩胛间区、腋部等部位或因侧支循环形成而使动脉搏动明显并伴有震颤和闻及血管杂音、左心室肥大和扩大等征象。主动脉造影可明确诊断。

四、治疗对策

(一)治疗原则

1.病因治疗

与原发性高血压不同,多数继发性高血压是可以根治的。确诊的继发性高血压患者应尽可能行手术或介入治疗。

2.降压治疗

降低过高的血压,是改善继发性高血压患者的生活质量,提高生存率的基本措施。除了限制食盐摄入外,控制血压主要依赖长期服用降压药。

有效的降压治疗必须使血压降至正常范围<140/90mmHg。对于中青年患者(<60岁)或有肾实质病变者,血压应降至130/85mmHg以下。

(二)治疗方案的选择

(1)肾实质损害致高血压伴轻至中度肾功能不全者可选用ACE抑制剂与长效钙拮抗剂合并,严重的肾实质病变伴肾衰竭宜采取透析疗法,甚至肾移植。

(2)肾血管性高血压的治疗除了控制高血压外,还要维持肾功能。治疗应根据肾动脉狭窄的部位、范围及基础病性质,通过经皮腔内血管成形术和(或)外科手术进行血运重建。部分不适于手术的患者仅能给予药物治疗,手术治疗前后(未达治愈标准时),某些患者也需药物配合治疗。双侧肾动脉狭窄或孤立肾肾动脉狭窄者禁用ACEⅠ类药物,但单侧肾动脉狭窄者并非用药禁忌,应小量开始,逐渐加量,并监测血肌酐。

(3)嗜铬细胞瘤大多为良性,约10%的嗜铬细胞瘤为恶性,手术切除效果好。手术前或恶性病变已有多处转移无法手术者,选择α受体、β受体阻滞剂联合降压治疗。

(4)原发性醛固酮症增多症的治疗主要是根据不同的型别采取相应的治疗方案。肾上腺皮质腺瘤和单侧肾上腺增生首选治疗方法为一侧肾上腺切除术,腹腔镜下肾。上腺切除是一种理想的手术方式。对于无法手术或手术效果不理想的患者,选择醛固酮拮抗剂螺内酯和长效钙拮抗剂进行降压治疗。

(5)皮质醇增多症病因治疗是关键,可采用手术、放射和药物方法根治病变本身,降压治疗可采用利尿剂或与其他降压药物联合应用。

五、病程观察及处理

对于需要手术的继发性高血压患者,需严格做好患者围术期的管理。对于需长期药物治疗的患者同样需要定期监测血压,使血压平稳下降,定期随访检查,以及时调整治疗方案。此外,还需监测肾功能、血电解质、血糖、血脂水平。

继发性高血压患者,病因诊断明确后,针对病因采取手术等针对性治疗,大部分患者可获得明显的症状改善,治疗效果较好。

第九节　稳定型心绞痛

稳定型心绞痛是指心绞痛发作的程度、频度、性质及诱发因素在数周内无显著变化。

一、临床表现

(一)症状

心绞痛以发作性胸痛为主要临床表现,疼痛的特点如下。

1.部位

主要在胸骨体中段或上段之后,可波及前胸、颈部,范围如手掌大小,可放射至左后背、左肩、左臂内侧、颈、咽或下颌部。

2.性质

胸痛常为压迫、胸闷或紧缩性,也可有烧灼感、极度奔跑后心跳不适,偶伴濒死的恐惧感觉,患者往往被迫停止活动。

3.诱因

发作常由体力劳动或情绪激动(如愤怒、焦急、过度兴奋等)所诱发,疼痛多发生于劳力或激动时,而不是在劳累之后。饱餐、寒冷、吸烟、心动过速、休克等亦可诱发。一些患者是在进餐后活动容易发作。

4.持续时间

疼痛出现后常逐步加重,持续数分钟至10余分钟,然后逐渐消失。心绞痛很少超过0.5h。

5.缓解方式

停止原来活动或舌下含硝酸甘油可在几分钟内缓解。

(二)体征

多为非特异性体征。心绞痛发作时常见心率增快、血压升高、表情焦虑、皮肤湿冷或出汗。有时可出现暂时性第四或第三心音奔马律、心尖部收缩期杂音,对提示诊断有很大价值。

二、辅助检查

(一)实验室检查

日前缺乏与心绞痛直接诊断相关的实验室检查项目。心肌损伤标志物(肌钙蛋白、肌酸激酶及同工酶)有助于与急性心肌梗死鉴别;血糖、血脂(包括 TC、TG、LDL-C、HDL-C)与冠心病的危险因素有关,应该常规检查。此外,应完善肝肾功能三大常规、甲状腺功能的检查。

(二)心电图检查

心电图检查是诊断心绞痛最常用的检查方法。需要强调的是,心电图的 ST 段、T 波的动态改变更有意义。

1.静息时心电图

1/2 患者在正常范围,也可能有陈旧性心肌梗死的改变或非特异性改变,如 ST 段和 T 波异常、心律失常等。

2.心绞痛发作时心电图

(1)ST 段压低,见于大多数心肌缺血发作,缓解后恢复。

(2)ST 段一过性抬高,见于少数患者。

(3)T 波倒置,在平时 T 波持续倒置的患者,发作时可变为直立("假性正常化")。

3.心电图负荷试验

最常用的是运动负荷试验,运动中出现典型心绞痛,心电图改变主要以 ST 段水平型或下斜型压低≥0.1mV(J 点后 60～80ms)持续 2min 为运动试验阳性标准。

4.心电图连续动态监测

可从中发现心电图 ST-T 改变和各种心律失常,出现时间可与患者的活动和症状相对照。胸痛发作时相应时间的缺血性 ST-T 改变有助于确定心绞痛的诊断。

(三)放射性核素检查

1.负荷^{201}Tl/^{99m}Tc－MIBI 心肌显像

Tl(铊)/^{99m}Tc－MIBI 随冠状动脉血流很快被正常心肌细胞所摄取,静息时成像所示灌注缺损主要见于心肌梗死区(瘢痕部位),而仅在结合运动试验、药物负荷(双嘧达莫、多巴酚丁胺)试验时出现的灌注缺损提示心肌缺血。

2.正电子发射断层心肌显像(PET)

利用发射正电子的核素示踪剂如^{18}F、^{11}C、^{13}N 等进行心肌显像。除可判断心肌的血流灌注情况外,尚可了解心肌的代谢情况,用于准确评估心肌的存活力。

3.超声心动图

(1)超声心动图可以显示各室腔的大小、瓣膜的结构和功能,室壁的运动,在心绞痛不发作时,心功能多正常。

(2)心肌梗死后或严重的缺血状态下,室壁可以呈现局限性或弥散性运动障碍。

(3)运动或药物负荷时,或心肌缺血发作时,超声心动图检查可以评价心肌灌注和室壁运动情况,有助于诊断。

4.冠状动脉多层螺旋 CT 成像

冠状动脉多层螺旋 CT 成像用于判断冠状动脉管腔狭窄程度和管壁钙化,对判断斑块性质也有一定的意义,见相关内容。

5.冠状动脉造影

对心绞痛或可疑心绞痛患者,冠状动脉造影可以明确诊断及血管病变情况,并决定治疗策略及预后。

三、诊断及鉴别诊断

(一)诊断标准

主要根据以下几点。

(1)典型心绞痛的发作特点。

(2)冠心病危险因素。

(3)心肌缺血的客观依据,包括发作时心电图改变、放射性核素心肌显像的缺血表现。

(4)冠状动脉病变的影像学检查,包括多层螺旋 CT 造影和冠状动脉造影,可以明确冠状动脉病变的严重程度、范围,有助于决定进一步治疗。

以上 4 条,第(1)(2)条即可做出初步诊断,结合第(3)条和(或)第(4)条即可明确诊断。第(4)条中的冠状动脉造影有助于决定治疗方案:药物治疗、介入治疗还是冠状动脉旁路移植术。

(二)劳力性心绞痛严重度的分级

根据加拿大心血管病学会(CCS)分级分为 4 级。

Ⅰ级:一般体力活动(如步行和登楼)不受限,仅在强、快或持续用力时发生心绞痛。

Ⅱ级:一般体力活动轻度受限。快步、餐后、寒冷、精神应激或醒后数小时内发作心绞痛。一般情况下平地步行 200m 以上或登楼一层以上受限。

Ⅲ级:一般体力活动明显受限,一般情况下步行 200m,或登楼一层引起心绞痛。

Ⅳ级:轻微活动或休息时即可发生心绞痛。

(三)鉴别诊断

(1)急性心肌梗死:疼痛剧烈、持续时间长,结合心电图(ST 段抬高及异常 Q 波)和实验室检查可鉴别。

(2)肋间神经痛和肋软骨炎:疼痛常累及 1~2 个肋间,多为持续性刺痛或灼痛,沿神经行径处有压痛。

(3)心脏神经症:患者常诉胸痛部位多在左胸乳房下心尖部附近,或经常变动,含硝酸甘油无效或在 10 多分钟后才"见效",常伴有心悸、疲乏、头晕、失眠及其他神经症的症状。

(4)不典型疼痛还需与反流性食管炎等食管疾病、膈疝、消化性溃疡、肠道疾病、颈椎病等相鉴别。

四、危险分层

危险分层可根据临床评估、对负荷试验的反应,左心室功能及冠状动脉造影显示的病变情况综合判断。危险分层有助于决定治疗策略。

(一)临床评估

有外周血管疾病、心力衰竭、心电图有改变(陈旧性心肌梗死、左心室肥大、心房颤动、二度或以上房室阻滞、束支或分支阻滞)、运动耐量降低者,发生心血管事件的危险性增高,预后不良。

(二)负荷试验

运动心电图可以用 Duke 活动平板评分来评估其危险性。运动早期出现阳性(ST 段压低>1mm)、ST 段压低明显者预示高危患者。

(三)左心室功能

心功能可以作为稳定性心绞痛患者危险分层的评估指标。LVEF<35％的患者病死率每年>3％。男性稳定型心绞痛及有 3 支血管病变、心功能正常者 5 年存活率 93％；心功能减退者则是 58％。

(四)冠状动脉造影

CASS 注册登记资料显示,正常冠状动脉 12 年的存活率为 91％,单支病变为 74％、双支病变为 59％、三支病变为 50％,左主干病变预后更差。血管重建术(介入治疗、旁路移植术)可以降低病死率。

五、治疗

主要在于预防动脉粥样硬化的发生和治疗已存在的动脉粥样硬化。针对心绞痛的治疗原则是改善冠状动脉的血供和降低心肌的耗氧,改善患者症状,减少不稳定型心绞痛和心肌梗死的发生。

(一)发作时的治疗

1.休息

发作时立刻休息,一般患者在停止活动后症状即可消除。

2.药物治疗

较重的发作,可舌下含化硝酸酯制剂。

(二)缓解期的治疗

1.生活方式的调整

宜尽量避免各种确知足以诱致发作的因素。如:调节饮食,特别是一次进食不应过饱;杜绝烟酒;调整日常生活与工作量;减轻精神负担;保持适当的体力活动,但以不致发生胸痛症状为度;一般无须卧床休息。

2.药物治疗

(1)改善预后的药物。

阿司匹林:所有患者只要没有用药禁忌证都应该服用。阿司匹林的最佳剂量范围为 75～150mg/d。不能耐受阿司匹林的患者,可改用氯吡格雷作为替代治疗。

氯吡格雷:属于血小板 ADP 受体抑制剂,主要用于支架植入以后有阿司匹林禁忌证的患者。常用维持剂量为 75mg/d,1 次口服,至少维持治疗 1 年。

β受体阻滞剂:心肌梗死后患者长期接受 β 受体阻滞剂二级预防治疗,可降低相对病死率。推荐使用无内在拟交感活性的 β 受体阻滞剂。β 受体阻滞剂的使用剂量应个体化,从较小剂量开始,逐级增加剂量,以能缓解症状、心率不低于 50 次/分为宜。

调脂药物:他汀类药物能有效降低 TC 和 LDL-C,还有延缓斑块进展,使斑块稳定和抗炎等调脂以外的作用。

所有冠心病患者,无论其血脂水平如何,均应给予他汀类药物。冠心病患者 LDL-C 的目标值应<2.60mmol/L(100mg/dL),对于极高危患者(确诊冠心病合并糖尿病或急性冠脉综合征),治疗目标为 LDLC<2.07mmol/L(80mg/dL)也是合理的。在应用他汀类药物时,应严密监测转氨酶及肌酸激酶等生化指标,及时发现药物可能引起的肝损害和肌病。强化降脂治疗

时,应注意监测药物的安全性。

血管紧张素转换酶抑制剂:在稳定型心绞痛患者中,合并糖尿病,心力衰竭或左心室收缩功能不全的高危患者应该使用 ACEI。所有冠心病患者均能从 ACEI 治疗中获益,但低危患者获益可能较小。

(2)减轻症状、改善缺血的药物。

硝酸酯类药:为内皮依赖性血管扩张药,能减少心肌需氧和改善心肌灌注,从而改善心绞痛症状。使用时应注意以下几点:①舌下含服或喷雾用硝酸甘油仅作为心绞痛发作时缓解症状用药,也可在运动前数分钟使用,以减少或避免心绞痛发作。②长效硝酸酯制剂用于降低心绞痛发作的频率和程度,并可能增加运动耐量;长效硝酸酯类不适宜用于心绞痛急性发作的治疗,而适宜用于慢性长期治疗。③每天用药时应注意给予足够的无药间期,以减少耐药性的发生。④不良反应包括头痛、面色潮红、心率反射性加快和低血压,以上不良反应以给予短效硝酸甘油更明显。第 1 次含用硝酸甘油时,应注意可能发生直立性低血压。

对由严重主动脉瓣狭窄或肥厚型梗阻性心肌病引起的心绞痛,不宜用硝酸酯制剂,因其可降低心脏前负荷和减少左心室容量,进一步加重左心室流出道梗阻程度,使心输出量减少,有发生昏厥的危险。

钙拮抗剂:钙拮抗剂通过改善冠状动脉血流和减少心肌耗氧起缓解心绞痛作用,对变异型心绞痛或以冠状动脉痉挛为主的心绞痛,钙拮抗剂是一线药物。地尔硫䓬和维拉帕米能减慢房室传导,常用于伴有心房颤动或心房扑动的心绞痛患者,这两种药不应用于已有严重心动过缓、高度房室传导阻滞和病态窦房结综合征的患者。

钙拮抗剂常见的不良反应有外周水肿、便秘、心悸、面部潮红等,低血压也时有发生,其他不良反应还包括头痛、头晕、虚弱无力等。

(3)其他药物。

曲美他嗪:通过抑制脂肪酸氧化和增加葡萄糖代谢,改善心肌氧的供需平衡而治疗心肌缺血。

尼可地尔:一种钾通道开放药,与硝酸酯类制剂具有相似药理特性,对稳定型心绞痛治疗可能有效。

中医中药治疗:目前以"活血化瘀""芳香温通"和"祛痰通络"法最为常用。

参考文献

[1]郭洁,张梅,白金娥.常见内科疾病临床诊治基础与进展[M].上海:上海交通大学出版社.2021.

[2]张东升,丘睿业,鲍静,等.临床内科疾病精粹[M].北京:科学技术文献出版社.2021.

[3]路士华,于芬芬,荣鹏,等.内科疾病诊疗决策[M].武汉:湖北科学技术出版社.2021.

[4]张学力,郭二华,李晓丽,等.实用临床内科疾病诊断与治疗[M].北京:科学技术文献出版社.2021.

[5]刘霞,张希兰,宋述杰,等.临床实用内科疾病诊断与治疗[M].北京:科学技术文献出版社,2021.

[6]刘剑.临床综合内科诊疗学[M].长春:吉林大学出版社,2021.

[7]万小强,岳永磊,郇晓敏,等.实用临床内科诊疗技术[M].哈尔滨:黑龙江科学技术出版社,2021.

[8]马路,等.临床内科疾病诊断与治疗[M].天津:天津科学技术出版社,2020.

[9]刘彩丽,朱成楼,罗程.内科疾病诊断思维与治疗[M].北京:中医古籍出版社,2021.

[10]徐沪济.内科手册[M].北京:人民卫生出版社,2021.

[11]张国艳,高雪峰,刘惠萍,等.临床内科常见病诊断与治疗[M].西安:西安交通大学出版社,2021.

[12]王慧.临床内科诊疗学[M].长春:吉林大学出版社,2021.

[13]方千峰,等.常见内科疾病临床诊治与进展[M].北京:中国纺织出版社,2020.

[14]马春丽,鄂璐莎,苗仲艳,等.内科临床诊治[M].长春:吉林大学出版社,2020.

[15]李雅慧.实用临床内科诊疗[M].北京:科学技术文献出版社,2020.